Cognitive Behavior Therapy and Eating Disorders

进食障碍的
认知行为治疗

主编 ［英］Christopher G. Fairburn

主译 陈 珏 古 练 苑成梅 王 振

上海科学技术出版社

图书在版编目（CIP）数据

进食障碍的认知行为治疗 / （英）克里斯托弗·G.费
尔本主编；陈珏等主译. -- 上海 ： 上海科学技术出版
社，2023.6
书名原文：Cognitive Behavior Therapy and
Eating Disorders
ISBN 978-7-5478-5635-2

Ⅰ. ①进… Ⅱ. ①克… ②陈… Ⅲ. ①厌食－精神障
碍－治疗 Ⅳ. ①R442.1

中国版本图书馆CIP数据核字（2022）第040161号

进食障碍的认知行为治疗

主编 ［英］Christopher G. Fairburn
主译 陈 珏 古 练 苑成梅 王 振

上海世纪出版（集团）有限公司
上海科学技术出版社 出版、发行
（上海市闵行区号景路159弄A座9F-10F）
邮政编码201101 www.sstp.cn
山东韵杰文化科技有限公司印刷
开本787×1092 1/16 印张25
字数350千字
2023年6月第1版 2023年6月第1次印刷
ISBN 978-7-5478-5635-2/R·2461
定价：128.00元

内容提要

认知行为治疗（cognitive behavior therapy，CBT）是目前国际上应用广泛、循证依据充分、疗效确切的进食障碍心理治疗方法。本书由国际进食障碍领域权威专家、进食障碍认知行为治疗的发展者Christopher G.Fairburn主编，是介绍进食障碍强化认知行为治疗（CBT-E）的高级工具书。

进食障碍包括神经性厌食、神经性贪食、暴食障碍等在内，是一组疾病的总称，其分类和诊断标准仍在演变。各类进食障碍既有自身独特的精神病理学基础，又表现为相似的思维和行为模式。CBT-E采用跨诊断视角，针对进食障碍共同的精神病理学背景设计，与其他针对诊断的治疗方法相比，更能触及疾病核心。

本书分五部分。第一部分概括进食障碍的精神病理学，CBT-E的策略、结构、特点、实施要点及治疗前评估与准备。第二部分系统、全面讲解聚焦版（20次会谈版、40次会谈版）CBT-E实施方案及核心技术细节。第三部分介绍CBT-E的改编，以及如何针对青少年、住院和日间病房、门诊和复杂病例等不同的人群与临床情景进行适应性调整。第四部分是对疾病和治疗的展望。第五部分则提供进食障碍相关的评估工具。本书条理清晰，编写上注重兼顾治疗的结构性与灵活性，并提供大量实例、图表、评估量表等，可用于各种类型进食障碍的治疗。

本书指导性、操作性强，适合精神科医师、心理咨询师、心理治疗师及相关专业人员阅读。

献给Guy和Sarah

译者名单

主译

陈 珏　古 练　苑成梅　王 振

译者

（按姓氏拼音排序）

陈 珏　古 练　蒋文晖　彭毅华　吴梦婷

王 振　苑成梅　张 磊　张天然　邹蕴灵

赵亚婷

翻译团队

上海市精神卫生中心（SMHC）进食障碍诊治中心

上海市精神卫生中心（SMHC）进食障碍诊治中心（以下简称"中心"）成立于2017年9月1日，是国内首个"进食障碍诊治中心"，是上海市精神卫生中心的特色亚专科，陈珏博士担任中心负责人。中心与美国斯坦福大学医学院精神病学与行为科学系进食障碍项目组、美国加州大学圣迭戈分校（UCSD）进食障碍治疗与研究项目组、美国麻省总医院精神科进食障碍临床与研究项目组，以及英国、德国、澳大利亚等多个国家的著名学术机构建立了教学培训、临床与研究合作，使中心在进食障碍的诊治与研究方面和国际接轨，为广大患者提供优质的服务。

编　者

Christopher G. Fairburn　医学博士，英国医学科学院理事，英国皇家精神科医师学院理事，惠康首席研究员和英国牛津大学精神病学教授，世界最大的国际生物医学研究基金会——惠康信托基金会（Wellcome Trust）的管理者。进食障碍领域国际权威专家，专注于心理治疗的发展和评估。曾两次担任斯坦福行为科学高级研究中心理事。

Sarah Beglin　哲学博士，临床心理学博士，英国剑桥阿登布鲁克医院，英国国家医疗服务信托基金会（NHS Trust）剑桥郡和彼得伯勒郡精神卫生合作伙伴成人进食障碍服务部。

Kristin Bohn　精神病学和哲学博士，英国伦敦皇家霍洛威大学临床心理学系。

Zafra Cooper　精神病学和哲学博士，英国牛津大学精神病学系。

Riccardo Dalle Grave　医学博士，意大利维罗纳维拉加尔达医院饮食与体重障碍科。

Deborah M. Hawker　临床心理学博士，英国伦敦InterHealth心理健康服务部。

Rebecca Murphy　临床心理学博士，英国牛津大学精神病学系。

Marianne E. O'Connor　文学学士，英国牛津大学精神病学系。

Roz Shafran　博士，英国雷丁大学心理和临床语言科学学院。

Anne Stewart　医学学士，理学学士，心理学学士，英国皇家精神科医师学院理事，英国国家医疗服务信托基金会（NHS Trust）牛津郡和白金汉郡精神卫生合作伙伴儿童和青少年精神卫生服务部，英国牛津大学精神病学系。

Suzanne Straebler　精神科高级注册护士，护理学硕士，英国牛津大学精神病学系。

Deborah Waller　医学学士，外科学学士，英国皇家全科医学院院士，英国牛津郡博蒙特街19号医疗诊所。

中文版序

接到陈珏主任邀请我为本书写中文版序的微信时，我非常高兴。理由有三：首先，本书的第一作者Christopher G.Fairburn是我敬仰的国际进食障碍领域顶级专家，在我与进食障碍来访者（包含患者）工作时，几乎离不开Fairburn教授及其团队的图书和文献的引路；其次，本书的译者陈珏主任及其团队在国内进食障碍的临床服务、科学研究及专业培训方面付出了卓越的努力，让我非常敬佩；最后，我自己对进食障碍的临床实务和研究也非常感兴趣，与进食障碍来访者一起工作过，对他们有一些了解。

吃饭怎么还会吃出问题呢？老百姓不知道，心理学家也不一定都了解。1987年，当时我还在医院工作，一位刚刚大学毕业半年的女性挂了第一号。但是因为医院门诊的诊室不独立（外屋的等候室与诊室间只有门框而没有门，这也是出于安全考虑，护士始终在外屋），她一直等到没有其他患者了才进入诊室。她说当在家里找不到吃的，她会去邻居家，而且是直奔厨房，哪怕是发霉或干裂的馒头她都狼吞虎咽……这是什么问题呀？我当时呆了！2008年，我准备与某出版社合作，翻译引进《有效的疗法：CBT丛书》，里面包含了针对进食障碍的认知行为治疗（CBT）分册，但最终在报选题时被取消了。2010年，同事的朋友一家四口特意从某大城市飞来找我，原来是17岁的女孩多次晕倒，在当地已经住院几次。同事非常不解地对我说："没想到吃饭还会出现这么严重的问题！"

进食障碍来访者的特点是什么呢？人们普遍认为，吃饭是自己的事情，吃饭的问题不会引起亲朋好友的关注，即使被发现，也会被认为是挑食或者是青少年的一般饮食问题。同时，这类来访者用各种理由回避和大家一起进食，采用的各种控制饮食和体重的方式非常隐蔽，周围的人也不容易发现。进食问题的高发人群正好处于中学和大学时期，而学校咨询师的系统评估和诊断训练多半不足，很难察觉以情绪或人际问题为"主要困扰"的来访者背后的进食问题（障碍）。这给咨询师带来不小的挑战。

那么，严重的吃饭问题是什么时候进入专家视野的呢？早在1952年，美国出版的《精神障碍诊断与统计手册》第1版（DSM-I）就有神经性厌食（anorexia nervosa，AN）了。但是几经周折，到了该书第4版修订版（DSM-IV-TR；2000年）时，进食障碍才被看作独立的疾病单元（神经性厌食、神经性贪食及非特定进食障碍）。世界卫生组织（WHO）于1977年出版的《国际疾病分类》第9版（ICD-9）第一次纳入了神经性厌食（307.1）和其他未特定进食障碍（307.5），神经性贪食是直到1994年出版的ICD-10才有独立的编码。不过，1965年出版的ICD-8中，在饮食紊乱（306.5）的类别下已经包含神经性厌食和其他饮食障碍。可以说，早在20世纪60年代前后，进食障碍就开始引起专业人员的注意了，但进食障碍及其主要分型作为独立的疾病单元，并且引起专业人员的高度重视，则基本上是在20世纪末。

本书作者Fairburn教授及其团队的针对神经性贪食的CBT（CBT-BN）起源于20世纪70年代末，是基于门诊成年患者的治疗方法。到2008年作者出版针对进食障碍的强化CBT（CBT-E）图书，整整花了30年。本书由临床经验丰富的CBT-E专家撰写，整合了专家的临床实践思考与经验，详细描述了从第一次见到患者到治疗后复查预约的整个过程，并解释了如何依据来访者或患者的不同情况对治疗进行调整，以使其适合不同的来访者。虽然本书英文版已经出版十多年了，但CBT-E是针对进食障碍先进的、有大量循证依据的治疗方法，因此本书仍不失为专业领域的经典和权威之作，值得推荐给精神科医师、心理治疗与咨询人员及相关专业人员。

本书紧紧围绕如何帮助进食障碍患者或有进食困扰的来访者发生改变，以使病情或状况好转而展开，是一本临床实务指导手册，具有以下几个鲜明的特点。

第一是适用范围广。本书不仅适用于神经性贪食，也适用于神经性厌食、暴食障碍及进食障碍中的其他类型。作者经过多年的研究和临床观察，发现进食障碍的各种亚型，既具有独特的心理病理学基础，又表现为相似的态度和行为，比如进食习惯，控制体重的行为，对待体重、体形的态度和看法。CBT-E既考虑了各个亚型的特点，又有跨诊断的视角，适合所有类型的进食障碍。同时，CBT-E 有各种改编，使其可用于青少年、住院或日间患者及体重非常低的重症患者。本书最后还将 CBT-E 拓展到存在各种共病情况的"复杂案例"。

第二是操作性强。书中的核心方案详细介绍了如何开始治疗，过程中要做什么，以及如何结束治疗。每一个环节都非常清晰，而且配合了大量的实际案例，并为来访者提供了各种练习表格。

第三是结构性与灵活性共存。CBT-E 是有时间限制的，具体是 20 次还是 40 次，或者其他次数，需要根据个案的情况来定。但是经过评估后，在治疗的初期就会有一个框架，而且每一次的核心内容都非常清楚。如果个案适合 CBT-E 的核心方案，本书建议治疗师按照方案进行，不要修改。CBT 的这种手册化方案或框架，会引起不同的争论（比如认为它没有尊重来访者的个体化特点），而且这种争论一直存在。本书提出，这种手册化的方案有很多优点，超过了标准化程序的潜在缺点。这在许多其他问题（比如社交焦虑和强迫障碍等）CBT 手册化治疗方案中得到验证，取得了很好的治疗效果。这是 CBT 不同于其他流派的特点。当然会有各种声音，但可以在争论中求发展。我个人认为，需要有更多的了解再作评论，有兴趣的读者可以查阅相关文献，进一步地学习、求证。

第四是使用便利。本书不但有治疗策略和技术的指导，同时提供了可靠、有效的工具，用于评估治疗效果和进行研究；每一章的末尾还提供了大量的参考资料，供读者进行拓展性学习。

最后，请读者注意以下几点：① 书中的体重指数标准是西方的，与中国的稍有差异；② 书中提到的对个案的医疗管理，由于医疗体制的不同，使用时需要根据我国的情况作出调整；③ 学习使用 CBT-E 前，最好先接受 CBT 和评估诊断（如果是非医学背景，可以进行工作诊断）的训练，对进食障碍的精神/心理病理学有所了解；④ 关于咨询或治疗设置，书中提到咨询（治疗）师在两次咨询中间可以用私人电话进行辅助，用个人邮箱主动联系来访者，读者对这样的设置变动要保持敏感；⑤ 非医学背景的咨询（治疗）师要注意进食障碍患者的躯体状况，主动询问，及时诊治；⑥ 在使用 CBT-E 方案前要注意进行系统评估，选择匹配的方案；⑦ 最后，请咨询（治疗）师注意自己的年龄、性别、体重、体形与个案的匹配情况，这也许会影响到咨询（治疗）关系的建立。

我非常喜欢本书作者开篇的话，就拿它作为中文版序的结尾吧：能与进食障碍患者一起工作是幸运的。虽然这些患者以难治著称，但他们中的大多数，是可以从帮助中获益，并实现全面、持久的康复的。他们的生活可以改变，真的可以有所不同。

王建平

二级教授，医师

北京师范大学临床与咨询心理学院副院长

中国心理学会临床心理学注册工作委员会第四届常委

中国心理卫生协会认知行为治疗专业委员会副主任委员

美国 BECK 研究所国际顾问委员会委员

2023 年 1 月 20 日

译者前言

随着全球化和我国经济的快速发展，如今人们的审美观念越发崇尚"以瘦为美"，而国内食品、饮食行业（让人"吃""胖"）和美容、健身行业（让人"美""瘦"）的多元化发展，加上新媒体飞速发展导致各类信息的迅速、广泛传播，越来越多的人开始关注身材而产生身材焦虑。身材焦虑通常是指由于自身身材与社会"理想"身材之间存在差距，从而使人产生与身材、体形相关的负面情绪及焦虑体验，并引发希望改变自身体重和体形的强烈愿望。于是，相当一部分身材焦虑者发展出了限制进食、禁食、过度运动、暴食、催吐、滥用减肥药或泻药等行为，其中有一部分人成了进食障碍患者。

进食障碍是指以反常的进食行为和心理紊乱为特征，伴有显著体重改变和/或生理功能紊乱的一组心身疾病，属于精神障碍范畴。常见进食障碍有神经性厌食、神经性贪食和暴食障碍，分别简称为厌食症、贪食症和暴食症。进食障碍影响的人群年龄多数在 12～35 岁，女性多见；不过，近年来也有低龄化趋势，男性也不少见，并且国内进食障碍患病率正呈现快速增高趋势。有关进食障碍的治疗结局有两个事实：一方面，如果治疗不及时或不专业，疾病很容易慢性化或反复发作，因此进食障碍被认为是难治性疾病，其中，厌食症病死率高达10%，是所有精神障碍中病死率最高的疾病；另一方面，进食障碍又是可以治愈的疾病，要获得良好的结局，除了需要对进食障碍早发现、早确诊之外，还需要对其尽早开展循证有效的专业治疗。

认知行为治疗（cognitive behavior therapy，CBT）与进食障碍是完美的匹配，因为进食障碍从根本上说是"认知障碍"，而CBT的本质就是旨在引起认知改变。英国教授Christopher G. Fairburn和他的同事共同发展了更适用于进食障碍患者的强化认知行为治疗（enhanced cognitive behavior therapy for eating disorders，CBT-E)，并出版了著作《进食障碍的认知行为治疗》。CBT-E已被全世界广泛研究，是目前经证实的治疗进食障碍最有效的方法之一，没有任何其他针对进食障碍的治疗像CBT-E一样获得过这么多的证据支持；学者也将其他多种进食障碍的治疗（包括药物治疗和心理治疗）与CBT-E进行了比较，尚未发现有疗效超过CBT-E的。

Fairburn教授是英国牛津大学进食障碍研究中心（the Centre for Research on Eating Disorders at Oxford，CREDO）的负责人，牛津大学精神病学教授和惠康首席研究员。他是全球著名的临床研究医生，致力于在全世界推广有效的心理治疗，曾获得认知治疗学会的亚伦·贝克奖和进食障碍学会的杰出研究员奖。Fairburn教授编制的进食障碍检查量表（Eating Disorder Examination，EDE）及进食障碍检查自评问卷（Eating Disorder Examination Questionnaire，EDE-Q），是目前国际上使用最为广泛的进食障碍评估量表之一。

EDE-Q 6.0（详见本书附录）由我们团队于2011年和内华达大学雷诺分校的华人心理学家黄悦博士合作，率先翻译后引入国内并开展信、效度研究，相关论文已发表于国内核心期刊《中国心理卫生杂志》。目前，中文版EDE-Q 6.0已成为国内最重要的进食障碍研究工具。2016，我们团队开始翻译Fairburn教授的《进食障碍的认知行为治疗》并将其作为治疗师手册首先应用于神经性厌食患者的CBT治疗和研究中，采用EDE-Q 6.0评估患者症状严重度，研究结果证实团体CBT对神经性厌食患者有明确疗效，相关论文已发表在国际期刊Journal of Eating Disorders。此外，我们还将CBT应用于神经性贪食、暴食障碍患者的治疗和研究中。在此过程中，我们团队积累了进食障碍CBT治疗的经验。

本书是帮助进食障碍专业人员让患者病情改善的实践指导手册，理应介绍给更多的专业人员阅读、使用。目前的版本是团队在早期翻译基础上进一步打磨而成的。它涵盖从最初遇到患者到治疗后复诊的详细过程，对整个治疗过程进行了细致地描述，并说明了如何使治疗适应特定的患者亚组和环境。主要内容如下。

第一部分（1～4章）：为本书的导论。这一部分介绍了如何使用这本书；

采用跨诊断取向的观点阐述进食障碍的精神病理，从而为跨诊断治疗提供了理论基础；概述了CBT-E及其与其他形式CBT的不同之处；介绍了关于患者评估及如何为治疗做准备的内容。

第二部分（5～12章）：详述了CBT-E的核心方案。包括：如何开始治疗，如何帮助患者实现早期改变，如何评估和设计剩下的治疗，如何处理患者的关注体形、体形检查、感觉胖及心态问题，如何处理患者的饮食节制、饮食规则和控制进食，如何处理事件、情绪和进食之间的关系，如何处理患者体重过低与进食过少，如何结束治疗。

第三部分（13～16章）：是CBT-E的改编。本部分描述CBT-E的各种变式，包括它的"扩大版本"：用于青少年的、用于住院和日间患者的、用于重症门诊和团体两种门诊形式的CBT-E，以及CBT-E与"复杂案例"的结合使用。

第四部分（结语）：对疾病治疗和未来进行了展望。

第五部分（附录A～C）：提供了三种进食障碍评估量表的最新版本，即进食障碍检查量表（EDE 16.0D）、进食障碍检查自评问卷（EDE-Q 6.0)和临床损害评估问卷(CIA 3.0)。

本书理论介绍深入浅出、简洁明了，为后面重点介绍CBT-E的实践方案作了很好的铺垫；实践部分配合大量的实际案例，阐释细致入微，涵盖了进食障碍患者几乎所有的临床常见问题，可谓"手把手地教治疗"。

本书的翻译团队由上海市精神卫生中心进食障碍诊治中心的精神科医生和心理治疗师组成，他们长期致力于进食障碍的诊治和研究工作，并熟悉CBT治疗，能准确传递进食障碍的CBT-E治疗理念。

我们团队自2019年开始与上海科学技术出版社合作，陆续出版了3本进食障碍的自助图书，即《帮助孩子战胜进食障碍》《告别情绪性进食的DBT方法》和《战胜暴食的CBT-E方法》。这些图书获得了患者和家属的一致好评，并成为了专业人员的重要参考用书。本书的翻译出版，将弥补国内进食障碍专业治疗领域治疗手册的不足，为临床及研究人员提供专业指导，为进食障碍患者的治疗与康复提供有力的支持。Fairburn教授撰写的CBT自助图书《战胜暴食的CBT-E方法》已经得到了进食障碍患者的高度评价，因此，我们期待他的专业版CBT治疗手册《进食障碍的认知行为治疗》会同样受到读者的喜爱，最终让国内更多的进食障碍患者得到有效帮助。

本书适用范围广泛。从阅读人群而言，不仅适合与进食障碍患者工作的专业人员，包括精神科医生、护士、心理治疗师、内科医生、社会工作者、康复治疗师等，也适合想要改变自己的进食障碍患者及想要帮助患者改变的家属。从适用病种而言，本书适用于几乎所有的进食障碍，包括神经性贪食、暴食障碍、神经性厌食及其他进食障碍。

感谢Fairburn教授和他的同事发展了CBT-E。感谢上海科学技术出版社大力支持本书的引进和出版。感谢中华医学会心身医学分会进食障碍协作学组、中华医学会精神医学分会进食障碍研究协作组、中国心理卫生协会认知行为治疗专业委员会对本书出版推广所给予的大力支持。感谢翻译团队所有成员在繁忙的临床、研究工作之余抽空翻译本书。

感谢进食障碍患者和家属对我们团队的信任，让我们在实践、研究CBT-E的过程中对其越来越有信心，最终促成了本书的翻译出版。

陈 珏

医学博士，主任医师，博士研究生导师
上海市精神卫生中心（SMHC）临床心理科主任
SMHC 进食障碍诊治中心负责人
中华医学会心身医学分会进食障碍协作学组组长
2023 年 4 月 10 日于上海

致　谢

特别感谢对本书所述治疗方法的发展做出贡献的所有人，尤其是：Zafra Cooper、Roz Shafran、Kristin Bohn、Debbie Hawker、Rebecca Murphy和Suzanne Straebler。

感谢两位老同事：Mara Catling和Marianne O'Connor。

感谢两位导师：Michael Gelder和Robert Kendell。

同时也感谢惠康信托基金会的支持，以及为该疗法发展所提供的研究上的资助。

目　录

本书所包含的所有可复制材料，以及一些表格和测量方式，可在 www.credo-oxford.com/6.2.html 网站获得。

导　　论

第 1 章

关于本书及如何使用本书

Christopher G. Fairburn

作为一名临床医生，能与进食障碍患者一起工作是幸运的。虽然这些患者以难治著称，但他们中的大多数，即使不是绝大多数，还是可以从帮助中获益，并实现全面、持久的康复。他们的生活可以改变，真的可以有所不同。

> 与进食障碍患者一起
> 工作是幸运的。

这本书是关于怎样帮助进食障碍患者：使其改变。本书描述了如何实践强化认知行为治疗（enhanced cognitive behavior therapy，CBT-E）。针对进食障碍，CBT-E是最先进的、有大量循证依据的治疗方法。本书由不同专业背景和临床经验水平的医生共同撰写，他们都是实施CBT-E的专家，都在临床一线工作。本书整合了作者的临床经验，以此为基础，详细描述了从第一次见到患者到治疗后预约复查的整个过程，并解释了如何调整治疗以适合特定的患者亚组和不同的条件。

本书的出版并非偶然，它是一本有关CBT-E**和**进食障碍的书。本书开篇阐述了详细、新颖的进食障碍精神病理学"跨诊断"解释，以及导致疾病自我延续的过程；然后，介绍了如何识别对个体患者的治疗起作用的过程，以及如何在此基础上量身定制适合患者精神病理的治疗方案。

这是一本实用指南，是为执业的专业人员写的［我更喜欢"指南"这个词，而不是使用更广泛的术语"手册"。因为前者传达的概念是本书提供了指导（它是这样的），而后者暗示它规定了一系列程序（它不是这样的）］。本书的目的是便于使用。为了清晰易读，本书的正文几乎完全不涉及研究结果和文献引用。不过，在每一章的结尾都有"推荐阅读"，其中列出了读者可能感兴趣的关键性文章和图书（第5～12章的"推荐阅读"在第12章的末尾，以避免内容重复）。

CBT-E 的发展背景

从某种程度上说，写成这本书花了30年的时间，因为CBT-E起源于20世纪70年代末。当时它被塑造成一种理论导向的、基于门诊的治疗方法，用于成人神经性贪食（CBT-BN；Fairburn，1981）。那时，神经性贪食才刚被认识，并被描述为"难治的"（Russell，1979）。在20世纪80年代和90年代，CBT-BN逐步完善，一系列随机对照试验被完成，这些研究结果均支持该治疗方法和它所基于的理论。

到20世纪90年代末，CBT-BN已被确认是治疗神经性贪食的主要疗法；但同样明确的是，它需要被加强，因为只有不到一半的患者获得了全面而持久的康复。这使得我和我的同事Zafra Cooper及Roz Shafran逐个详细地检查患者——为什么有些患者疗效好，有些则疗效不好。最终，我们发现了一些持续阻碍改变的因素。我们面临的挑战是，是否可以通过改变治疗方法来克服它们。在接下来的一段时间里，我们反复试验和修订新的版本。同时，我们将神经性贪食的认知行为理论扩展到所有的进食障碍，以此为基础，在"跨诊断"的范畴里使用该治疗方法（Fairburn，Cooper & Shafran，2003；参见第2章）。这项准备工作最终促成了在英国的两个（牛津和莱斯特）治疗中心进行的为期5年的跨诊断治疗试验。该试验现已完成，结果表明，CBT-E确实比CBT-BN更有效，而且前者可以用于各种进食障碍（Fairburn et al.，2009）。现在，治疗中心外的英国团队和其他国家的临床团队都已经开始使用CBT-E，并报告了同样的阳性结果。因此，本书应运而生。

关于本书

本书旨在提供关于如何实施 CBT-E 的全面、精细的说明。阅读时需要将本书作为一个整体，因为书中的每一章都假定读者已经熟悉前面的章节（尽管它有大量的交叉引用来帮助读者阅读）。本书结构如下。

第 2 章： 描述进食障碍的精神病理学。本章采用了跨诊断的观点，从而为跨诊断治疗提供了理论依据；本章还叙述了认知行为理论，它是界定特征性 CBT-E 策略和过程的基础。

第 3 章： 本章对 CBT-E 进行了概述，包括 CBT-E 的策略和结构，以及它与其他形式 CBT 的不同之处，并强调了实施治疗的某些要点。

第 4 章： 关于患者评估以及如何为治疗做准备，并从非医学背景治疗师的角度探讨了患者的医疗管理问题。

第 5 ～ 12 章： 提供如何具体实施 CBT-E 核心技术的细节。

第 13 ～ 16 章： 首先，介绍 CBT-E 的各种改编版本，包括扩大版本、在青少年中使用的版本、在住院和日间医院条件下使用的版本及两种门诊形式的 CBT-E（强化门诊 CBT-E 和团体 CBT-E）；其次，介绍了 CBT-E 在"复杂病例"中的应用。

附录 A ～ C： 提供了最新版本的 3 种评估工具：进食障碍检查量表（EDE 16.0D）、进食障碍检查自评问卷（EDE-Q 6.0）和临床损害评估问卷（CIA 3.0）。

请注意，本书没有涉及的一些方面也很重要。本书没有对进食障碍相关知识做全面的叙述，也没有试图讨论进食障

一些读者可能会惊讶地发现书中有关于进食障碍诊断的参考文献很少。这是因为我们发现它们与我们的临床实践关系不大。

碍管理的每一个方面。本书提供的是关于如何使用CBT-E管理和治疗患者的完整论述。读者可能会惊讶地发现，书中关于进食障碍诊断（如神经性厌食、神经性贪食的诊断；参见第2章）的参考文献很少，因为我们发现这与临床实践关系不大。

这本书不是CBT的通用指南。我们默认读者已经具备CBT的相关知识。有很多优秀的CBT指南，本章结尾的"推荐阅读"中列举了一部分。

学习实践CBT-E

实践CBT-E不需要特定的专业资格，但具备一定的背景知识和经验很重要。针对前者，治疗师应该了解一般精神病理学，尤其是进食障碍精神病理学（参见第2章）。治疗师也应该知道进食障碍的并发症并能够进行适当的管理（参见第4章）。关于既往经验，治疗师应该接受过认知行为治疗（CBT）的培训，最好是有治疗进食障碍患者的经验。在这种背景下，治疗师只需遵循这本书中的指导就能够实施CBT-E。

关于如何训练实施心理治疗的研究非常少。因此，这方面的现行实践或多或少缺乏证据。由临床专家（最好是实际实施治疗的人）组织的讲习班是理论的有力补充，但更好的方法是持续的案例督导，尽管这很难获得。定期的同辈督导是一种有价值的替代方式，应该尽可能寻求这种督导。

推荐阅读

CBT-E 的发展背景

[1] Fairburn, C. G. (1981). A cognitive behavioural approach to the treatment of bulimia.

Psychological Medicine, 11, 707–711.

［2］ Fairburn, C. G. (1985). Cognitive-behavioral treatment for bulimia. In D. M. Garner & P. E. Garfinkel (Eds.), *Handbook of treatment for eating disorders* (pp. 160–192). New York: Guilford Press.

［3］ Fairburn, C. G., Cooper, Z., & Shafran, R. (2003). Cognitive behaviour therapy for eating disorders: A "transdiagnostic" theory and treatment. *Behaviour Research and Therapy, 41*, 509–528.

［4］ Fairburn, C. G., Marcus, M. D., & Wilson, G. T. (1993). Cognitive-behavioral therapy for binge eating and bulimia nervosa: A comprehensive treatment manual. In C. G. Fairburn & G. T. Wilson (Eds.), *Binge eating: Nature, assessment, and treatment* (pp. 361–404). New York: Guilford Press.

［5］ Garner, D. M., & Bemis, K.M.(1982). A cognitive-behavioral approach to anorexia nervosa. *Cognitive Therapy and Research, 6*, 123–150.

［6］ Garner, D. M., Vitousek, K. M., & Pike, K. M. (1997). Cognitive-behavioral therapy for anorexia nervosa. In D. M. Garner & P. E. Garfinkel (Eds.), *Handbook of treatment for eating disorders* (2nd ed., pp. 94–144). New York: Guilford Press.

CBT-E 的有效性

［1］ Byrne, S. M., Fursland, A., Allen, K. L., & Watson, H. (2011). The effectiveness of enhanced cognitive behavioural therapy for eating disorders: An open trial. *Behaviour Research and Therapy, 49*, 219–226.

［2］ Fairburn, C.G., Cooper, Z., Doll, H.A., O'Connor, M.E., Bohn, K., Hawker, D.M., Wales, J. A., & Palmer, R.L.(2009).Transdiagnostic cognitive behavioral therapy for patients with eating disorders: A two-site trial with 60-week follow-up.*American Journal of Psychiatry, 166*, 311–319.

CBT 的实践指南

［1］ Beck, J. S. (1995). *Cognitive therapy: Basics and beyond*. New York: Guilford Press.

［2］ Beck, J. S. (2005). *Cognitive therapy for challenging problems: What to do when the basics don't work.* New York: Guilford Press.

［3］ Bennett-Levy, J., Butler, G., Fennell, M., Hackman, A., Mueller, M., & Westbrook, D. (2004). *Oxford guide to behavioural experiments in cognitive therapy.* Oxford: Oxford University Press.

［4］ Leahy, R. L. (2001). *Overcoming resistance in cognitive therapy.* New York: Guilford Press.

［5］ Leahy, R. L. (2003). *Cognitive therapy techniques: A practitioner's guide.* New York: Guilford Press.

［6］ Leahy, R. L., & Holland, S. J. (2000). *Treatment plans and interventions for depression and anxiety disorders.* New York: Guilford Press.

［7］ Ledley, D. R., Marx, B. P., & Heimberg, R.G. (2005). *Making cognitive-behavioral therapy work.* New York: Guilford Press.

［8］ Padesky, C. A., & Greenberger, D. (1995). *Clinician's guide to mind over mood.* New York: Guilford Press.

［9］ Persons, J.B. (1989). *Cognitive therapy in practice: A case formulation approach.*New York: Norton.

第 1 章的其他相关资料

［1］ National Institute for Clinical Excellence. (2004). *Eating disorders: Core interventions in the treatment and management of anorexia nervosa, bulimia nervosa and related eating disorders.* London: National Institute for Clinical Excellence.

［2］ Russell, G. F. M. (1979). Bulimia nervosa: An ominous variant of anorexia nervosa. *Psychological Medicine, 9,* 429–448.

［3］ Wilson, G.T., Grilo, C. M., & Vitousek, K.M.(2007). Psychological treatment of eating disorders. *American Psychologist, 62,* 199–216.

第 2 章

进食障碍：跨诊断视角和认知行为治疗

Christopher G. Fairburn

进食障碍的分类方式引发了以下观点：进食障碍存在许多不同的病症，每一种都有各自的治疗方式。现在有充分的理由质疑这一观点。本章首先从精神病理学和治疗角度，提出了进食障碍的跨诊断观点，从而为跨诊断治疗提供了理论依据；其次，概述了维持进食障碍的认知行为理论——它为CBT-E提供了基础。

进食障碍的分类方法

美国精神病学协会的《精神疾病诊断与统计手册》第4版（DSM-Ⅳ）是进食障碍分类和诊断的主流方案。该方案确认了神经性厌食和神经性贪食这两种进食障碍，以及一种被称为"非特定进食障碍"（进食障碍NOS）的残留诊断类别。DSM-Ⅳ提供了神经性厌食和神经性贪食的诊断标准（表2.1），但没有提供进食障碍NOS的诊断标准——它是为临床严重程度不符合神经性厌食或神经性贪食诊断标准的进食障碍而保留的。

图2.1呈现了三种诊断之间的关系。内部两个有重叠的圆圈分别代表神经性厌食（较小的圆）和神经性贪食（较大的圆）。重叠的区域代表同时符合这两种疾病诊断标准的人，但由于"优先"惯例（即神经性厌食诊断级别优先于神经性贪食），故给予神经性厌食的诊断（表2.1）。在两个圆圈之外的外圆定义了进食障碍"病例"的边界，即患有进食障碍（临床意义上的状态）和具有较少的、非

表 2.1	进食障碍的诊断标准（DSM-Ⅳ）

神经性厌食

本质上，神经性厌食的诊断需要具备以下 3 个特征：

1. 过度评价体形、体重及对它们的控制，也就是说，患者在很大程度上，甚至完全是根据体形、体重和对它们的控制能力来判断自我价值

2. 主动保持过低的体重（通常定义为保持体重低于 85% 预期值或体重指数为 17.5 或更低[a]）

3. 闭经（青春期后女性）。该标准的价值值得怀疑，它很可能在 DSM-Ⅴ中被删除。这是因为符合其他两项诊断标准的大多数女性患者也有闭经症状，而不符合诊断标准的也可能有同样的闭经症状

神经性贪食

神经性贪食的诊断需要具备以下 3 个特征：

1. 过度评价体形、体重及对它们的控制，类似神经性厌食

2. 反复发作的暴食；"暴食"发作是指在既定情况下，客观上进食大量食物，而且当时存在失控感

3. 极端的体重控制行为（例如，持续的饮食限制、反复发生的自我诱导的呕吐或滥用泻药）

此外，还有一个排除标准，即不符合神经性厌食的诊断标准。排除标准确保了不可能同时给予患者两种诊断

进食障碍 NOS

进食障碍 NOS 没有诊断标准，它是临床严重程度不符合神经性厌食或神经性贪食诊断标准的其他进食障碍的诊断分类

暴食障碍

指神经性贪食患者在没有极端的体重控制行为的情况下反复暴饮暴食。在 DSM-Ⅳ中，它是进食障碍 NOS 的一种形式，但在 DSM-Ⅴ中它的地位可能改变

注：[a] 体重指数（BMI）是一种广泛使用的、根据身高进行校正的表示体重的方法；计算方法是体重（kg）除以身高（m）的平方（即体重 / 身高^2）。关于 BMI 的更多信息以及它在进食障碍患者中的应用，参见表 2.3。

临床的饮食问题之间的边界。它界定了什么是进食障碍，什么不是。在外圈内且在两个内圈之外，就是进食障碍NOS。

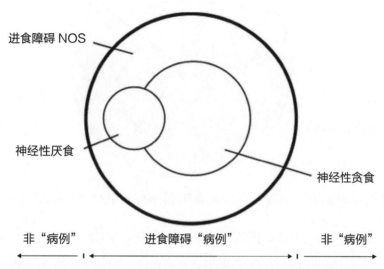

图 2.1　神经性厌食、神经性贪食与进食障碍 NOS 的关系示意图
引自Fairburn和Bohn（2005），版权所有©2005 Elsevier，经许可使用。

　　这三种疾病的相对患病率并非如进食障碍文献所预估的那样。最常见的是相对被忽视的进食障碍NOS：它占成人门诊患者的50%～60%；其次是神经性贪食，约占30%；然后是神经性厌食，占10%～15%。关于这三种疾病在青少年中的分布情况，目前所知甚少，但似乎进食障碍NOS也是最常见的，其次是神经性厌食，最后是神经性贪食。

　　图2.2显示了三种疾病在成人门诊患者中的相对患病率。图中包括了暴食障碍，这是在DSM-Ⅳ中具有临时身份的相对较新的诊断概念（技术上，它是进食障碍NOS的一种形式）。它指的是以反复发作的暴食为特征，但缺少神经性贪食的极端体重控制行为（如极端饮食限制、自我诱导的呕吐或滥用泻药）的进食问题。它通常与肥胖同时发生。

　　从概念上讲，在NOS中区分三个亚群是有帮助的，但它们之间没有明显的界线。第一亚群包括那些与神经性厌食或神经性贪食极为相似，但又都不符合这两个诊断标准的病例。例如，患者的体重可能略高于神经性厌食的阈值，或者暴食的频率低于神经性贪食的诊断。这些病例最好被视为神经性厌食或神经性贪食

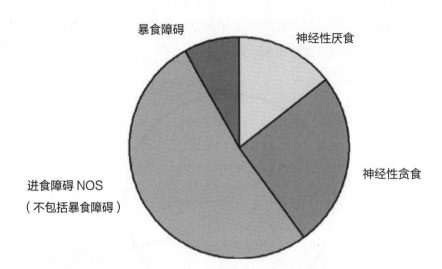

图 2.2　三种主要的进食障碍（加上暴食障碍）在成人门诊患者中的相对患病率

的"阈下"类型，纳入上述诊断可能更好。事实上，在DSM-Ⅴ中扩大神经性厌食和神经性贪食的外延以包含这类病例并非不可能。组成第二亚群，也是最大亚群的病例结合了神经性厌食和神经性贪食的临床特征，但又与这两种原型疾病的表现形式不同。这一亚群最好用"混合"来描述。"暴食障碍"患者是第三亚群，也是最小的亚组（占进食障碍病例的10%以下）。

　　最近有人提出了一种新的进食障碍诊断，即"清除障碍"。这是为有反复清除行为但没有暴食行为的患者设计的。这个概念常有很多问题。例如，清除障碍和神经性贪食之间的关系还不十分清楚，因为许多清除障碍患者有"主观性暴食"（定义见下文），因此与神经性贪食患者相似。然而，更重要的是，没有证据表明该诊断对预后或治疗具有任何意义。没有数据表明清除障碍患者与其他进食障碍NOS患者或神经性贪食患者在疗程或治疗反应方面存在差异。

　　为了完整起见，应该还要提到另一个进食障碍的诊断——夜间进食综合征。它指的是反复在夜间醒来并进食的状态。与睡眠障碍有时伴有的进食不同，夜间进食综合征的进食发生在人们完全清醒的时候。一般来说，患有夜间进食综合征的患者白天吃得相对较少。夜间进食综合征并不是一种被正式认可的诊断，其定义也存在争议。它与神经性厌食、神经性贪食和进食障碍NOS这三大进食障碍明显不同。

临床现实：共享和演变的精神病理学

神经性厌食、神经性贪食和进食障碍NOS最值得关注的不是它们之间的区别，而是它们之间的相似性。在各类进食障碍诊断中，或多或少可以看到相同的精神病理，其严重程度也大致相同。将这种精神病理划分成三个诊断概念的行为具有一定随意性。

> 神经性厌食、神经性贪食和进食障碍NOS最值得关注的不是它们之间的区别，而是它们之间的相似性。

将进食障碍的精神病理划分为"特殊的"和"一般的"这两个组成部分是有意义的。前者包括只在进食障碍中出现的特征，后者包括在其他精神疾病中也会出现的特征。许多用于描述特殊精神病理的术语与日常用语有重叠，表2.2给出了进食障碍的关键术语。

表2.2	用于描述进食障碍精神病理的关键术语

厌食（anorexia）：丧失食欲

暴食（binge eating）：指在某种情况下，客观上进食大量食物并伴有失控感的进食发作

- 主观性暴食（subjective binge eating）：指在某种情况下，进食的食物量并不特别多的"暴食"
- 客观性暴食（objective binge eating）：是一种如上述定义的真正的"暴食"

体像贬损（body image disparagement）：认为自己的身体是令人厌恶的或令人反感的，通常伴随对体形的回避

体形不满（body shape dissatisfaction）：不喜欢自己的外表或身体，这很常见，与过度评价体形和体重不同

计算热量（calorie-counting）：持续监测热量（卡路里）的摄入量和计算总热量；一般情况下，个体会尽量把每天摄入的热量控制在一个限度之内，但其对热量的计算往往是不准确的；体重过轻的患者往往高估摄入量，而相反的情况在超重的患者中更常见

核心精神病理（core psychopathology）：一个被广泛使用的术语，指大多数进食

（续表）

障碍患者会出现的过度评价体形、体重及对它们的控制

负债（debiting）：造成热量不足或热量"负债"（通常通过锻炼），以适应随后的进食

延迟进食（delayed eating）：将推迟进食作为控制体重或抵制暴食的手段

饮食指南（dietary guidelines）：通常的饮食控制目标是有弹性的

饮食节制（dietary restraint）：试图限制进食量

饮食限制（dietary restriction）：从生理学角度，是真正的饮食不足

饮食规则（dietary rules）：高度特定的饮食目标

驱动性运动（driven exercising）：一种特殊形式的过度运动，人们会有被驱动或被强迫去运动的主观感觉，运动优先于其他活动，且可能对身体有害

过度锻炼（excessive exercising）：不适当地锻炼，无论是对身体健康方面还是对心理社会适应方面，或者两者兼而有之

食物回避（food avoidance）：故意回避某些食物（通常是因为它们被认为会使人发胖或容易引发暴食）

吃草（grazing）：该术语有时用来描述不断地或多或少挑食的倾向，它带有贬义，最好避免使用

过度评价体形、体重及对它们的控制力（over-evaluation of shape and weight and their control）：指对自我价值的判断大部分甚至完全是根据体形、体重及对它们的控制能力

清除（purging）：集合名词，用来表示自我诱导的呕吐或滥用泻药或利尿剂

- 补偿性清除（compensatory purging）：自觉过量进食或实际过量进食发作后出现的清除行为，旨在弥补过量进食（摄入）
- 非补偿性清除（non-compensatory purging）：清除行为不是出于对自觉过量进食或实际过量进食发作的反应

特殊精神病理学

进食障碍的"核心精神病理"

进食障碍本质上是"认知障碍"，因为神经性厌食、神经性贪食，以及大多数进食障碍NOS病例，都共享独特的"核心精神病理"，病理特征本

进食障碍本质上是认知障碍。

质上是认知（层面）的。这种核心精神病理就是过度评价体形、体重及对它们的控制（有关它的表现及完整描述，参见第 8 章）。大多数人的自我评价是基于他们感知到的、在生活各个领域的自我表现（例如，他们的人际关系质量、工作业绩、运动能力），而进食障碍患者在很大程度上，甚至完全是根据体形、体重和自己对体形、体重的控制能力来评判自我价值的。这种精神病理是进食障碍（以及一种改良的形式——躯体变形障碍）所特有的，无论在女性或男性、成人或青少年中都是如此。然而，这在普通人群中并不常见。过度评价体形和体重需要与体形不满区别，后者指的是不喜欢自己的外表。在普通人群中体形不满普遍存在，有时它也被称为"适度不满意（normative discontent）"①。

核心精神病理以多种方式表现。事实上，相对于核心精神病理及其影响，这些疾病的大多数（其他）特征似乎是次要的。大部分具有核心精神病理的患者都非常关注自己的体重。许多人频繁地称体重，导致他们变得专注于体重的细微变化，另一些人则转而主动回避知道体重，同时仍然高度关注体重。在体形方面也有类似的行为，许多患者反复检查和审视身体，关注自己不喜欢的部位，而另一些患者则主动避免看到自己，认为自己看起来又胖又恶心（体像贬损）。这种检查和回避可能会维持对体形和体重的过度关注。许多人反复将自己的外形与他人比较，并以某种方式得出结论：自己没有吸引力。大多数人害怕体重增加和肥胖，许多人反复"觉得自己胖"。无论实际体形如何，他们都倾向把自己等同于"胖"。毫不奇怪，对外表的关注对社会功能和亲密关系有着深远的影响：他们可能有社交困难或完全避免社交，在别人面前脱衣是不可能的，许多患者不喜欢身体被触摸。

在亚组患者中，核心精神病理呈现出一种不同的形式（并且在 DSM-Ⅳ 中没有描述）。本质上说，该组患者存在对进食控制的过度评价，而不是对体形、体重及对它们的控制，尽管这两种精神病理可能同时存在。当前者单独出现时，患者很少有检查身体、回避身体或感觉自己肥胖；但是，他们会竭尽全力节食（即控制进食）并进行各种形式的饮食检查（如计算热量）和避免进食（如食物回避）。许多人高度重视通过实施这些行为而获得的自控感。这种表现在处于进食

---

① 指在一定范围内的不满意，尚未达到病理性。——译者注

障碍早期的年轻患者和体重不足的患者中最为常见。非西方国家也有这种情况。

　　进食障碍患者的节食可能还有其他动机，包括禁欲主义、喜好竞争、想吸引别人的注意，但这些动机与进食障碍所特有的过度评价体形、体重及对它们的控制有很大的不同。

饮食习惯、体重控制行为和体重

　　核心精神病理对饮食习惯有重大影响。它导致持续和极端的对限制食物摄入的尝试（饮食节制）。这是进食障碍患者最显著的特征之一，在各类进食障碍诊断中都能看到（除了暴食障碍）。这种节食的形式不同于日常的节食。进食障碍患者对于应该如何进食并没有通用的指南，他们为自己制订了多种苛刻的、高度特定性的饮食规则，旨在限制进食量。这些规则性质不同，但通常是关于应该何时吃（例如，不早于下午6点）、应该吃多少［如每天少于600千卡（1千卡 = 4.18千焦）］，尤其大部分是关于应该吃什么——有大量的大多数患者根本不打算去吃的食物（食物回避）。由于这些规则，患者的饮食在本质上变得受限和僵化。这样的行为危害严重，尽管患者相应地调整了生活以使他们"看不到"损害。因为几乎持续不断被有关食物和饮食的想法占据，注意力受到影响。在家吃饭变得很困难，更不可能在外面吃饭。有些患者坚持独自吃东西，因为这可以让他们按照自己想要的方式进食，而且可以专注于正在做的事情。当面临选择，许多人很难决定吃什么，有些人通过每天吃同样的食物来回避这一困难。有些人必须准确知道食物中有什么。通常这些患者会给食物称重，并记录每天摄入的总热量。社交聚餐（生日、感恩节和其他庆祝活动）可能尤其困难，因为要面临比平时吃得多以及要在别人面前吃的压力，他们可能从几个月前就会开始感到害怕。

　　限制进食量的尝试可能成功，也可能失败。从生理角度，这些尝试导致真正的饮食不足（饮食限制），但这并不绝对。如果他们成功了（在进食障碍的初期往往如此），体重就会下降，患者可能会有明显体重不足，其结果是产生不良的生理和心理影响（该结果发生于符合神经性厌食诊断标准的患者和体重不足的进食障碍NOS患者；参见第11章）。这些继发影响之所以重要，主要有三方面因素：第一，有些影响是致命的（如心血管效应）或难以逆转的（如对骨骼的影响）；第二，有些影响倾向于导致进食障碍持续存在，并且也激励患者继续进食不足（例如，对食物和进食的关注、社交退缩、高度饱腹感）；第三，许多影响是严重的损害（例如，注意力不集中、睡眠质量差、强迫加剧和优柔寡断）。通常没有真正的所谓"厌食症（丧失食欲）"。

有些患者还会过度锻炼，这种行为普遍发生在各种进食障碍中，但在体重不足的患者中最常见。这在无法进行身体活动的住院环境中是个特殊的问题。锻炼的形式多种多样，包括每天过多的活动（例如，站着而不是坐着，到处走）；以正常的方式锻炼，但达到极致的程度（例如，每天去健身房3次）；以不正常的方式锻炼（如做大量的俯卧撑或仰卧起坐）。驱动性运动是一种特殊形式的过度运动，它还具有以下附加特征：具有被驱动或被强迫去运动的主观感觉，运动优先于其他活动（如社交），甚至即使可能对身体造成伤害（如已经受伤但仍运动；体重过轻，有骨折危险时）也坚持锻炼。过度锻炼背后的动机各不相同。大多数情况下，它是控制体重的一种方式或改变体形的一种手段，但在某些情况下，它也被用来调节情绪（参见第10章）。

暴食是进食障碍的另一个特征，暴食发作是指在某种情况下，客观上进食大量食物，同时伴随着失控感。暴食可见于各种进食障碍，但在神经性厌食中最不常见。除暴食障碍外，几乎所有的暴食都是在严格的饮食节制的背景下发生的，无论是否伴有饮食限制。暴食的频率可从一周一次或两次（后者是DSM-Ⅳ的诊断阈值）到一天几次不等；每次暴食发作的进食量也不同，但通常在1 000 ~ 2 000 kcal。大多数情况下，每次暴食后都会伴有自我诱导的呕吐或是滥用泻药或利尿剂，但有些患者在暴食后并不"清除"（清除是一个集合名词，指自我诱导的呕吐或滥用泻药或利尿剂）。大多数患者发现暴食是令人厌恶的、痛苦的（而且昂贵）。这往往是他们寻求帮助的原因。一些患者发现暴食可以帮助他们调节情绪（参见第10章）。

除了真正的暴食（客观性暴食），还有一些是主观性暴食，后者是指在某种情况下个体的进食总量并非真的很多。这种类型的暴食在进食障碍的精神病理学解释中往往被忽视，然而它并不罕见，它与真正的暴食（客观性暴食）一样令人痛苦和有害。神经性厌食患者的大多数暴食倾向正是此类型。主观性暴食之后可能伴或不伴有"清除"。

除暴食障碍（根据定义）外，各类进食障碍都可能会出现清除。清除可能是

"补偿性的"或"非补偿性的"。补偿性清除是指利用清除来最小化患者认为的过量进食对体重的影响。如果清除是补偿性的，它与暴食发作有关，伴随暴食，并且只有暴食发生了清除才会发生。在非补偿性清除中，清除行为作为一种更常规的体重控制形式，类似于节食，此时，它与过度进食的联系不那么紧密。就像暴食和过度锻炼一样，清除可能是调节情绪的一种方式（参见第10章）。清除的变异形式之一是反复将食物从口中吐出来，这可能被视为一种非补偿性清除。

除了暴食障碍，日常过度进食在进食障碍患者中并不常见。唯一的例外是暴食障碍患者。这些患者反复出现暴食发作，就像神经性贪食一样，但他们在暴食之外的进食习惯是非常不同的：一般都有过度进食的倾向。事实上，他们的进食习惯与肥胖人群相似，只是叠加了暴食。根据定义，极端节食、清除和过度锻炼在暴食障碍中并不存在。

人们没有广泛认识到，大多数进食障碍患者的体重没有明显异常。这是因为饮食不足和暴食的影响往往相互抵消。因此，大多数神经性贪食和进食障碍NOS患者的体重指数（BMI）在正常范围内（20.0～24.9）（BMI及其在进食障碍患者中的应用见表2.3）。根据定义，神经性厌食患者明显体重不足，这也适用于一部分进食障碍NOS患者。在体重谱的另一端，绝大多数暴食障碍患者要么超重，要么同时存在肥胖（体重指数30或以上），这反映了他们普遍的过度进食倾向。

表2.3	体重指数（BMI）及其在进食障碍患者中的应用

BMI是一种根据身高校正的表示体重的简便方法：体重（千克）除以身高（米）的平方（即 kg/m^2）。它是由比利时天文学家、数学家凯特尔（Quetelet）在1835年提出的

本书封面内侧的图表提供了可以根据身高和体重来迅速确定BMI的简单方法。该数据适用于18～60岁的成年男女。BMI百分位图可用于更年轻的患者（参考网址：www.cdc.gov/growthcharts）

总体而言，BMI是一种根据身高校正的表示体重的方法，可以很好地划分体重。以下是本书使用的BMI阈值，它不同于对肥胖及相关医学并发症的研究所得出的阈值；相反，它是专为研究低BMI对进食障碍患者健康的影响而设计的

（续表）

显著体重不足 [a]	17.5 或以下
体重不足 [b]	17.6 ～ 18.9
低体重 [c]	19.0 ～ 19.9
健康体重 [d]	20.0 ～ 24.9
超重 [e]	25.0 ～ 29.9
肥胖 [f]	30.0 或以上

注：[a] 当体重指数为 17.5 或以下时，显著体重不足会对躯体和心理产生明显的不良影响（参见第 11 章）。[b] 体重指数在 17.6 ～ 18.9 的大多数人都经历过体重不足对躯体和心理的不良影响。在西方社会（除了一些亚裔外），很少有人能在不主动严格控制饮食的情况下，将 BMI 保持在 19.0 以下。[c] 体重指数 19.0 ～ 19.9 是偏低的，但一般来说并非不健康。[d] 从健康的角度来看，BMI 在 20.0 ～ 24.9 被广泛认为是最理想的。有些观点认为 BMI 在 18.5 ～ 24.9 是健康的，但是（如上所述）这个更广泛的 BMI 范围没有考虑到低 BMI 对进食障碍患者健康的影响。[e] BMI 在 25.0 ～ 29.9 与健康风险的增加有相关性。[f] BMI 为 30.0 或以上与健康风险的增加密切相关。

一般精神病理学

　　就像特殊精神病理学一样，进食障碍的一般精神病学特征也是相似的。抑郁和焦虑症状特别常见，实际上，大多数患者符合一种或多种情绪或焦虑障碍的标准。抑郁症状在暴食者中尤为常见，而焦虑症状在饮食节制程度较高的患者中更为常见。对于体重不足的患者，强迫症状往往特别突出，部分原因是体重不足的后果（参见第 11 章）。部分患者会反复自伤（尤其是割伤），还有群体同时存在物质滥用问题（尤其是过量饮酒）。这些特征可见于各类进食障碍，但在暴食者中最常见。

　　进食障碍患者的人格很难评估，因为许多特征直接受到进食障碍的影响。对这些患者进行人格障碍诊断尤其有风险，因为大多数患者在成年后一直存在进食障碍（即没有一个不存在进食障碍的

对进食障碍患者进行人格障碍诊断尤其有风险。

时期可以用来判断患者的人格）[①]。然而，人格障碍的诊断却很常见。例如，自伤或物质滥用的患者往往被诊断为边缘性人格障碍。有两种人格特征被认为尤其常见——完美主义和低自尊，且通常在出现进食障碍之前这两种特征就已经有了明显的表现。

躯体问题

进食障碍患者遇到的几乎所有躯体问题都可以归因于其行为。神经性厌食中的躯体问题在很大程度上是患者进食太少和低体重所导致的，相同意义的异常也可见于体重不足的进食障碍NOS患者。无论进食障碍的诊断是哪种，如果清除行为频繁，都会导致液体和电解质紊乱，呕吐则最终会导致牙齿损坏（参见第4章所讨论的进食障碍患者的医疗管理）。

进食障碍的精神病理是如何演变的

> 从横向上看，各类进食障碍之间的区别看起来是随意的，但从纵向上看，区别就比较明显了。

从横向上看，各类进食障碍之间的区别看起来是随意的，但从纵向上看，区别就比较明显了。

神经性厌食通常始于青少年中期，以饮食限制起病。这一限制变得越来越极端和僵化，导致体重下降，出现明显体重不足。然而，暴食发展、体重反弹及进展为神经性贪食（约半数病例）或混合形式的进食障碍NOS也常常发生。

神经性贪食的发病年龄稍晚，一般在青少年晚期或成年早期。它通常以与神经性厌食大致相同的方式开始，事实上，大约四分之一的病例在一段时间内符合神经性厌食的诊断标准。该病是高度自身持续的：患者经常存在持续8年或以上的进食紊乱，甚至在诊断5～10年之后，仍有三分之一至一半的患者符合进食

[①] 注意：只有当定义特征出现在成年早期之前，是个体长期具有的典型特征，而不是只在I轴障碍发作期间才出现的，才能诊断人格障碍（美国精神病学协会，1994年，第632页）。

障碍的临床严重程度，尽管此时许多病例已经从神经性贪食变为混合形式的进食障碍NOS。

关于进食障碍NOS的发展和病程的研究很少。和神经性贪食一样，大多数患者起病于青春期或20多岁时，其病史相当长。四分之一到三分之一的患者以往曾患有神经性厌食或神经性贪食。

暴食障碍与其他进食障碍的病程完全不同。大多数患者是中年人，三分之一或以上是男性。这不同于通常是青少年或年轻成年女性患病的神经性厌食、神经性贪食和进食障碍NOS。暴食障碍也往往呈间歇性，而不是持续性的：大多数患者报告，持续一段时间内他们容易暴食，而其他时间他们能控制进食。自始至终，这些患者都常有暴食和体重增加的倾向。几乎没有患者报告曾经有过神经性厌食或神经性贪食病史。

总之，撇开暴食障碍不谈，其他进食障碍最显著的特征之一就是诊断的变迁。虽然一小部分患者有持续稳定的临床症状，但绝大多数患者在不同的进食障碍诊断之间变迁。然而，这种迁移并不是随机的。它反映了这样的事实：进食障碍往往始于饮食节制和饮食限制，但患者对进食的控制通常会崩溃并出现暴食。因此，符合神经性厌食诊断标准的患者往往在病程的早期有符合诊断的表现，而后发展为神经性贪食或进食障碍NOS。其他患者从一开始要么符合神经性贪食的诊断标准，要么符合进食障碍NOS的诊断标准，之后在两者之间变换。

诊断的变迁引发了以下问题："这种诊断的变迁是否真的像DSM-Ⅳ体系所提出的，反映了一种精神疾病的康复和另一种精神疾病的发生，还是一种单一进食障碍的演变？"如果一个有神经性厌食和神经性贪食病史的进食障碍NOS患者被告知他患有三种不同的精神疾病，其中两种已经康复，她会感到惊讶和怀疑。从她的角度来看，她患有一种单一的演变中的进食障碍。那么，事实确实如此吗？

> 进食障碍诊断的变迁是否真的反映了一种精神疾病的康复和另一种精神疾病的发生，还是一种单一进食障碍的演变？

跨诊断视角

如本章开头所述，DSM-Ⅳ对进食障碍进行分类暗示了以下观点：存在许多不同的进食障碍。然而，上述进食障碍的临床特征和病程向这一观点提出了挑战。神经性厌食、神经性贪食和进食障碍NOS患者有许多共同的特征，对病程的研究表明，这些诊断之间存在变迁。基于这两点提示，有理由将进食障碍视为单一的诊断类别，而不是分开的不同的疾病。

DSM-Ⅳ分类方案的含义是每种进食障碍都需要各自的治疗方式。这一点也可能受到质疑。事实上，进食障碍会持续存在，会在形式上演变（但不会演变为其他精神疾病）。这提示"跨诊断"机制在维持进食障碍的精神病理方面起着重要作用。换句话说，似乎有一些机制让患者患上了广义的进食障碍，而不是某种特定的进食障碍。如果是这样的话，能够解决这些机制的治疗方法应该对各种进食障碍都有效，而不是只对一种有效。我们的CBT-E临床经验和迄今为止的研究结果都表明确实如此。

认知行为理论

支撑CBT-E的理论关注的是维持进食障碍的精神病理过程，而不是导致进食障碍最初发展的过程，尽管两者可能有重叠。聚焦于当前运行的维持机制是几乎所有循证支持的认知行为治疗的共同之处。

构成CBT-BN基础的理论是被最广泛研究的理论之一，因此首先对其进行描述。

神经性贪食的认知行为理论

根据神经性贪食的认知行为理论，疾病维持的关键是患者的核心精神病理：功能不良的自我评价模式。如上所述，大多数其他的进食障碍症状，包括饮食节制（图2.3的路径a）、其他形式的体重控制行为、各种形式的身体检查和回避，以及关于体形、体重和进食的先占观念，都可以被理解为直接源自核心精神病理。

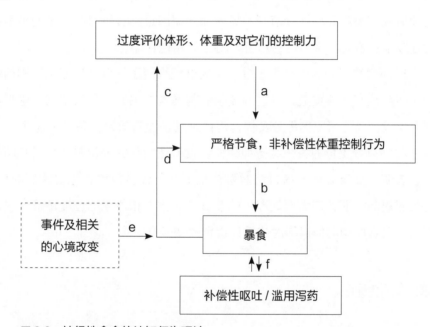

图2.3 神经性贪食的认知行为理论

引自Christopher G. Fairburn主编，陈珏主译的《进食障碍的认知行为治疗》。英文版版权所有©2008 The Guilford press。简体中文翻译版版权所有©上海科学技术出版社有限公司。原图可从www.guilford.com/CBTE-forms获取。

神经性贪食的所有特征中，唯有暴食不是其核心精神病理的直接表现。认知行为理论认为，暴食在很大程度上是饮食节制的产物。患者并没有采用有关如何进食的一般原则，而是试图遵守多种苛刻且非常特殊的饮食规则。与这些规则相伴而生的是，对于违反规则（几乎不可避免），患者往往会作出极端和消极的反应，以致即使是很小的疏忽，也会被视为是缺乏自控力的证据。患者对打破规则的行为的反应是暂时放弃饮食节制。结果，他们屈服于由饮食节制（以及任何伴随的饮食限制）引起的想吃东西的冲动，导致短时间内不受控制的进食（即一次主观性或客观性暴食发作；图2.3路径b）。这引发了一种独特的进食模式：它描述了神经性贪食的特征，在该模式中，患者试图限制进食的努力被反复的暴食发作打断。通过强化患者对自身体形和体重的担忧，暴食反过来维持了核心精神病理（图2.3路径c）；它还激励进一步的饮食节制，从而进一步增加了暴食的风险（图2.3路径d）。

除此之外，还有不容置疑的事实：患者的饮食疏忽和暴食并不是"突然发生的"，相反，它们尤其可能发生在应对负面的生活事件和消极情绪时。部分原因是在这种情况下很难保持饮食节制，另一部分原因是暴食暂时改善了消极情绪状态，且分散了患者对自身困境的思考（图2.3路径e）。

在进行补偿性清除的患者中，进一步的过程维持了暴食。这些患者相信清除可以最大限度地减少体重上升，这导致了遏制暴食的主要力量被削弱。患者没有意识到呕吐只会清除所吃的部分食物，泻药则几乎没有效果（参见第6章）。

这一得到充分支持的关于维持神经性贪食的认知行为理论对治疗具有明确的意义。它表明，如果要使治疗方法对暴食和清除（大多数患者想要改变的一点）产生持久的影响，那么还需要处理极端节食、对体形和体重的过度评价，以及患者在应对负面事件和消极情绪时的任何饮食改变倾向。

跨诊断的认知行为理论

神经性贪食的认知行为理论可以推广到所有的进食障碍。这是合理的，因为神经性厌食及大多数形式的进食障碍NOS与神经性贪食有许多共同之处。如前所述，疾病本质上有着相同的特殊核心精神病理，而且这种核心精神病理表现为相似的态度和行为。因此，神经性厌食患者与神经性贪食患者一样，试图以僵化和极端的方式限制食物的摄入，也可能会呕吐、滥用泻药或利尿剂及过度锻炼。也不能以暴食区分这两种诊断，因为有一个亚型的神经性厌食患者也有暴食（伴有或不伴有补偿性清除）。神经性厌食和神经性贪食的主要区别在于过量饮食和饮食不足的相对平衡及对体重的影响。在神经性贪食中，体重通常无明显异常，因为过量饮食和饮食不足相互抵消了。然而，在神经性厌食中，限制进食的尝试更为成功，结果是饮食不足占主导地位，患者持续显著的体重不足，并因此具有继发性生理和心理社会特征。某些继发性特征有助于维持饮食不足，从而使疾病本身持续存在（参见第11章）。图2.4阐明了经典的限制型神经性厌食得以维持的认知行为理论。

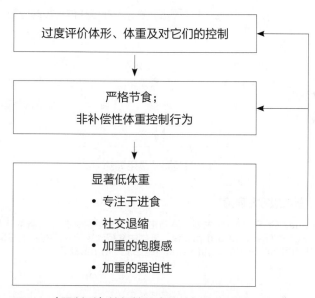

图 2.4 （限制型）神经性厌食的认知行为理论

维持神经性贪食和神经性厌食的过程似乎也维持了进食障碍NOS的临床表现。图2.5显示了复合的跨诊断认知行为理论，本质上是神经性贪食和限制型神经性厌食理论的结合。根据我们的经验，综合理论很好地呈现了维持任何一种进食障碍的一系列过程；无论它的确切形式是什么，在任何个体中运作的特定过程取决于当时实际的精神病理。在某些情况下，这些过程中只有有限的部分是活跃的（如在许多暴食障碍的案例中），而在其他情况下，大部分过程都在运作（如在神经性厌食的案例中，暴食和清除都有）。与神经性贪食的认知行为理论相同，跨诊断的理论强调了在治疗中需要处理的过程，而CBT-E处理的正是这些过程。

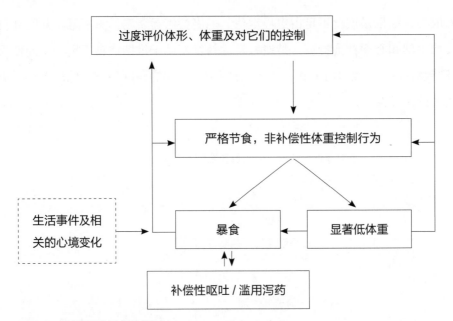

图 2.5　跨诊断认知行为理论

引自Christopher G. Fairburn主编，陈珏主译的《进食障碍的认知行为治疗》。英文版版权所有©2008 The Guilford press，简体中文翻译版版权所有©上海科学技术出版社有限公司。原图可从www.guilford.com/CBTE-forms获取。

推荐阅读

进食障碍的临床特征

［1］ Fairburn, C. G., & Harrison, P. J. (2003). Eating disorders. *Lancet, 361*, 407–416.

［2］ Garner, D. M. (1997). Psychoeducational principles in treatment. In D. M. Garner & P. E. Garfinkel (Eds.), Handbook of treatment for eating disorders (2nd ed., pp. 145–177). New York: Guilford Press.

［3］ Grilo, C. M. (2006). *Eating and weight disorders.* New York: Psychology Press.

［4］ Palmer, R. (2000). *Helping people with eating disorders: A clinical guide to assessment and treatment.* Chichester: Wiley.

进食障碍的诊断和分类

［1］ American Psychiatric Association. (1994). *Diagnostic and statistical manual of mental disorders* (4th ed.).Washington, DC: Author.

［2］ Commission on Adolescent Eating Disorders. (2005). Eating disorders. In D. L. Evans et al. (Eds.), *Treating and preventing adolescent mental health disorders* (pp. 257–332).New York: Oxford University Press.

［3］ de Zwaan, M., Roerig, D.B., Crosby, R.D., & Mitchell, J. E. (2006). Nighttime eating: A descriptive study. *International Journal of Eating Disorders, 39,* 224–232.

［4］ Fairburn, C.G., & Bohn, K. (2005). Eating disorder NOS (EDNOS): An example of the troublesome "not otherwise specified" (NOS) category in DSM-Ⅳ. *Behaviour Research and Therapy, 43,* 691–701.

［5］ Fairburn, C.G., & Cooper, Z. (2007). Thinking afresh about the classification of eating disorders. *International Journal of Eating Disorders, 40,* 5107–5111.

［6］ Fairburn, C. G., Cooper, Z., & Shafran, R. (2003). Cognitive behaviour therapy for eating disorders: A "transdiagnostic" theory and treatment. *Behaviour Research and Therapy, 41,* 509–528.

［7］ Keel, P. K. (2007). Purging disorder: Subthreshold variant or full-threshold eating disorder. *International Journal of Eating Disorders, 40,* 589–594.

［8］ Striegel-Moore, R. H., Franko, D. L., May, A., Ach, E., Thompson, D., & Hook, J. M. (2006). Should night eating syndrome be included in the DSM-Ⅳ? *International Journal of Eating Disorders, 39,* 544–549.

［9］ Wonderlich, S. A., Joiner, T. E., Keel, P. K., Williamson, D. A., & Crosby, R.D. (2007). Eating disorder diagnoses: Empirical approaches to classification. *American Psychologist, 62,* 167–180.

第 3 章

进食障碍的强化认知行为治疗
（CBT-E）：概述

Christopher G. Fairburn， Zafra Cooper & Roz Shafran

> 进食障碍和CBT是完美的组合。

进食障碍和CBT是完美的组合，因为进食障碍从根本上是认知障碍，而CBT的本质是引发认知改变。本章概述了针对进食障碍的强化认知行为治疗（CBT-E）：先介绍CBT-E的策略和结构，以及为适应特定的患者亚组和条件而设计的措施；然后简要描述所用到的认知行为过程的类型，以及对治疗师特征的一些思考；最后强调了实施治疗的一些要点。

治疗策略和结构

CBT-E是一种针对进食障碍精神病理的治疗方法，而非针对进食障碍的诊断。它是为成人设计的，尽管也适用于青少年患者（参见第14章）。无论男性或女性，CBT-E同样适用。患者不需要特别聪明、接受过良好教育或者对心理学有了解，就能

> CBT-E是一种针对进食障碍精神病理的治疗方法，而非针对进食障碍的诊断。

从CBT-E中受益：实际上，最难帮助的就是那些非常聪明、善于理性研究的患者。

CBT-E的支撑策略是对维持患者精神病理的过程构建"范式"（或一组假设），用于确定治疗中需要针对的特征。在开始时就构建个体化范式，并随着治疗推进而修改。凭借此过程，治疗可以量身定制，以适应每位患者不断演变的精神病理，并随之作出改变。CBT-E具有以下标准：首先，疗程通常是固定的，

绝大多数患者在 20 周内接受 20 次治疗；其次，它使用某些特定的策略和程序来处理目标精神病理，这些将在第 5 ～ 12 章中描述；再次，它有 4 个相对明确的阶段。表 3.1 显示了常用的时间设定。

> 在 CBT-E 中，治疗方法可以定制，以适应个体的精神病理。

第 1 阶段是密集的初始阶段，一周预约两次。对包括进食障碍在内的一系列疾病的研究表明，治疗初始几周的变化幅度是预测治疗结果的有力指标。因此，良好的开始至关重要。第 1 阶段的目标是让患者参与治疗并作出改变，共同构建个体化范式，提供相关的宣教，并引入两个有效的 CBT-E 模块。这两个模块是"治疗中称重"和"规律进食"，与所有进食障碍患者相关。在第一阶段结束时，患者应开始参与治疗，对体重、称重和体重变化有了充分的了解，并且要学会规律地吃正餐和点心，在正餐和点心之间不进食。这些是引发其他变化的基础。在达到上述目标的情况下，患者将处于良好的状态，开始处理维持进食障碍的核心过程。

表 3.1	20 次会谈治疗版本 CBT-E 的时间设定	
治疗阶段	**治疗中的周次**	**治疗次数序号**
第 1 阶段	第 1 周	初始访谈、1
	第 2 周	2、3
	第 3 周	4、5
	第 4 周	6、7
第 2 阶段	第 5 周	8
	第 6 周	9
第 3 阶段	第 7 周	10
	第 8 周	11
	第 9 周	12
	第 10 周	13
	第 11 周	14
	第 12 周	15
	第 13 周	16
	第 14 周	17

（续表）

治疗阶段	治疗中的周次	治疗次数序号
第 4 阶段	第 15 周	
	第 16 周	18
	第 17 周	
	第 18 周	19
	第 19 周	
	第 20 周	20
回顾性会谈	治疗后 20 周	

　　第 2 阶段是短暂的过渡阶段，其间治疗师和患者会评估状况、回顾进展、识别浮现出的任何阻碍改变的障碍、根据需要修改范式并计划第 3 阶段。对于非体重不足（定义见下文）的患者，从此阶段开始每周预约 1 次。第 2 阶段的回顾有几个目的，其中之一是发现做得不好的患者。这很重要，因为除非应答不良的原因被确认并处理，否则不太可能有好的效果。回顾和重构范式也旨在鼓励治疗师调整治疗，以适应进食障碍演变的本质。从这一点上说，CBT-E 变得高度个体化。

　　第 3 阶段是治疗的主体，目标是解决维持患者进食障碍的主要机制。对于如何达到目标，不同患者之间有很大的差异。本阶段预约 8 次治疗，每周 1 次。

　　第 4 阶段是治疗的最后阶段，治疗重点转向未来。本阶段有两个目标：第一是确保变化持续（在随后的 20 周内，直到进行复查预约），第二是尽量减少长期的复发风险。本阶段约定每 2 周 1 次治疗。

不同形式的 CBT-E

　　CBT-E 有多种形式，见表 3.2。主要的是"聚焦"版本，专注于进食障碍的精神病理，适用于大多数患者，应被视为核心版本。此外，还有一个"扩大"

表 3.2	不同形式的 CBT-E

两个版本

- 聚焦版本：核心治疗，参见第 5 ～ 12 章
- 扩大版本：包含针对有临床意义的完美主义、核心低自尊和人际困难的 3 个模块，参见第 13 章

两种强度

- 20 次会谈治疗版本：针对 BMI 超过 17.5 的患者，参见第 5 ～ 10 章和第 12 章
- 40 次会谈治疗版本：针对 BMI 在 15.0 ～ 17.5 的患者，参见第 11 章

针对年龄较小的患者（18 岁以下）的版本：参见第 14 章

强化版：针对住院患者和强化门诊患者，参见第 15 章

团体版：参见第 15 章

版本，旨在解决核心进食障碍的"外部"机制，这些机制有助于维持某些患者的进食障碍（参见第 13 章）。扩大版本有 3 个额外的治疗"模块"，分别针对有临床意义的完美主义、低自尊和人际困难。第 4 个初始模块（处理情绪不耐受）则已经被纳入聚焦版本（参见第 10 章）。

CBT-E 也被改编，以适应更年轻的患者（参见第 14 章）和需要住院治疗的患者（参见第 15 章）。此外，标准门诊版本有两种变体，一种是强化版，另一种是团体版（参见第 15 章）。

作为一般性使用及研究试验中用于评估的 CBT-E 是有时间限制的。对于非体重显著不足的患者（在本书中定义为 BMI 超过 17.5），在 20 周内进行 20 次治疗通常就足够了。对于体重更低的患者，需要修改和延长治疗。考虑到体重不足和非体重不足患者的相对患病率，20 次会谈治疗的版本适合 80% 以上的成人门诊患者。第 11 章描述了 CBT-E 对体重不足患者的适应性。

CBT-E 通常是有时间限制的，这一事实可能被认为与它是个体化的说法不一致。在某种程度上，这是正确的。但在固定的时间框架内工作有很多优点，在我们看来，这些优点超过了标准化疗程的潜在缺点。固定时间框架的主要优点是

可以使患者和治疗师都集中精力。它鼓励"治疗势头"的建立，这最好在治疗早期就打入进食障碍中。另外，它有助于确保治疗师和患者继续努力以实现改变。这也使得治疗更有可能有正式的结束，而不是像开放式治疗有时会发生的那样，仅仅走向失败。有明确的结束可以确保在治疗的最后阶段涉及重要的面向未来的主题。

在绝大多数情况下，治疗可以而且应该按时结束。

在某些情况下，适当调整疗程是恰当的。CBT-E很少需要缩短疗程，但有时候，如果暴食迅速停止，并且几乎没有其他精神病理需要处理，那么缩短疗程确实更适用于此时的暴食障碍。更常见的情况是延长治疗，本章的最后讨论了延长治疗的指征（参见第41页）。

主要需要注意的一点是，在绝大多数情况下，治疗可以而且应该按时结束。第一作者最初不是这样做的。他过去一直治疗到患者几乎没有症状。这是不必要的，也可能不符合患者的利益。只要疾病的主要维持机制已被打破，在治疗结束后患者情况还会继续改善。此时，治疗可以而且应该结束。否则，患者（和治疗师）会倾向于将任何持续的改善归因于正在进行的治疗，而不是患者已经取得的进展。在实践中，这意味着，一定程度上仍在节食的患者终止治疗是可以接受的，也许他们偶尔会暴食和催吐，而且常常留有对体形和体重的顾虑。

CBT-E 治疗程序

CBT-E是认知行为治疗（CBT）的一种。如第2章所述，与大多数其他实证支持的CBT一样，CBT-E主要涉及维持患者精神病理的过程，认知过程被视为是最重要的。为此，CBT-E采用认知和行为的策略与程序，并结合相关的教育。

CBT-E的风格类似其他形式的CBT。因此，治疗师接受过CBT培训是明确的优势。和其他形式的CBT一样，建立协作的工作关系非常重要。目标是治疗师和患者作为团队一起工作，以帮助患者战胜进食问题。这对于进食障碍患者来说尤为重要，因为对他们来说，"在控制"非常关键。治疗师需要确保患者，尤其是那些体重不足的，了解治疗中会发生的事情并积极参与。如果患者觉得自己被控制、被强迫或被误导，他们就会抵制改变（关于体重不足患者参与治疗的进一步细节，参见第11章）。应该让患者明白，战胜进食问题是困难的，却是值得的，而且需要优先考虑这种治疗。与其他形式的CBT一样，持续自我监控和成功完成策略性规划的家庭作业至关重要。为了确保上述任务能被执行，治疗关系应该是这样的：治疗师有时可以很坚定。这也很重要，因为有些任务很困难，而且容易引起患者的焦虑。

　　两个基本原则在支撑CBT-E。第一，简单的程序比复杂的程序更受欢迎；第二，把几件事做好总比把许多事搞砸要好（节俭原则）。然而，CBT-E的底线是策略或程序是否有效。

> 节俭的原则：把几件事做好胜于把许多事搞砸。

　　虽然CBT-E使用各种通用的认知行为策略和程序（例如，以通常的方式处理诸如二分法思维和选择性注意等认知偏差），但它不同于某些形式的CBT。CBT-E不使用传统的思维记录，尽管标准监测记录中有一栏是以此为目的的，并且有时它也要求患者记录对于特定主题的想法和感受（例如，在处理身体检查和感觉胖；分别参见第128页和第140页）。CBT-E没有过多地使用正式的认知重构，读者可能会惊讶地发现某些被广泛使用的CBT概念没有被提及。具体来说，主要指自动思维、假设、核心信念和图式。对进食障碍这个特殊的患者群体，我们无须用上述方法或概念来产生变化。相反，通常情况下，最有效的实现认知改变的方法是帮助患者改变行为方式，然后分析改变的影响和含意。同样让读者感到惊讶的是，本书几乎没有提及"人格障碍"的概念。值得注意的是，我们确实看到了那些倾向于被诊断为人格障碍的患者类型。本书不使用"人格障碍"的概念，主要是出于第2章所述的原因（参见第20页）。对这些患者的管理指导可以在整本书中找到，尤其是在第

> 最有力的实现认知改变的方法是帮助患者改变行为方式，然后分析改变的影响和含意。

10章和第13章有关"扩大"版本治疗的内容中。

　　虽然CBT-E采用了CBT协作实证主义的一般治疗方式，并用探索性提问帮助患者理清思路，但我们并不认为所谓的"苏格拉底式提问"是必要的，尽管它有时的确有帮助（题外话，值得注意的是，鉴于对苏格拉底的了解，我们认为"苏格拉底式提问"用得不恰当；表3.3）。在我们看来，对于特殊患者，用更简单、有效的方法通常可以达到同样的目标。我们也有限地使用**正式的**行为实验，因为（再次涉及特定的患者群体）它往往很难解释。[①]在某种程度上，这是因为与进食障碍核心精神病理最相关的这些结果（例如，体形或体重上的改变）并不适合短期的实验，因此需要不同的策略。最后，我们不向患者提供每次治疗的记录，因为以我们的经验，这样做往往会引发持续而无益的反复思考。

> 我们鼓励患者观察他们如何执行自己的范式，并对尝试不同行为方式后的效果和含意产生好奇。

表3.3	苏格拉底和苏格拉底式提问
苏格拉底不太可能像CBT治疗师所认为的那样提出问题。他的提问方式是探究性的、持续的，而且容易使被提问者困惑。柏拉图的*Meno*（公元前402年）对于被苏格拉底质疑的感受进行了极好的描述： 　　"苏格拉底，在我遇见你之前，人们一直在告诉我你所做的就是被事情困扰并困扰其他人。现在我遇到了你，真的，我觉得你在迷惑我，给我下咒，对我施了某种奇怪的魔法，让我百思不得其解。"	
注：引自柏拉图著*Meno*中的*Note*。由A. Beresford翻译。企鹅出版社，伦敦，2005年（第99页）。感谢David Charles教授确认了这一来源。	

----

① 可以将不同假设检验的行为实验加以对比，我们有限地利用这些行为实验，并帮助患者对行为方式作出战略性改变，这些战略性改变旨在引发认知改变，并在治疗范式的背景下进行调整和解释。

我们认为最重要的是患者要学会从进食问题中解脱。我们希望患者对此感兴趣，理解进食问题如何发生以及为什么持续存在；鼓励患者观察他们如何执行自己的范式，并对尝试不同行为方式后的效果和含意产生好奇。在之后的治疗中，当维持进食障碍的过程被成功打断时，有一段时间患者的思考方式会完全不同，我们会帮助他们发现其心态的变化（参见第 8 章）。这样，患者学会了控制自己的心态，从而更有效地应对挫折，否则挫折可能会发展至全面复发。

治疗师的特点

如第 1 章所述，实践 CBT-E 不需要特定的专业资格。然而，理想的治疗师应该接受过认知行为治疗培训，并且之前有治疗进食障碍的经验。治疗师还应该知道进食障碍的医学并发症，并能够适当地处理（参见第 4 章）。

> 与 CBT 的许多其他应用场景不同，针对进食问题，治疗师的性别与治疗有关。

与 CBT 的许多其他应用场景不同，针对进食问题，治疗师的性别与治疗有关。大多数进食障碍患者是女性，因此女性治疗师有一定的优势。她们可能被视为更容易理解患者的困难，此外，她们还可能在接受体形和体重方面起到榜样作用。然而，治疗师提供 CBT-E 的能力是关键，其重要性远超性别。

一个很少被讨论的主题是治疗师的外貌。如果治疗师是中年人，或者是异性，外貌就无关紧要，因为此时患者不太可能对治疗师的外貌感兴趣。但如果患者和治疗师是同性且年龄相仿，这就有关系了。进食障碍患者对其他相关人士的体形有着敏锐的感知，包括对治疗师。体形很瘦的治疗师可能会发现，在试图帮助体重不足的患者恢复体重时自己处于劣势，因为患者可能会对治疗师的饮食习惯和体重提出质疑。超重的治疗师则可能会发现，患者很难参与治疗，因为有些人对超重者持有负面态度。例如，我们遇到过这样的患者，他们为了避免和肥胖的人擦肩而过而穿过马路，或者不愿意坐在超重的人之前坐的椅子上。

值得思考的另一个问题是，治疗师是否有进食障碍或近期有进食障碍史。应该从两个方面考虑：患者的健康和治疗师的健康。就前者而言，治疗师是否有或曾有进食障碍对于患者几乎没有差异，因此治疗师披露自己的精神病史是不合适的。然而，这样的经历可能使治疗师更理解患者所面临的困难类型，虽然缺点可能是失去客观性。好比前文所述的体重明显不足的治疗师可能处于劣势，因为患者或许会怀疑治疗师有进食障碍。然而，治疗师的健康也必须被考虑。进食障碍患者的显著特征之一是他们对与食物、进食、体形和体重相关问题的感兴趣程度。众所周知，神经性厌食患者倾向于阅读食谱并为他人做饭，类似的行为在各种其他进食障碍中也可以看到。当然，这是核心精神病理的一种表现，它会影响职业选择。例如，有进食障碍病史或正受进食障碍困扰的人会去做私人教练、美容治疗师或营养师，甚至是进食障碍治疗师。如果是这样的话，治疗师应该考虑从事这项工作是否符合自身的最大利益，因为这会让治疗师继续专注于进食、体形和体重，并成为拓宽自身视野的障碍。

重要的他人

CBT-E是一对一的个体治疗。尽管如此，如果可能有助于治疗并且患者愿意，我们的做法是和"重要的他人"会面。这样做的目的是创造最佳环境以促进患者改变。有两个具体的迹象表明需要其他人员的参与。

1. 如果其他人能帮助患者作出改变。

2. 如果其他人使患者难以改变，例如，负面评论患者的外表或进食。

第6章中讲述和"重要的他人"实施会谈的情况（参见第108页）。对大约四分之三的患者，我们会进行一次或多次这样的会谈，对体重不足的患者则进行更多次会谈（参见第11章）。会谈中，进食障碍之外的话题通常不会提及。对于青少年患者，重要的他人的介入程度则更深（参见第14章和第15章）。

实施 CBT-E

五个注意事项

第一，CBT-E 本身就是一种完整的治疗方法。其设计使其并不适合被分为若干片段来使用。CBT-E 不仅仅是技术的集合：整体是大于各部分之和的。

> CBT-E 不仅是技术的集合：整体是大于各部分之和的。

第二，CBT-E 并非被设计和其他心理治疗结合使用。尤其重要的是不要将 CBT-E 与概念上或程序上不相容的治疗结合，因为这可能会使患者困惑，且会破坏治疗［读者会注意到 CBT-E 的扩大版本中有一个例外（参见第 13 章）：CBT-E 是与人际心理治疗（IPT）相结合的］。

第三，CBT-E 被设计为由一名治疗师进行治疗。进食障碍患者在同一时间就诊多方面治疗师（例如，心理学家、营养学家和内科医生）的情况并不少见。这在一定程度上不可避免，尤其常见于住院部，也发生在门诊，特别是涉及年轻患者时（参见第 14 章）。这种做法鼓励患者把问题分类，与特定的人讨论特定的话题。其结果是，没有人看到并评估完整的临床局面。在 CBT-E 中，只需要一位治疗师。这种方法效果很好，对治疗师来说是值得的。这意味着 CBT-E 比多治疗师的方法更可行（因此更容易普及）。当然，接触其他专家也很重要。正如第 4 章所强调的，所有的治疗师都需要能够接触到内科医生。内科医生可以向治疗师提供如何处理病例中出现的任何躯体问题的建议，而且每位患者都应该有指定的内科医生来负责他或她的躯体健康。接触专业营养师也是有价值的，因为这会更便于讨论营养问题和特定病例的饮食管理（特别是对体重不足或超重，以及坚持素食或纯素饮食的人；参见第 160 页）。

> 经验可能是危险的。

第四，我们观察到，如果进展缓慢或困难，一些治疗师会试图改变治疗策略。我们认为这是不恰

当的。虽然切换到另一种治疗模式或尝试整合其他
技术可能很诱人，但即使在这种情况下，我们仍建
议治疗师坚持CBT-E，同时试图理解和解决缺乏
进展的基础。克服进展中的障碍通常是治疗中的转
折点。

> 明智的治疗师遵守
> 方案。

　　第五，经验可能是危险的。我们已经注意到，更有经验的治疗师倾向于偏离
治疗方案。这不符合患者的利益。第5～13章的方案详细描述了实证支持的治
疗形式：治疗师不需修改方案。明智的治疗师遵守方案。

依赖治疗

　　对治疗或治疗师的过度依赖在CBT-E中通常不是问题。部分是因为治疗的
方式，部分是因为CBT-E是有时间限制的。然而，偶尔的，患者确实表现出变
依赖的迹象。通过患者难以适应预约频率的逐渐减少或者试图在治疗间隔期与治
疗师联系，依赖性可能会显露。最危险的是社会支持少的患者，如果治疗师怀疑
患者变得依赖，很可能就是这种情况。此时，治疗师应该向患者提出这个话题，
并解释某种程度的依赖治疗是会发生的，这不是问题。治疗师可以说："在这种
情况下，对治疗有点依赖是很自然的，但这只是暂时的。"患者应该被告知，随
着治疗的进展，他们会感觉在总体上更有控制力，更有能力在没有治疗支持的情
况下独立运作。治疗师还可以补充说，大多数患者都很乐意在治疗该结束的时候
结束。

最小化缺席治疗和脱落

　　比依赖治疗更成问题的是提前停止治疗。这在日常临床实践中很常见。在治
疗试验中，脱落率倾向于稍低些，但数值仍然高得令人无法接受。

　　在绝大多数情况下，脱落都不是好迹象。在某些情况下，脱落由外在因素导
致（例如，由于工作变动而不得不搬家），但更常见的是由于进食障碍本身或治疗
中的某些问题。患者可能不喜欢治疗或治疗师，或者可能觉得在治疗上失败了。

作为治疗师，尽最大努力帮助患者完成治疗是很重要的。几年前，我们希望可以在这方面做得更好，所以回顾了所有的脱落案例，寻找可能的解释和早期预警信号。我们得出的结论是，以下情况会增加脱落的风险。

■ 如果治疗师觉得存在参与方面的问题（例如，患者的姿态是不感兴趣的或轻蔑的）。

■ 如果患者曾爽约过，或多次迟到。

■ 如果对于来参加治疗有实际的障碍（例如，交通不便或路费昂贵、儿童照顾问题）。

■ 如果重要的他人对治疗的价值持怀疑态度。

我们认为在此时最好的策略就是迎难而上，主动向患者提出话题。因此，我们现在这样说："我想知道你来这里的感受，想知道你是否对参加或继续参加治疗有任何疑虑。"我们的经验是，这样交流是有建设性的，因为它倾向于公开问题，而问题往往可以被成功地解决。用这种方法，我们发现脱落率稳步下降，从以前的29%下降到16%，然后到现在的13%。

关于如何处理迟到或缺席治疗的问题，我们也逐渐形成了一个方案。首先，我们会设法防止发生这种情况，会鼓励患者提前到，培养他们优化利用治疗师时间的集体责任感。因此，发给患者的资料表上会写：

"为了每个人的利益，治疗准时开始和结束很重要。你的治疗师会确保在适当的时间准备好，并要求你也这样做。提前一点到达是个好主意，比如提前10～15分钟。这会给你一个安定下来，并仔细考虑事情的机会。

如果不能参加某次预约好的治疗，请尽可能早地让治疗师知道，这样他可以重新预约你的治疗，并把你原来的时间安排给别人。"

如果患者迟到了，我们会在15分钟后电话联系他，并对他的缺席表示担忧。通常患者的解释是觉得自己做得不够好，或者是睡过头了。一般来说，我们会尽快重新预约治疗。

处理治疗的中断

正如第5章和第6章所解释的，我们非常重视建立和保持治疗的势头。在决定治疗的最佳开始时机时，就要让患者清楚这一点，特别强调要避免中断治疗。当然，这要求治疗师有责任确保自己有能力进行治疗。治疗师的缺席也是个问题。

为了应对治疗师的缺席，我们采用了"替补"制度。我们会安排治疗师互为替补，这是事先向患者解释过的。因此，当一位治疗师要离开时，另一位治疗师会代替他的位置，这样治疗就可以几乎不间断地继续下去。患者的治疗师向替补治疗师简要介绍患者的病情进展和接下来几次治疗可能涉及的内容，并且替补治疗师会倾听最近一次治疗的录音。这样一来，替补治疗师很合理地加入治疗系统中。然后，替补治疗师根据原先治疗师建议的CBT-E方案，着手开始接下来的治疗。有趣的是，患者说喜欢这种安排，相较于缺失治疗，他们当然更喜欢这样的安排。

患者的缺席也是问题。正如第4章所解释的，我们要求患者在治疗过程中不要超过连续2周请假，也不要在前6周请假。当请假的时候，我们试图通过保持治疗性接触来跨越缺口。为达到这个目的，我们可以安排每周一次的电话会谈，也可以使用电子邮件。在这两种情况下，患者将被要求提前学习预先计划的自行管理的一节治疗，遵循通常的治疗结构，但不包括会谈内的体重测量（参见第5章，第77页）。电话或电子邮件的主题就是本次自学的内容，之后治疗师将就此进行回应，给出评论和建议。当患者请假的时候引入新的程序是不合适的，但另一方面，患者环境的变化可能提供了尝试新行为方式（例如，食物选择、进食模式、衣着、与他人相处的方式等方面）的机会。

何时提供额外或替代治疗

在某些情况下，应向患者提供额外或替代治疗。

1. 当患者根本没有从CBT-E获益时：这是不寻常的，但它也偶尔发生在体重不足的患者中。在这种情况下，无限期地坚持用CBT-E是不合适的。如果到治疗的中点（半程）仍无进展，则建议进行更强化的治疗（见下文）。

2. 当患者已经受益，但仍有明显的功能损害时：这可以成为延长治疗的理由。这样做的主要适应证是在第3阶段结束时出现进食障碍的特征，这些特征严重损害了患者的功能，也不太可能自行处理。在这种情况下，第3阶段可以再继续几个月，但需每4周对进展情况进行详细回顾，以确保继续进行治疗是合理的。

3. 当患者从治疗中受益，但在治疗结束后不久就遭遇退步：根据我们的经验，退步往往可以用有限的额外投入加以克服。尽管患者可能感觉"回到了起点"，但实际上他们拥有回到正轨所需的知识和技能，通常只需要一点支持和鼓励。

4. 当治疗被打断时（例如，由于发生临床抑郁症或出现生命危机，参见第16章中有关如何处理这两个问题的讨论）：在这种情况下，应该延长CBT-E以补偿中断。

如果患者需要进一步全面治疗，应采取什么形式？没有研究结果可以帮助回答这个问题。CBT-E是最新、领先、以循证为基础的针对进食障碍的治疗。除了人际心理治疗（IPT）外，没有其他明显跨诊断的治疗方法，而且有限的信息（来自对神经性贪食的研究）表明，IPT并不能为那些对CBT没有反应的患者带来益处。我们的观点是，不应该给需要进一步治疗的患者提供另一种基于门诊的治疗；相反，他们应该接受更强化的治疗。强化门诊或住院CBT-E是两个不错的选择，因为它们在概念上和程序上都与传统的CBT-E兼容。第15章对两者都有描述。

推荐阅读

预测预后的早期改变

[1] Agras, W. S., Crow, S. J., Halmi, K. A., Mitchell, J. E., Wilson, G. T., & Kraemer, H. C. (2000). Outcome predictors for the cognitive behavior treatment of bulimia nervosa: Data from a

multisite study. *American Journal of Psychiatry, 157,* 1302–1308.

[2] Fairburn, C.G., Agras, W. S., Walsh, B.T., Wilson, G.T., & Stice, E. (2004). Prediction of outcome in bulimia nervosa by early change in treatment. *American Journal of Psychiatry, 161,* 2322–2324.

[3] Grilo, C. M., Masheb, R. M., & Wilson, G. T. (2006). Rapid response to treatment for binge eating disorder. *Journal of Consulting and Clinical Psychology, 74,* 602–603.

[4] Walsh, B. T., Sysko, R., & Parides, M. K. (2006). Early response to desipramine among women with bulimia nervosa. *International Journal of Eating Disorders, 39,* 72–75.

CBT实践指南

参见第1章。

针对进食障碍的其他形式CBT

[1] Cooper, M. J., Todd, G., & Wells, A. (2000). *Bulimia nervosa: A cognitive therapy programme for clients.* London: Kingsley.

[2] Garner, D. M., Vitousek, K. M., & Pike, K. M. (1997). Cognitive-behavioral therapy for anorexia nervosa. In D. M. Garner & P. E. Garfinkel (Eds.), *Handbook of treatment for eating disorders* (2nd ed., pp. 94–144). New York: Guilford Press.

[3] Kleifield, E. I., Wagner, S., & Halmi, K. A. (1996). Cognitive-behavioral treatment of anorexia nervosa. *Psychiatric Clinics of North America, 19,* 715–737.

[4] Waller, G., Cordery, H., Corstorphine, E., Hinrichsen, H., Lawson, R., Mountford, V., et al. (2007). *Cognitive behavioural therapy for eating disorders.* Cambridge: Cambridge University Press.

第3章的其他相关资料

[1] Johnston, C., Smethurst, N., & Gowers, S. (2005). Should people with a history of an eating

disorder work as eating disorder therapists? *European Eating Disorder Review, 13*, 301–310.

[2] Mitchell, J. E., Halmi, K., Wilson, G. T., Agras, W. S., Kraemer, H., & Crow, S. (2002). A randomized secondary treatment study of women with bulimia nervosa who fail to respond to CBT. *International Journal of Eating Disorders, 32*, 271–281.

[3] Wilson, G. T. (2005). Psychological treatment of eating disorders. In S. Nolen-Hoeksema (Ed.), *Annual review of clinical psychology* (pp. 439–465). Palo Alto, CA: Annual Reviews.

[4] Wilson, G.T., Grilo, C. M., & Vitousek, K.M.(2007). Psychological treatment of eating disorders. *American Psychologist, 62*, 199–216.

第 4 章

患者：评估、治疗准备
和医疗管理

Christopher G. Fairburn，Zafra Cooper & Deborah Waller

本章会讨论对患者的评估和CBT-E的准备，并从非医学背景治疗师的角度论述了医疗管理。本章末会涉及等候名单、自助和阶梯式护理。

CBT-E是为严重进食障碍患者（即紊乱是持续性的，严重干扰个体的社会心理功能或躯体健康）设计的。由于它是一种主要以门诊为基础的治疗，因此，无论从生理上还是从精神病学的角度来看，以这种方式对患者进行管理，安全是至关重要的。实践中，这意味着患者的躯体状态必须是稳定的，且一定没有自杀的风险。该疗法并没有被应用在位于体重连续谱非常极端位置的患者；相反，它是为BMI15.0～40.0的患者设计的。虽然某些BMI超出该范围的患者也可以通过CBT-E成功治疗，但最好的是由有经验的治疗师来处理这些患者。在本章以及描述两种主要治疗版本的章节（包括第5～13章）中，我们假设患者年龄至少为18岁。在第14章中描述了对更年幼患者使用CBT-E的情况。

评估和治疗准备

处理任何精神问题的关键第一步是评估会谈。它的目标是让患者参与进来，确定问题的性质和严重度，并决定如何最好地进行下一步。比如，表面上的"进食障碍"可能实际上是焦虑障碍（例如，因为社交恐惧而不能和他人一起吃饭）、心境障碍的表现（例如，由临床抑郁引起的严重体重下降）或肥胖者的简单暴食。

初次评估会谈

初始会谈有两个相互关联的目标。第一个目标是让患者放松，并开始建立积极的治疗关系。这一点很重要，原因有很多。首先，许多因可能患有进食障碍而被转诊的患者对治疗的态度非常矛盾：精神病理的某些方面可能被积极地评价（尤其是饮食控制和体重下降），可能会对其他特征感到羞愧（例如，暴食），过去可能有过不良的治疗经历。因此，进行评估的临床医生需要对患者关于转诊的态度保持敏感，并对此进行询问。评估过程应该是合作性的。第一印象很重要。积极的初始会谈甚至可以让最矛盾的患者也参与其中；而消极的会谈可能产生完全相反的效果，甚至，评估者可能再也见不到该患者了。

初始会谈的另一个目标是确定进食问题的性质、严重程度以及下一步该怎么做。表 4.1 列出了通常涉及的主题。我们的做法不是详尽地记录病史，也不是用理论术语（心理动力学的、认知行为的或其他的）向患者解释问题。相反，我们专注于上述两个目标，并尽最大的努力去实现。

如果患者愿意，他们会被邀请带其他人来参加预约的评估会谈。其他人可能只是提供精神上的支持（并留在等候区），也可能提供有用的信息。如果是作为信息提供者，在对患者进行一对一评估后，我们会和患者一起去和其他人见面。只有在患者愿意这么做的情况下，我们才这样做。我们的首要任务之一是确保患者感觉自己控制了评估过程。

信息提供者的视角总是有趣的。他们可能会描述患者没有透露的问题（例如，患者吃饭时间过长、只愿意一个人吃饭或饭量极小），患者与信息提供者之间的困难可能会变得明显。对于成年患者，坚持要求信息提供者到场是不合适的，因为许多患者将进食问题隐藏起来不让其他人知道。如果一开始就要求以这样的方式提供信息，患者就不会参加。对于年龄较小的患者，情况就完全不同了。与父母的会谈就是评估的一部分。就像与患者本人会谈一样，第一印象和与信息提供者的接触有关。为了获得良好的信息，需要营造积极的氛围。而且不能忘记的是，信息提供者很可能对患者的治疗态度产生影响，并可能在其中发挥作用（参见第 6、14 和 15 章）。

表4.1	在初始评估会谈中涉及的主题

1. 患者希望有什么不同
2. 目前的进食问题（患者或其他人所认为的），包括：
   - 进食习惯
   - 控制体形和体重的方法
   - 对体形和体重的看法
3. 由进食问题引起的损害
   - 心理社会损害
   - 躯体损害
4. 进食问题的发展和演变（包括患者的体重史和先前的治疗体验）
5. 并存的精神问题和一般医疗问题（包括任何当前的治疗）
6. 简短的个人史
7. 家族精神病史和一般病史
8. 个人精神病史和一般病史
9. 目前的情况和计划
10. 对来访和治疗的态度（以及任何正在进行的治疗）

在初始会谈接近尾声时，我们给患者称重并测量身高。对大多数患者来说，称重是极其敏感的事，有些人对此有抵触。然而，如果要完成评估，这是必不可少的。依靠患者自己报告体重是不合适的，因为这有时并不准确。我们要向患者解释这一点，并告诉他，为了完成评估和给出好的建议，我们**必须**要测量体重。根据经验，患者不会拒绝。如果患者不想知道他的体重，我们不会坚持让他知道。

我们不赞成冗长的评估会谈，因为这会使患者筋疲力尽，而且在我们看来也是不必要的。90分钟是我们会谈的最长时间。另一方面，作为评估过程的一部分，我们通常会对患者进行2次评估。因为我们经常发现，一周或两周后的第2次会谈中会出现新的有价值的信息。第2次会谈时，患者会更放松，可能会透露之前没有说的信息，我们有机会继续追踪需要特别仔细探究的话题（例如，并存的抑郁情况的性质和程度；参见第16章，第300页）。第2次会谈也是详细讨论各种治疗方案的好时机。

我们通常要求患者在首次预约前完成一些问卷。这很有用，因为它提供了关于患者进食问题的性质和严重程度的标准化信息。我们比较常用的两份问卷是《进食障碍检查自评问卷》（EDE-Q 6.0；Fairburn 和 Beglin，1994，2008；参见附录 B）和《临床损害评估》（CIA 3.0；Bohn 和 Fairburn，2008；参见附录 C）。EDE-Q 检测当前的进食紊乱特征，CIA 评估了精神病理问题对社会心理功能的影响。这两份问卷都很简短，容易填写，而且都聚焦于 28 天内的情况。此外，我们还纳入了公认的测量一般精神病学特征的方法。

为了全面评估当前的进食障碍特征，大多数专家推荐《进食障碍检查访谈》（EDE；Cooper 和 Fairburn，1987），最新版本参见附录 A。这是一种半结构化的临床会谈，在常规临床基础上使用它则过于详细和耗时。然而，读者可能会对 EDE 感兴趣，因为它提供了许多被广泛接受的进食障碍概念的定义［例如，暴食（用 EDE 术语就是"客观性暴食发作"）、驱动性运动、过度评价体形和体重］。所有这些检测都可以免费获得。

评估结果

在第 2 次会谈结束时，应该可以决定最佳治疗方案。通常，具体有如下几种情况。

1. 什么都不做。这适用于可能是自限性的轻微进食问题。
2. 观察。如果问题的性质或严重程度仍不清楚，观察是适当的。例如，如果它看起来正在减轻时。根据我们的经验，有时暴食障碍就是如此。
3. 推荐基于门诊的 CBT-E。这适用于绝大多数患者。我们建议几乎所有 BMI 15.0～40.0 的进食障碍患者使用 CBT-E。推荐的时候，我们会尽力告知患者接受或不接受治疗的预后。重要的是，患者要知道，如果患有一种确定的进食障碍（除了暴食障碍），那么在没有治疗的情况下，进食障碍得到解决的概率很低。

    如果推荐使用 CBT-E，那么准确介绍它是很重要的。表 4.2 列出了向患者介绍治疗时的要点。一旦描述 CBT-E 后（可能借助于信息表），患者有机会提出问题和表示担心，我们的做法是建议他仔细考虑提议，并在一周内反馈决定。根据经验，绝大多数人会说愿意进行 CBT-E。有关启动 CBT-E 的阻碍会在后面讨论。

表 4.2	向患者描述 CBT-E 时的要点

认知行为治疗（CBT）是治疗成年进食障碍的主要循证疗法

数据表明，大约三分之二完成治疗的患者反应良好。[a] 只要投入治疗中并给予它优先级别，你就没有理由不属于这个反应良好的组

这种治疗是一对一的谈话式治疗，主要关注的是"什么让进食问题持续下去"。因此，它主要涉及现在和未来；根据需要，也会涉及问题的根源

治疗方法将根据特定的进食问题和需求进行调整。有关进食问题以及是什么让它持续，患者和治疗师需要成为专家

对于 BMI > 17.5 的患者：治疗将包括 20 节会谈，共 20 周，外加初始评估会谈；前 8 次会谈为每周 2 次，后 10 次会谈为每周 1 次，最后 3 次会谈为每 2 周 1 次

对于 BMI 15.0 ～ 17.5 的患者：将在大约 40 周内进行大约 40 次会谈，前 20 次左右为每周 2 次，然后频率降低

治疗过程中尽可能少中断是很重要的，因为我们想要建立所谓的"势头"，我们通过一次接一次的治疗来解决进食问题。治疗中断是非常有破坏性的，因为会失去势头。尤其重要的是，前 6 周不中断，之后的中断时间不超过 2 周。在思考开始治疗的最佳时间时，需要考虑这一点

每次预约的会谈都短于 1 小时，初始评估会谈除外，它需要 1.5 小时

为了每个人的利益，会谈准时开始和结束很重要。治疗师会确保在适当的时间准备好，我们要求患者也这样做。稍微提前一点到达是个好主意：提前 10 ～ 15 分钟。这会给患者安定下来并仔细考虑一些事情的机会

如果不能参加某次会谈，请尽早让治疗师知晓，以便可以重新预约时间，并把原有的时段提供给其他人

患者和治疗师将作为团队一起工作，帮助克服进食问题

有关在两次治疗间需要做的具体任务（或"下一步"），患者和治疗师需要达成一致。这些任务非常重要，需要优先予以考虑。很大程度上，决定患者在治疗中获益多少的是他在治疗之间做了什么

因为患者的进食问题已经有很长一段时间了，那么非常重要的是一定要充分利用这个

（续表）

改变的机会，否则问题很可能会持续下去
治疗将是艰苦的工作，但它是值得的。投入的越多，得到的就越多

注：ᵃ此声明仅适用于BMI > 17.5的患者。BMI较低的患者预后较差。引自 Christopher G. Fairburn主编，陈珏主译的《进食障碍的认知行为治疗》。英文版版权所有 © 2008 The Guilford press。简体中文翻译版版权所有 © 上海科学技术出版社有限公司。原表格可从www.guilford.com/CBTE-forms获取。

4. 针对进食障碍推荐更强化的治疗。我们建议对大多数BMI < 15.0和躯体状态不稳定的患者进行更强化的治疗。这种治疗可以基于CBT-E（参见第15章），也可以遵循CBT-E。

5. 推荐转诊。当问题不是进食障碍时［例如，是焦虑障碍或严重肥胖（BMI > 40.0）］，我们会给予转诊。

如果患者报告曾经接受过CBT，那么值得考虑的是，再次给予相同的治疗是否合适。患者目前的情况可能更有利于好的结果。例如，患者可能比以前更有动机。同样重要的是要注意到，虽然患者可能在过去接受过CBT，但结果往往是非常不同的。被称为"CBT"的治疗方法之间可能存在显著差异，这可能是因为它们是不同形式的CBT，也可能是因为实施方式的不同。准确地找出先前的治疗方法总是值得的。

立即开始CBT-E的禁忌证

立即着手进行CBT-E有一定的禁忌证。如前所述，无论是从医学角度还是从精神病学角度，门诊基础上的管理对于患者必须是安全的。以下为其他禁忌证，它们对于患者有共同的影响，即严重削弱了患者的注意力、动机（在任何情况下，这对许多患者来说都是个问题），或者在治疗间隙工作的能力。

■ 躯体健康损害。如果患者的躯体状况令人担忧，内科医生应该对其进行评估。这应该在开始CBT-E之前进行。特别值得注意的状况将在之后列出（参见第52页）。

■ 自杀风险。这种风险很大程度上（但不完全）局限于同时存在临床抑郁的患者，尽管对康复前景感到绝望的患者也存在较高的自杀风险。所有的进食障碍治疗师都应该有能力评估自杀风险。

> 所有的进食障碍治疗师都应该有能力评估自杀风险。

■ 严重的临床抑郁。这通常会被忽略或被视为继发于进食障碍，而且没有被直接治疗。两者都令人遗憾。存在临床抑郁会在许多

> 临床抑郁常被忽略。

方面干扰心理治疗。抑郁性思维导致患者对改变的可能性感到绝望，这削弱了他参与治疗的能力。驱动力减少也有这种影响。注意力障碍也是问题，因为它会导致信息不能被保留。第16章讨论了对进食障碍患者临床抑郁的识别和治疗。一旦治疗了抑郁，就可以启动CBT-E。

■ 持续性药物滥用。在治疗会谈中的醉酒会使治疗变得毫无价值，而在会谈之外的持续醉酒会削弱患者利用治疗的能力。第16章将讨论管理共存的物质滥用。一旦处理了物质滥用，就可以启动CBT-E。

■ 重大生活事件或危机。这些会分散注意力，并因此干扰治疗。也许治疗应该推迟到危机过去之后。第16章将讨论对治疗前或治疗中发生的生活事件的管理。

■ 无法参与治疗。如前所述，CBT-E的核心特征之一是建立和维持治疗势头（参见第5章和第6章）。这要求治疗维持一定的频率（特别是在早期阶段），且是规律的。我们认为，患者以这种方式参与治疗是非常有必要的，尤其是在前6周。我们要求患者保证在这6周内不中断地出席治疗，并且在剩余的治疗期间中断不超过连续2周。如果这不可能，例如，提前预订的假期，那么宁愿推迟开始治疗。患者通常理解并尊重坚定立场背后的基本原理。他可以看到，我们正在认真对待治疗，不想冒"错误开始"的风险。

一些患者意识到日常承担的义务可能会干扰治疗。此时，我们会探

讨这种可能性，即患者可能从目前的工作中请假6个月或1年，这样就可以全身心地投入到克服进食问题中。这是重大的决定，但很少有患者会后悔。

■ 治疗师缺席。建立和维持治疗势头的需要使治疗师和患者都承担了义务。如果治疗师将在治疗的前6周离开，最好推迟开始治疗。在之后的治疗时间，有时不可避免地会出现治疗师的缺席。第3章（第40页）讨论了最小化影响的方法。

医疗管理

进食障碍患者出现的所有躯体异常都会影响对诊断和治疗的思考。由于许多关于进食障碍的文献是由在高度专业化的转诊中心工作的临床医生撰写的，这使情况更加复杂。来自健康明显受损、急危重患者的挑战，会影响他们的推荐。问题是，不应该用这类患者类推所有的进食障碍患者。不能忘记的是，大多数进食障碍者并没有体重不足，也没有严重的躯体问题。

以下关于进食障碍患者医疗管理的内容是在非医学背景治疗师的指导下撰写的，它关注的是典型的门诊患者类型。为了更清晰易读，这部分内容以项目符号的形式呈现。首先，需要强调以下几点。

> 患者的健康和安全是最重要的，绝不能忽视。

■ 患者的健康和安全是最重要的，绝不能忽视。

■ 与大多数精神疾病不同，进食障碍与躯体并发症联系紧密。任何对进食障碍患者负有临床责任的人都必须知道这些并发症。

■ 非医学背景治疗师需要能够接触内科医生，后者可以就如何管理患者的医疗问题提供建议。

■ 治疗师应该确保每位患者都有专门的内科医生负责患者的医疗管理。治疗师应该有每位患者的内科医生的详细联系方式。

■ 进食障碍患者的躯体异常继发于紊乱的进食习惯（如进食不足、自我诱发的呕吐、滥用泻药或利尿剂）和体重异常（过低或过高）。

■ 通过恢复健康的进食习惯和适当的BMI，绝大多数的躯体异常可以被逆转。由自我诱发的呕吐引起的牙齿损伤和体重明显不足的患者可能出现的骨质疏松症是例外。

躯体检查与诊断

■ 诊断进食障碍不需要进行躯体检查。通过检测特征行为和态度，就能得出诊断（参见第2章）。

> 诊断进食障碍不需要进行躯体检查。

需要医疗关注的特征

如果评估时存在下列任何特征，治疗师应确保患者就诊内科医生以进行躯体评估，即使患者可能不太需要进行医学治疗。如果以下特征在治疗期间出现或恶化，也同样适用。

1. 进食障碍的特征（如果下列特征合并出现，则关注程度需提高）。
   - 明显的饮食不足（例如，白天完全不吃东西）或饮水不足。
   - 频繁的自我诱发呕吐（每天2次或以上）。
   - 频繁滥用泻药或利尿剂（每天2次或以上使用中等剂量，或频率少些的高剂量使用）。
   - 体重不足时进行剧烈运动。
   - 快速体重下降（连续数周，每周减重 ≥ 1千克）。
   - 低体重（BMI 17.5 或以下）。
2. 躯体症状或体征（如果下列特征同时出现，则关注程度需提高）。
   - 感到头晕或出现晕倒。
   - 定向障碍、思维混乱或失忆发作。
   - 感受到心跳异常或胸痛。
   - 不寻常的肌肉抽搐或痉挛。

- 呼吸急促。
- 脚踝、手臂或脸部肿胀。
- 虚弱和疲惫。
- 在不使用手臂的情况下，难以爬楼梯或从椅子上站起来。
- 呕吐物带血。

可能被推荐的躯体检查

注意：非医学背景的治疗师除非接受过必要的训练，否则绝不应解释躯体检查的结果。

- 血液检测：可以进行全面的血液检测。推荐的常规检查方法因国家而异。血液中的电解质水平（尤其是钾）的检查需特别注意。如果患者呕吐或滥用泻药或利尿剂达到严重的程度，检查结果可能不正常。电解质水平明显紊乱会增加严重心律失常的风险。
- 心电图（EKG）：如果对患者的心脏功能有担心，应进行此检查。
- 骨密度扫描：如果对患者（通常是有明显体重不足病史的患者）的骨骼状况有担心，应进行此检查。

可能被推荐的药物治疗

- 钾：（由于频繁清除行为）如果患者的血清钾水平很低，建议患者使用口服钾补充剂。然而，总的来说，应该将重点放在帮助患者停止清除。如果患者正在服用钾补充剂，需要间歇性血液检测来监测血清钾水平。
- 维生素：对于长期进食不足或体重不足的患者，建议每日服用多种维生素制剂。
- 钙：对于骨质疏松或骨质减少的患者，建议服用钙补充剂。

对于等候名单的注解

在某些国家，患者在开始治疗前要等待相当长的时间是很常见的。对患者来说，相对迅速地得到评估预约，然后获得对进食问题的彻底评估和推荐治疗，接着被告知需要数月（通常为6～12个月）后才能真正开始治疗，这是很常见的。这一过程可能产生不利影响。患者为评估做准备，参与评估过程，然后因长时间等待而士气低落，在此期间他可能什么也得不到。这种低落的士气可能会使他更难以参与后续治疗。不言而喻，临床服务应该尽最大努力减少患者的等待时间，因为这不仅可以缩短患者的进食障碍病程，而且还可能改善治疗结果。

如果在初始评估和开始CBT-E之间有明显的时间缺口，我们建议对患者重新评估。因为进食障碍会随着生活环境和共病其他精神疾病而演变（参见第2章）。专业人员需要确定是否出现了新的治疗障碍（例如，新的临床抑郁发作的情况），重新确定何时是开始治疗的最佳时间。

在患者等待治疗期间，能做什么有益的事情吗？对于暴食障碍和神经性贪食，可能是有的。越来越多（但不一致）的证据表明，使用认知行为自助方案的"引导式"自助（通常包括在非专家"引导者"的支持和鼓励下，遵循自助计划）可能会帮助某些患者克服进食障碍，而且自助显然没有害处。这是关于暴食障碍的最强有力的研究，新出现的证据表明，引导式自助相当有效。关于神经性贪食，研究结果尚不清楚。总的来说，在这些患者等待治疗期间，提供这种低强度的治疗看起来是合理的。

类似地，有很好的证据表明，对部分神经性贪食和暴食障碍患者，无论是否同时存在临床抑郁，抗抑郁药物有"抗暴食"（即减少暴食的频度）的效果。这种效果会迅速显现（在2周内），虽然通常不会持续，但这是在患者等待CBT-E时可以尝试的另一种干预方法。根据经验，抗抑郁药物很少能完全解决进食障碍。它能抑制暴食，也带来某些副作用。对体形和体重的过度评价倾向于基本保持不变，体重控制行为也一样，因此CBT-E仍然适用。

推荐阅读

医疗管理

[1] Crow, S., & Swigart, S. (2005). Medical assessment. In J. E. Mitchell & C. B. Peterson (Eds.), *Assessment of eating disorders* (pp. 120–128). New York: Guilford Press.

[2] Miller, K. K., Grinspoon, S. K., Ciampa, J., Hier, J., Herzog, D., & Klibanski, A. (2005). Medical findings in outpatients with anorexia nervosa. *Archives of Internal Medicine, 165*, 561–566.

[3] Mitchell, J. E., & Crow, S. (2006). Medical complications of anorexia nervosa and bulimia nervosa. *Current Opinion in Psychiatry, 19*, 438–443.

[4] Mitchell, J. E., Pomeroy, C., & Adson, D. E. (1997). Managing medical complications. In D. M. Garner & P. E. Garfinkel (Eds.), *Handbook of treatment for eating disorders* (2nd ed., pp. 383–393). New York: Guilford Press.

神经性贪食和暴食障碍的自助

[1] Grilo, C. M. (2007). Guided self-help for binge eating disorder. In J. D. Latner & G. T.Wilson (Eds.), *Self-help approaches for obesity and eating disorders* (pp. 73–91). New York: Guilford Press.

[2] Sysko, R., & Walsh, B. T. (2007). Guided self-help for bulimia nervosa. In J. D. Latner & G. T. Wilson (Eds.), *Self-help approaches for obesity and eating disorders* (pp. 92–117). New York: Guilford Press.

第4章的其他相关资料

[1] Bohn, K., & Fairburn, C. G. (2008). Clinical Impairment Assessment Questionnaire (CIA 3.0).

In C. G. Fairburn, *Cognitive behavior therapy and eating disorders* (pp. 315–317). New York: Guilford Press.

[2] Cooper, Z., & Fairburn, C. (1987). The Eating Disorder Examination: A semistructured interview for the assessment of the specific psychopathology of eating disorders. *International Journal of Eating Disorders, 6*, 1–8.

[3] Fairburn, C.G., & Beglin, S. J. (1994). The assessment of eating disorders: Interview or self-report questionnaire. *International Journal of Eating Disorders, 16*, 363–370.

[4] Fairburn, C.G., & Beglin, S. J. (2008). Eating Disorder Examination Questionnaire (EDE-Q 6.0). In C. G. Fairburn, *Cognitive behavior therapy and eating disorders* (pp. 309–313). New York: Guilford Press.

[5] Franko, D. L., & Keel, P. K. (2006). Suicidality in eating disorders: Occurrence, correlates, and clinical implications. *Clinical Psychology Review, 26*, 769–782.

[6] Godart, N. T., Perdereau, F., Rein, Z., Berthoz, S., Wallier, J., Jeammet, P., et al. (2007). Comorbidity studies of eating disorders and mood disorders: Critical review of the literature. *Journal of Affective Disorders, 97*, 37–49.

[7] Milos, G., Spindler, A., Hepp, U., & Schnyder, U. (2004). Suicide attempts and suicidal ideation: Links with psychiatric comorbidity in eating disorder subjects. *General Hospital Psychiatry, 26*, 129–135.

[8] Peterson, C. (2005). Conducting the diagnostic interview. In J. E. Mitchell & C. B. Peterson (Eds.), *Assessment of eating disorders* (pp. 32–58). New York: Guilford Press.

进食障碍的强化认知行为治疗：
核心方案

Christopher G. Fairburn, Zafra Cooper, Roz Shafran, Kristin Bohn,

Deborah M. Hawker, Rebecca Murphy & Suzanne Straebler

第 5 章

好的开始

当面对进食障碍患者时，新手治疗师会感到不知所措。这位患者通常有着数不清的临床特征、显著的社会心理障碍（也许还有躯体障碍）、长期的病史、矛盾的心理以及既往失败的治疗尝试。从哪里开始呢？

> 好的开始至关重要。

从哪里开始

> 让患者参与治疗是重中之重。

毫无疑问，让患者参与进来是重中之重。除非积极参与，否则治疗几乎没有成功的机会。因此，治疗师需要熟练地引导患者进入治疗和改变的过程。CBT-E就是这样设计的，这对于体重不足的患者尤为重要，因为他们往往对变化特别矛盾（参见第11章）。

假设患者很忙，接下来的问题就是下一步该做什么。在众多临床特征中，哪一个应该首先被处理？幸运的是，不需要解决所有的问题（否则治疗将花费数年）。以下是有用的类比：可以把进食

> 进食障碍的精神病理可以比作纸牌屋。

障碍的精神病理比作纸牌屋。如果想推倒房子，就需要识别和移除关键的结构纸牌，之后房子就会倒塌。进食障碍的精神病理也是如此。治疗师不需要解决每一个临床特征。如果关键的临床特征得到解决，许多在第二或第三层的"房子"将

因此自行得到解决。临床特征包括对食物、饮食、体形和体重的关注，补偿性呕吐和滥用缓泻剂，计算热量，以及在很多情况下的过度锻炼。治疗师所要做的就是识别出维持（或支持）患者进食障碍的临床特征，并集中精力消除它。这在当下已经成为可能，因为过去30年以来，人们对进食障碍的精神病理学做了很多研究（参见第2章），并对维持进食障碍的进程进行了修正。

实际上，治疗的良好开端是至关重要的。如前几章所述，在一系列疾病中，治疗前几周发生的变化量是结果的有力预测因素，神经性贪食和暴食障碍也是如此。因此，前几周的顺利进行是很重要的。患者需要做好准备以开始治疗，治疗师也一样。并且，如前一章所述，如果可能，明显的治疗障碍需要提前处理。必须避免"错误的开始"，因为收复失地是很困难的。

本章专门讨论CBT-E的前两个阶段，这是后续治疗的基础。

初始会谈（会谈0）

根据工作环境的不同，最初与患者进行面谈的人（参见第4章）可能是也可能不是最终的治疗师。在我们的案例中，治疗师通常不是第一位见到患者的人，他将在初始会谈上第一次见到患者。这也意味着需要进行第2次评估，这样治疗师才能直接从患者那里听到问题的性质。不可避免的是，此次评估与先前的有一定程度的重叠。第2次评估在调动参与性方面的好处远超要求患者重复病史和当前情况可能带来的坏处。

初始会谈在许多方面是不典型的会谈。它比所有其他会谈都要花费更多时间，通常会持续1.5小时，其内容也相对固定。会谈有七个主要组成部分。

1. 让患者参与治疗，共同构建改变的前景。
2. 评估当前症状的精神病理性质和严重程度。
3. 共同提出维持进食问题的范式。
4. 解释将涉及的治疗。
5. 建立实时自我监控。

6. 确认家庭作业。

7. 总结此次会谈并安排下次会谈。

让患者参与治疗和改变

　　与进食障碍患者一起工作的特殊挑战是让他参与治疗。患者可能希望改变进食紊乱的某些方面（如暴饮暴食），但一般来说，他重视甚至认同其他方面（如严格控制饮食、减肥）。许多人在接受治疗时心存疑虑，并带有不同程度的不情愿。治疗师必须理解患者可能的矛盾心理并对此保持敏感。

　　基于此，初始会谈特别重要。患者会评估治疗师，就像治疗师评估患者一样。治疗师的举止，明显的态度和用词都会被仔细评估，因此值得注意。

> 患者会评估治疗师，就像治疗师评估患者一样。

　　关于如何让患者参与治疗，已经有很多论著。虽然有些人认为准备性心理治疗是必要的，但我们并不同意这一点。我们将按照第 4 章所述的方法为患者做好治疗准备，同时不要把其他任何事情看作是必需的。恰当地实施 CBT-E 具有内在的激励作用，而最具激励作用的是体验理解问题并开始改变带来的好处——这是 CBT-E 从一开始就去努力实现的目标。一定不要忘记，一次成功会孕育更多的成功。尽量缩短初始评估和开始治疗之间的时间（即等待时间）也很重要。

> 一次成功会孕育更多的成功。

　　遵循以下指导原则，治疗师可以更早地增强患者的参与性。

- 有同理心，有礼貌。
- 询问患者希望用什么名字称呼他，并说出自己的名字。不应该假设所有的患者都希望治疗师只称呼名字（而省略姓氏）。
- 要专业，但不要咄咄逼人。在评估和治疗中传达对进食问题的理解和专业知识。
- 积极促使患者参与到评估和构建维持范式的过程中。
- 灌注希望。

- 避免控制或家长式作风。
- 反复邀请患者提出问题，并确认其得到答案。
- 询问患者可能存在的任何顾虑。

还可采用某些具体的策略和程序，因为它最常用于低体重患者，所以这些会在第11章中描述。但是，如果其他患者也存在建立或维持参与性的问题，那么同样应该使用这些策略。

评估当前精神病理表现的性质和严重程度

第2次评估的重点是治疗，而不是诊断，因此它与患者最初寻求帮助时进行的评估会有所不同（参见第4章，第44页）。需要讨论的主题范围很广，详见表5.1。会谈可能无法涵盖全部，此时，有些可能要推迟到下一次。首要的重点应该是了解患者目前的状态以及是什么在维持它，以便治疗师可以构建维持范式（见下文）。总的来说，应该采用信息收集式的会谈方式，同时，治疗师要考虑患者对某些主题（如暴食、催吐）的敏感性。

表5.1   评估进食问题时需要涉及的主题

进食问题的现状（过去 4 周及 3 个月）
- 患者对问题的描述以及想要改变的地方
- 典型一天的进食习惯（以及，如果适用的话，包括 "好"的一天和"坏"的一天）
- 饮食节制（其性质是试图限制食物的摄入）：饮食规则，任何违反规则之处的反应，计算热量，热量限制，延迟进食（例如，尽可能推迟进食）
- 饮食限制（事实上的进食不足）
- 其他控制体重的行为（例如催吐、滥用泻药或利尿剂、过度锻炼）：频率，与自我感知的暴食的关系
- 暴食发作（进食量和情境，当时是否有失控感）：频率，触发因素
- 其他的进食习惯（挑食、嚼吐、反刍、仪式性进食）
- 饮酒和吸烟的习惯[饮用水、咖啡、茶、碳酸饮料和酒精饮料的量，吸烟习惯以及（如

（续表）

果有的话）与进食问题的关系]

- ▨ 社交场合的饮食：与他人一起用餐的能力，外出就餐情况
- ▨ 对体形和体重的关注
- ▨ 关于体形和体重的观点
- ▨ 体形和体重在自我评价中的重要性
- ▨ 身体检查（称重、照镜子和其他形式的检查）及身体回避
- ▨ 与他人比较
- ▨ 感觉胖
- ▨ 进食问题对心理和社会功能的影响
- ▨ 进食问题对情绪和注意力的影响
- ▨ 进食问题对工作的影响
- ▨ 进食问题对他人（伴侣、家人、朋友和熟人）的影响
- ▨ 进食问题对活动和兴趣的影响
- ▨ 进食问题的其他影响

进食问题的发展过程

- ▨ 发病的细节和可能的诱因
- ▨ 随后发生的事件序列（何时出现关键行为，以及关键行为与其他事件和行为的相互关系）：问题的演变（前 6 个月）
- ▨ 体重史（进食问题开始之前，进食问题开始之后；真正的儿童肥胖）：达到目前身高后的最低体重和最高体重
- ▨ 以往的治疗（针对进食或体重问题）：寻求治疗，接受过的治疗，治疗体验及对治疗的态度，治疗依从性和反应

个人史和家族史

- ▨ 在哪里出生和长大
- ▨ 儿童时期的家庭 [父母、兄弟姐妹、环境、干扰和 / 或问题] 和目前的联系情况
- ▨ 教育和职业史
- ▨ 人际关系史：童年期 / 青少年期 / 成年期的人际关系功能情况
- ▨ 精神疾病家族史（尤其是抑郁症和酒精滥用）

（续表）

▓ 进食障碍和肥胖家族史

▓ 不良事件（包括身体和性虐待、丧亲、事故、欺凌和嘲笑）

▓ 个人精神疾病史（尤其是焦虑症、抑郁症、完美主义、低自尊、自残、物质滥用）：
这些问题的发病与进食问题发病的关系，相互作用

当前环境和功能

▓ 居住情况

▓ 职业

▓ 婚姻状况、孩子

▓ 与家人的联系

▓ 人际功能（伴侣、家人、知己、朋友，是否合群）

▓ 过去的人际功能（以及进食问题发生后的人际功能）

▓ 兴趣和才能

▓ 过去的兴趣和才能（以及进食问题发生后的兴趣和才能）

共存的精神病理问题

▓ 目前精神疾病的共病（抑郁症、焦虑症、物质滥用、自伤、自杀行为和其他）

▓ 目前精神疾病的相关治疗（心理与药理方面）

躯体健康

▓ 目前躯体健康状况（包括月经情况）

▓ 一般躯体疾病史（包括与进食问题有关的青春期问题）

▓ 目前用药情况（包括避孕药）

对进食问题及治疗的态度

▓ 对"是什么维持了进食问题"的看法

▓ 对于开始治疗的态度

▓ 对治疗和改变前景的担心

▓ 目标

其他

"还有什么想告诉我的，或者有其他你认为我应该知道的事情吗？"

第 5 章 好的开始

65

（续表）

注：引自 Christopher G. Fairburn 主编，陈珏主译的《进食障碍的认知行为治疗》。英文版版权所有 © 2008 The Guilford press。简体中文翻译版版权所有 © 上海科学技术出版社有限公司。原表格可从 www.guilford.com/CBTE-forms 获取。

共同构建进食障碍的维持范式

下一步是构建"范式"，也就是说，对维持进食问题的过程进行个性化的直观陈述（以图表形式）。这项工作在初始会谈的时候就应该完成，除非患者体重严重不足（参见第11章），或者其进食障碍的形式不同寻常、难以理解。这种情况下，治疗师最好把构建范式推迟到下一次会谈，以便有足够的思考时间。

构建范式有几个目的：

- 帮助患者参与治疗。
- 构建范式的过程可以把患者和问题分开。患者不仅是简单地出现了进食问题。要鼓励他退后一步，试着去理解问题以及为什么会持续存在问题。采用"去中心化"的立场对帮助改变至关重要，但在这个阶段，治疗师只是要帮助患者开始对进食问题感兴趣，并激起好奇心。

> 治疗师是要帮助患者对进食问题感兴趣，并激起好奇心。

- 构建范式传递了以下概念：进食问题是可以被理解的，它通过各种相互作用的自我延续机制来维持。在讨论这个问题时，治疗师可以指出（如果适用的话）患者发现很难作出改变，这并不奇怪。
- 通过强调维持患者进食问题的主要机制，范式提供了治疗中需要针对的方向（即确定了需要移除的"纸牌"）。必须强调的是，范式并不针对最初进食问题出现的原因。如果患者困惑，觉得治疗似乎没有解决进食问题的根源，治疗师应该解释，通常没有必要追究所谓的根源。许多年前，最初导致问题发生的事现在可能已经无关紧要了，但如果两者是相关的，就会得到解决。[①]重要的是要补充说明，在稍后的治疗中将讨论进食问题的根源（参见第144页）。

图5.1是一个典型整合的跨诊断CBT-E范式。治疗师应该以此为模板，根据每位患者的进食问题得出个性化范式。治疗师对模板越熟悉，就越容易创建适合患者的个性化维持范式。我们尚未遇到任何不能用这种方式呈现进食问题的患者。图5.2是一位非典型进食障碍患者的维持范式，范式使用了患者自己的语言。

构建维持范式（最好以**图表**或**图片**的形式呈现）是一项值得练习的技能，因为做好它是很重要的。应该以从容不迫的方式一步一步构建范式，由治疗师引领，但更重要的是患者积极参与。最好是从患者想要改变的事情开始，例如，暴食或怕冷和睡眠不佳（后两者是体重过轻的副作用；参见第11章）。应避免使用

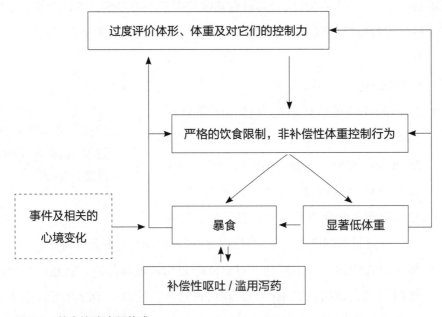

图 5.1 整合的跨诊断范式

---

① 平均而言，我们患者的进食障碍病程约为8年，年龄在25岁至28（29）岁。因此，最初导致进食问题发生的因素和过程并不一定仍然相关，这也就不足为奇了。这不适用于病史很短的青少年患者（参见第14章）。

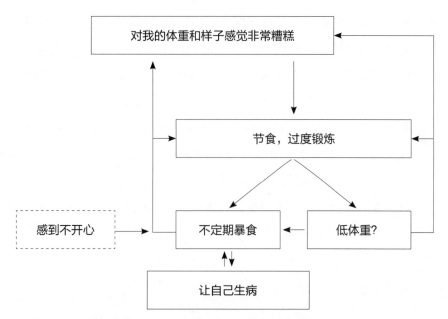

图 5.2　一位非典型进食障碍患者的范式（用患者自己的话）

引自 Christopher G. Fairburn 主编，陈珏主译的《进食障碍的认知行为治疗》。英文版版权所有 © 2008 The Guilford press。简体中文翻译版版权所有 © 上海科学技术出版社有限公司。原图可从 www.guilford.com/CBTE-forms 获取。

技术性术语，只要可行和恰当，应使用患者的语言。范式应该只集中在可能维持进食问题的主要机制上，否则范式有可能过于详细且令人困惑。由于范式仅基于刚刚获取的信息，治疗师应明确说明它是暂时性的，将在治疗过程中根据需要进行修改。

　　很重要的是，患者能够接受这个范式，把它作为为什么进食问题会自我延续，且自己抵制改变的可信解释。大多数人会对此产生共鸣。极少数情况下，患者仍然不信服或持有矛盾的解释（例如，基于心理动力学或成瘾的解释），治疗师应该鼓励他反思当前观点的实用性和有效性（而不是让他具有防御性），同时将其与目前得到充分支持的认知行为观点对比。同样重要的是要向患者说明，成功地解决维持进食问题的过程有许多间接的益处：例如，它通常能增强自尊和自信，改善人际关系。

　　范式一旦构建，治疗师就应该讨论其含义。需要强调的是，为了克服进食问题，患者不仅需要解决想要改变的事（例如，失去对进食的控制），而且需要解决维持问题的机制（"恶性循环"）。因此，以暴食患者为例，治疗通常需要关注的不仅是停止暴食，还要解决节食问题，在不暴食的情况下应对不良事件和情绪的能力以及对体形和体重的担忧。不处理维持机制会显著增加复发的可能性。治疗师可以说："这张图显示了让你的进食问题持续下去的主要因素。如果我们改变这些因素，所有的因素，那么你应该会好起来。我们需要解决所有问题，否则你将面临复发的风险。"然后，治疗师应该将治疗计划与维持范式关联，或许可以这样说："我建议我们先从主要关注饮食习惯开始，然后逐步解决图中的其他问题。例如，感受自己体形和体重的方式。"

在初始会谈结束时，应向患者提供其维持范式的副本，要求他在下次会谈之前回顾范式，并在必要时进行修改。

解释治疗涉及的话题

向患者介绍治疗中可能会涉及的话题很重要，需要涵盖的主题有以下方面：

1. 治疗的性质和方式。显然，患者需要知晓治疗的名称、性质和方式。通常，需要重复讲解在初始评估中介绍的大部分信息（表4.2，第48页）。应该强调的是，治疗的结束和开始一样重要，因为正是在结束阶段才会制订措施，以尽量减少未来复发的风险（参见第12章）。因此，完成治疗是最重要的。

2. 实践的具体细节。还应告知患者治疗的次数、持续时间和频率。就治疗时间达成一致可能是有益的。我们会尽最大努力为患者投入治疗提供便利，比如在来回路程方

   > 治疗的结束和开始一样重要。

   面的困难，（在某些情况下）不希望别人知道他正在接受治疗。如果患者需要联系我们，我们会提供诊所的电话号码，反之，我们会留下患者的电话号码（最好是手机号码）和电子邮箱地址。

3. 治疗安排。让患者大致了解如何进行每次治疗是有帮助的。治疗师可能会说："在每次治疗开始的时候，我们会先回顾过去一周的情况，然后一起为本次治疗制定日程。"

4. 会谈中的体重测量。通常会预先提醒患者，从下一次会谈开始，测量体

重将成为治疗的重要组成部分。

　　我们经常被问到患者是否曾经拒绝测量体重。答案是偶尔患者会非常不情愿，但在"引人入胜"的初始治疗背景下，很好地解释了理由后（参见第78页），拒绝不是问题。然而，有时治疗师不得不非常坚持要求测量体重。经验是，如果在一开始治疗师就因为患者对测量体重的恐惧而妥协，那么，将很难在后续的治疗中再引入这一程序。这太不幸了，因为在我们看来，会谈中测量体重是CBT-E最有价值的元素之一。这一观点得到了患者的认同，许多人在治疗结束时说，定期在会谈中测量体重非常有帮助。对于极不愿意的患者，治疗师可以这样说："想要在不了解体重的情况下克服进食障碍，就好像将双手绑在背后，如果不能直面对体形及体重的担忧，就无法真正康复，而这需要你知道自己的体重。"

5. 灌输"主人翁"精神、热情和希望。需要传达以下观念：这是患者的治疗，不是治疗师的治疗。在整个治疗过程中，患者应该清楚发生了什么，为什么会发生。治疗师要告知患者，如果有什么不懂的，就应该提问。同样，如果不同意任何事情，也应该说出来。

　　虽然许多患者（根据经验，包括许多低体重的患者）渴望克服进食问题，并开始治疗，但最大限度地激发热情和希望依旧是重要的。做法之一是，让患者感觉到，治疗师对进食障碍有充分的了解，对患者的进食问题也有充分的了解。治疗师经常会遇到一些患者，他曾被告知永远不会康复。我们不觉得这样的说法有足够依据。不幸的是，这样的言论往往会成为自我应验的预测，因为它破坏了可能康复的任何希望。研究未能发现可靠的预后预测指标，多年来的临床经验也告诉我们没有任何可靠的预后预测指标。我们不断地为患者对治疗的反应（通常是有利的）感到惊讶。

6. 退出治疗。退出的问题值得讨论。例如，治疗师可能会说："很遗憾，有些患者可能会在治疗完成前就退出。他们会有各种理由，例如觉得做得不够好。以你对自己的了解，你觉得可能会中途退出吗？"

　　应该尽可能鼓励患者参与每一次治疗，让他知道最后三次会谈可能是最重要的，因为它们有助于防止复发。治疗师可以这样说："如果事情变得糟糕，你感觉不想来参加治疗，记住，这恰恰是最该来的时候。我们能从你面临的困难中学到很多。很多原本打算不来但最终还是出现的患者都表示，讨论他的问题对自己帮助很大，从中学到很多。"

7. 患者的问题和顾虑。如上所述，在整个治疗过程中，应该鼓励患者提出问题并表达担忧。以下是患者经常会提出的问题。

问题：我的病有严重到需要治疗吗？

治疗师应该这样回答："你的疾病持续了一段时间，并且影响生活了。你已经接受了详细的评估，X医生是十分有经验的，他认为这个治疗对你有帮助。记住，我们是进食障碍方面的专家，我们觉得你需要接受治疗。"

问题：如果治疗结束后我还是不好怎么办？

此时治疗师应解释，大多数患者在治疗结束时都会感觉明显改善，并认同不再需要进一步治疗。同时也要让患者了解，治疗结束后，很多患者还会持续改善。尽管如此，治疗师应承诺，如果患者真的需要进一步的治疗，会加以安排。最后，还可以告诉患者，过分担心治疗结局会干扰治疗的**进程**，最好聚焦于如何解决进食问题。

问题：你认为我会好起来吗？

治疗师应告诉患者，大多数人在治疗结束后都好起来了，没有理由不好。例如，治疗师可以这样说："以我对你和你的进食问题的了解，我认为没理由不好。对你来说，最好的做法是，全身心投入治疗，把它作为最重要的事，因为'投入越多，收获越大'。"

问题：我的体重会增加吗？

对显著低体重的患者（参见第11章）而言，体重增加就是明确的治疗目标，所以这不是个问题。而对于其他患者，治疗师应该说明，在治疗过程中，随着饮食习惯的改变，患者的体重也会发生变化，但是一般来说变化很小。治疗师应该继续强调，治疗的目标是克服进食问题，进而具备掌控饮食和体重的能力（至少跟其他人一样）。

问题：如果没有进食问题了，我会成为谁？进食障碍已经是我的一部分了，
　　　　如果病好了，我就再也找不到任何借口了。

对于长期患有进食障碍的患者而言，这样的问题并不罕见。对此进行回应的重点是，进食障碍妨碍了患者各方面的功能。没有进食障碍，患者会比设想的更有能力和作为。他的心境、人际功能和自尊都会显著改善。到那个时候，患者可能就不再需要以疾病为借口了。至于没有了进食障碍，患者不知道"会成为谁"，这种担心是有一定基础的，因为真实人格可能被进食问题所掩盖。面对这种担心，治疗师的立场是，用正性的方式重构问题。治疗师可以说，发现真实的自我将会是一件多么令人兴奋的、有趣的事，他应该很期待去探索这个问题。这个话题在低体重患者的章节中有更详细的讨论（参见第11章，第200页）。

建立实时自我监测

实时的自我监测，即对相关行为、想法、感受和事件的实时记录，需要在治疗起始就开始，并在第1次治疗中加以调整。它贯穿整个治疗，是治疗的核心。应该按照以下思路来解释。

> 自我监测是治疗的核心，它和参与治疗一样重要。

"自我监测是治疗的核心。这和参与治疗一样重要。它是成为自己的进食问题专家并最终克服它的工具。自我监测主要有两个目的：

1. 帮助确切的认知每天每时每刻正在发生什么。当你做事、思考和感受事物的时候，我们需要准确地知道当时你正在做什么，是怎么想的，感受是什么。我们需要知道这些细节，然后找出改变的方法，进而打断进食问题。因此，你要开始注意并记录身边发生的重要事情。实时自我监测就是为此而设计的，可以帮助你做记录。

2. 实时自我监测能够帮助改变。当在做一件事时就即刻意识到自己的行为、想法和感受时，我们就能发现自己是有选择的，自动思维和失控感能通

过注意、努力和练习改变，事后的反思帮不到你。

我需要提醒你，自我监测会有短期的负面影响。它会使你更陷入对进食问题的关注，但这只持续一周左右，且是值得的。"

请注意，上述说明强调了以下事实：实时自我监测的重点是要求记录想法、感受和行为，它是用来帮助改变的，因此不能将它等同于"饮食日记"，这会使自我监测的目标和作用出现偏差。

实时自我监测表格简便、易使用（图5.3；空白监测记录表也可在线获得，网址：www.credo-oxford.com/6.2.html）。困难的是实时记录，但这能帮助观察并调节自己的行为，因此值得去做。最开始时，实时自我监测主要着重于记录饮食习惯，随着治疗的进行以及不同患者发生的改变（如运动或饮酒），记录的具体内容也会随之发生变化。在描述如何进行自我监测时，我们的做法是回顾范例（为此目的而创建的），它在形式上与患者的饮食习惯大致匹配，并强调以下几点：

- 相关条目。
- 如何用简单的文字描述食物和饮料。
- 星号、括号、V和L的使用（表5.2）。
- 第6栏的用法：在此阶段，它只是用来记录影响饮食的事件，以及对饮食、体形和体重的担忧的日记。每次称重时，都应该在第6栏中记录体重。
- 详细程度：所有的进食和饮品都应该记录，并简单描述数量。不应称量食物或记录其热量（卡路里）。
- 记录不要求整齐，也不必担心错字或笔画问题。

另外，应该讨论记录的过程，包括如何在工作、休息或社交时记录。一般而言，实时记录是可以实现的。治疗师可以先自行体验，记录一周左右，这样就能同患者交流经验，并告诉他如何克服困难。我们常常讨论记录时可能碰到的羞耻或尴尬，患者也可能故意回避一些事情（尤其是暴食）。必须要让患者了解，为了使治疗获得最佳效果，必须对真实的表格进行分析，而不是删减过的。

应该询问患者对做记录有什么想法，并鼓励他提出任何担忧和问题。下面列出了最常见的问题以及建议的应对措施。

星期（ 四 ）　　　　　　　日期： 3 月 19 日

时间	摄入的食物和饮料	地点	★	V/L	情境和评论
7:30	一杯水	厨房			一天过去，感到口渴。
8:10	半个香蕉 黑咖啡	咖啡厅			今天一定要好好的，不要暴食！
11:45	熏火鸡小麦面包 低脂蛋黄酱 无糖可乐	咖啡厅			普通的午餐。
6:40 至 7:30	一块苹果派 1/2 加仑冰激凌 4 片吐司加花生酱 无糖可乐 葡萄干百吉饼 2 片吐司加花生酱 无糖可乐 罐中的花生酱 葡萄干百吉饼 士力架 无糖可乐（大杯）	厨房	★ ★ ★ ★ ★ ★ ★ ★	 V V	救命！我不停地吃，完全失控了。我恨我自己。 我真恶心。我为什么要这样做？一进门就开始了，我又毁了一天。
9:30	脱脂芝士蛋糕 无糖可乐	厨房			真的很孤独。感觉自己又胖又丑。我想放弃了。

图 5.3　监测记录（患者 A；第 2 次会谈）。

V＝呕吐。L＝滥用泻药。有关自我监测和表格中缩写的完整说明，参见表5.2。英文版空白监测记录可从www.guilford/CBTE-forms获取。简体中文翻译版空白监测记录可在线获取（详情请参阅目录后的说明）。

问题：我曾经这样做过，一点帮助都没有，为什么这次会有用？

以我们的经验，患者一般不太可能曾经真的确实做过这样的监测并同治疗师一起讨论。患者可能做过一些进食记录，但实时记录行为、想法及感受

表5.2	自我监测表使用说明

在治疗过程中，重要的是要记录下一切吃的或喝的，以及当时正在发生的事情。我们称之为"自我监测"。它的目的有两个：首先，它提供了关于你如何进食的详细情况，从而让你和治疗师注意到进食问题的确切性质；其次，通过让你更清楚地意识到正在做什么，自我监测可以帮助改变以前那些似乎是自动的、不受控制的行为。准确地"实时"监测是治疗的核心，它会帮助你改变

一开始，写下吃的每样东西可能会令人恼火和感到不便，但很快它就会成为习惯并显示出明显的价值。我们还没有遇到生活确实无法监测的人，把它当作一个挑战

查看监测记录范例，了解如何进行监测。每天都应该创建一个或多个新记录

- 第一栏用于记录进食的时间。第二栏记录吃或喝的东西的性质。不要记录热量，而要简单描述进食的东西。尽可能在吃喝过后马上记录，越及时越好；进食几个小时后再回忆是不起作用的，因为这对于改变当时的行为没有帮助。显然，如果要用这种方式记录，你需要随身携带监测表。如果记录乱七八糟，不整齐或有错别字，那都无关紧要。重要的是要记录下吃或喝的每样东西，越及时越好
- 用括号标出你认为是"正餐"的进食事件。不要对零食或其他进食事件做标记
- 第三栏应该注明进食行为发生的地点。如果是在家里，要具体到房间
- 星号（*）应放在第四列，在你认为超量的进食事件对应处加上星号。这是你的判断，不用管别人怎么想。重要的是记录下你在"暴食"期间吃的所有食物
- 第五栏用于记录催吐（标注"V"）、滥用泻药（标注"L"并注明服用的数量）或利尿剂（水剂）（标注"D"并注明服用的数量）的情况
- 最后一栏可以在治疗期间灵活使用。现阶段它作为日记使用，记录影响进食的事件和感受：例如，如果一场争论导致暴食或不吃东西，你应该记录下来。每次进食的时候，试着写简短的评论，记录下自己对所吃东西的想法和感受。也可以在这一栏记录其他重要的事件或情况，即使它对进食没有影响。这一栏还应该记录每次称重时的体重（以及你对此的想法）

每一次治疗都会详细检查近期的监测表，所以一定要记得把它带来

注：引自 Christopher G. Fairburn 主编，陈珏主译的《进食障碍的认知行为治疗》。英文版版权所有 © 2008 The Guilford press。简体中文翻译版版权所有 © 上海科学技术出版社有限公司。原表格可从 www.guilford.com/CBTE-forms 获取。

是 CBT-E 特有的，可以重申之前的监测的两个目的，同时对此加以解释。

问题：自我监测会使我满脑子都是进食问题，比现在更严重。

的确，开始时监测会使患者更关注进食，但这是有建设性和启发性的关注，能使患者意识到在进食时的行为、想法和感受。这是患者成为自己的进食问题专家并开始理解进食问题的开端。几周后这样的感受就会逐渐减少。

问题：我需要一直随身带着记录表吗？

简单地说，是的。在有些情况下这很困难，但不是不可能。例如，日常生活中，记录表可以塞进口袋或钱包里。实际上我们还没有遇到真的不能携带记录表的场合。

问题：我能用笔记本代替记录表吗？

不推荐这样做。多年的经验显示，特定的监测记录表更好用。记录表足够大，可以详细记录相关的行为、想法和感受，且能够灵活使用。笔记本等往往会限制获得信息的数量和质量。

问题：我和其他人在一起的时候，比如在餐厅或工作中，怎么记录？

治疗师应该要求患者列出可能的解决方案。在许多公共场合，患者可以找时机去洗手间做记录。如果患者进食时无法记录，则应在进食后尽快记录。

问题：能让别人看我的记录吗？

我们极力劝阻患者让别人看记录，因为这可能会影响记录的内容。记录应该是私人的（就像日记一样），应该被放在别人看不见的地方。

问题：我可能会想隐瞒一些事，毕竟它太让人尴尬了，不是吗？

这是一种常见的倾向（尤其对于神经性贪食患者）。即使患者没有提及，治疗师也应主动提出这个问题。对此的回应是：治疗的目标是帮助患者彻底克服进食问题，要达到目标，需要检查所有问题，而不仅仅是部分。治疗师甚至可以在恰当的时候告诉患者，自己看过无数记录，因此患者报告的任何事情都不会让人意外或惊讶。治疗师可以这么说："你写下的任何内容都不会让我意外或惊讶。我不是来评判你的，而是来帮你的。但除非你真正的坦诚布公，否则我没法很好地帮助你。不准确的记录会妨碍我提供帮助。因此你要精确地记录，不要遗漏，这至关重要。"

最后，我们需要给患者大概20页空白监测表以及填写说明（表5.2）。通常，患者最好立即开始记录，或者从第2天早上开始记录。

建立和保持准确实时记录的基础是，每一次都详细检查患者的记录，尤其是在开始做记录后的第一次会谈。我们的做法是，将记录按时间顺序放在大的活页文件夹中，这样就能在需要时找到并回顾相关内容。例如，对于那些难以觉察进步的患者，可以通过回顾既往记录突出发生的变化，回顾过去还有助于检查发作性行为事件（例如"残留暴食症状"，参见第10章）

确认家庭作业

"家庭作业"是CBT-E不可或缺的一部分，而患者的执行情况是改变的关键（或许值得注意的是，因为"家庭作业"的含义，可以不用这个词，以"下一步"取而代之，并提供关于"下一步"的表格，以便患者记下商定的任务）。在这一阶段，患者有两项作业。

　1. 开始实时记录。如上所述，最好立即开始或从第二天就开始。
　2. 复习范式图。在下一次会谈前，患者最好花15分钟左右的时间复习一下，看看什么是最相关的，有什么需要增加，又有什么需要删除。
让患者在"下一步"表格上写下同意做的作业是很有效的做法。

总结此次会谈，安排下次会谈

与后续的所有会谈一样，治疗师应该通过总结本次会谈内容、复述作业和预约下一次会谈来结束治疗。虽然通常认为让患者带头总结是很好的做法，但这可能是不现实和不恰当的，它可能会让患者焦虑，担心会"出错"或忘记。在我们看来，总结最好协作进行，这样可以避免患者感觉被置于困境中。目标是帮助患者记住治疗涉及的相关主题，并将其与建立范式和制订整体治疗计划相结合。通常情况下，最好通过预约一系列会谈来结束本次会谈。下一次见面需要安排在 3～4 天内。

会谈 1

与初始会谈一样，本次会谈的首要任务也是引导患者积极参与。治疗师应该尽最大努力培养患者的热情、希望和干劲，同时解决担忧、疑虑和悲观情绪。无论进食障碍的形式如何，除了积极参与，还有另外四个相似的优先事项。

- 开始在会谈过程中称重。
- 回顾自我监测表。
- 回顾范式。
- 对称重和体重进行健康教育。

本次会谈和之后的所有会谈一样，持续约 50 分钟，但本次会谈的结构是特殊的，因为需要特别详细地检查监测记录，以便之后患者能更高质量地记录。因此，本次会谈的结构如下（括号中是**大致**的时间分配）：

1. 开始会谈内的称重（5 分钟）。
2. 回顾自我监测表（10～15 分钟）。
3. 制订议程（3 分钟）。
4. 完成议程（20～25 分钟），包括：
   - 对待治疗的态度；
   - 范式及其含义；
   - 关于称重和体重的健康教育；
   - 其他内容。

5.确认家庭作业，总结本次会谈，安排下次会谈（3分钟）。

下面将依次介绍这几部分内容。

开始会谈内的称重

在会谈中称重有很多目的。第一，它提供了对患者的体重和正常体重进行健康教育的良好机会。第二，当患者的进食习惯发生改变后，他会对体重变化产生焦虑，称重能很好地让他知道每周的体重变化情况。第三，规律的称重能让治疗师更好地向患者解释量表评估数据，以免他错误地解读。第四，规律的称重能培养身体检查的习惯，我们称为"体重检查"。有些进食障碍患者会频繁称重，有时一天称好几次。其结果是，他开始关注每天的体重波动，而这些波动本来是可以被忽视的。另一些患者一边极为担心体重，一边回避知道具体的体重。一般说来，这些患者过去经常称重，但当发现频繁称重会让自己很反感时，就转而回避称重。然而，回避称重和频繁称重一样，都会导致患者无法用数据来证实或否定对体重的恐惧。

在会谈中称重从"合作的测量"开始。治疗师与患者共同参与称重①（患者穿着单衣并脱鞋）。对于普通患者，每周测量一次。低体重患者在每次访谈时均需要进行测量（参见第11章）。称重时，治疗师需要采用冷静和实事求是的方式，患者应尽量合作。在双方对测得的数字达成一致后，应以患者能理解的计量单位大声说出结果，以对抗患者对体重的回避。接着，治疗师和患者一起将数据绘制在事先准备好的个人体重图上。图5.4是我们使用的体重图格式。体重图会因为患者是低体重、正常体重或超重而稍有区别。在后续会谈开始时，治疗师可以与患者一起针对体重的变化进行分析。当然，在本次会谈时，由于数据不完整，我们还无法进行分析。

分析体重图比想象的复杂。在有足够的数据之前（往往需要几周），治疗师无法有效地分析。要让患者知道，单个读数都是有误差的，会随着当天的新陈代谢情况而改变。应关注**过去四周内**总体的体重变化，而不是最近的

> 单独的数值说明不了任何问题。

———————————————

① 我们支持医用体重秤，因为它坚固、准确且精度足够。建议避免使用提供读数的体重秤，因为其精确度强化了对体重微小变化的关注。

体重，否则患者往往只会在意最后的那个数字是多少。治疗师要不断向患者强调"单独的数值说明不了任何问题"。[①]为了帮助患者了解体重正在发生怎样的变化，治疗师应使用简单明了的标尺来显示体重变化的趋势。图5.5是两个体重变化示意图，虚线显示了潜在的趋势（即，虚线表示标尺的放置位置）。可见，变化趋势线并不一定要穿过最大读数。此时，有两个建议值得注意。第一，有时，将体重图旋转90°竖直摆放更能看出变化趋势。第二，如果患者对体重有固执的主观想法而不能做出客观分析时，将体重图标想象成别的东西（如几周内的雨量变化）会有帮助。

　　会谈中称重的重点之一在于，要求患者不要在其余时间称重；如果他还是测了，那么要求其将体重记录在图表中。如果家里有秤，把它放在看不见的地方是有帮助的（当然，患者应该把它放在看不见的地方）。

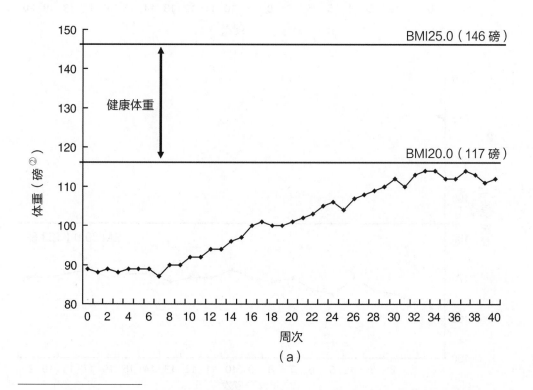

（a）

---

① 临床医生还应注意"单独的数值说明不了任何问题"的事实。有时，医生会遭遇主要的处理决策都基于量表上的某一数值的临床情景。例如，传统的行为体重恢复计划。同样要考虑的是行为实验，在实验中，体重变化是人们感兴趣的结果。

② 本书所有图片中，体重的单位均为磅，其与千克的换算关系为：1磅=0.453 6千克。——译者注

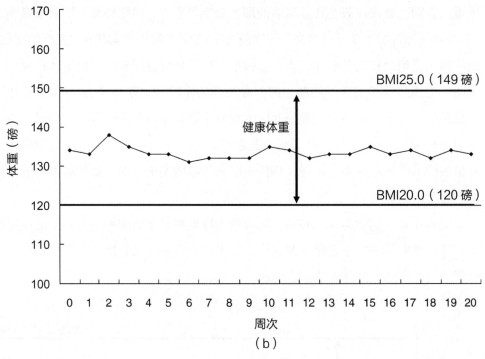

（b）

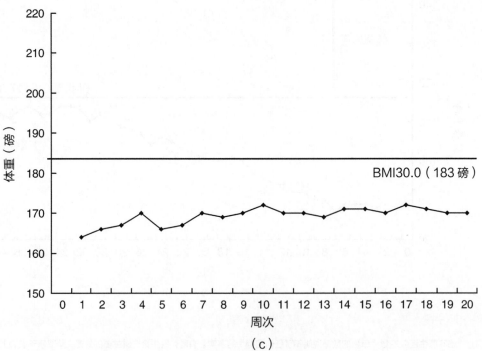

（c）

图5.4　低体重患者（a）、正常体重患者（b）和超重患者（c）的体重曲线图

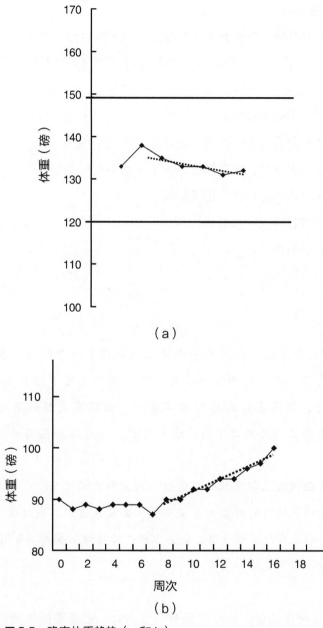

图 5.5 确定体重趋势（a 和 b）

回顾自我监测记录

如前所述，本次会谈的主要目的是建立并强化准确的实时自我监测，为此需要让患者带领治疗师对每天的监测记录进行细致的回顾。即使只翻阅 3 天的记录也可能需要 15 分钟。

在会谈 1 中回顾自我监测记录需要注意以下两方面。

1. 评估自我监测记录的质量。这包括对记录过程的关注。在此阶段，治疗师需要知道：

   - 患者认为记录得如何；
   - 患者对自我监测记录的态度（见下面的范例）；
   - 记录是否及时，即在饮食行为发生后多久记录；
   - 是否使用括号和星号正确记录；
   - 有没有忽视或夸大进食行为；
   - 是否遇到困难。

小片段

"今晚开始做记录，只一个晚上我就用了一整张纸。我想不能再这样下去了。当治疗师第一次提到要准确记录吃了什么（以及何时、何地）时，记得当时我感到非常害怕。但现在我想我会习惯的。以前我没有意识到还要写下自己喝了什么，这可能会很有趣。我喝很多热饮。

我已经明白立即记录的重要性。因为即使只过了一小会儿，我也不会费心去记录同样的内容，甚至可能不会留意它们。我对这一切感到有点尴尬：如果有时间想一想，我会重新选择措辞，或者不会写下来。"

最重要的是，即使记录有不足之处，也要赞扬患者为记录付出的努力。治疗师可以这样说："这是个很好的开始。我们能从中了解进食问题的许多方面，以及是什么让进食问题持续下去。现在我们要做的就是更好地记录，这样我们就能知道更多。因此我建议……。"

在极少数的情况下，患者没有做记录就来参加会谈 1。此时，治疗师应该表示困惑并与患者探索不做记录的原因。小技巧是治疗师可以承

担问题的部分责任，也许可以说"我可能
当时没有把做记录的理由解释清楚"或者
"我应该更清楚地解释为什么要做记录，我
们再来讨论一下"。接着，治疗师应指出存

> 记录是治疗不可或缺
> 的一部分。没有记
> 录，治疗不会成功。

在的问题。总之，要明确告诉患者记录是整个治疗的关键，如果不做好
记录治疗将无法顺利进行。我们尚未遇到坚持不开始做记录的患者。当
然，这不是说之后不会碰到问题，也不是说只要有记录就好了。治疗师
要时刻谨记：要记录，要准确记录，要实时记录。

2. 评估获得的有关患者进食习惯的信息。治疗师会想要知道这是典型的还
   是非典型的一天（如果是非典型的，那么特殊在哪里），也要就一些重要
   记录仔细询问患者。图5.6是自我监测记录的范例，表5.3列出了治疗
   师可能会问到的问题。

   在随后的治疗会谈中，尽管治疗师仍应间断询问记录的过程及准确
   性，但对记录的回顾应大部分集中在内容上。在后续治疗会谈中，回顾
   记录一般花10分钟就够了。治疗师在回顾时应避免对发现的问题进行解
   决，应该标记并列入治疗会谈的议程。

制订议题

在本次会谈和所有后续会谈中，治疗师应在回顾记录后与患者一起就本次会
谈的主要内容制订议题。原则上，每次会谈（最后一次会谈除外）的议题包括以
下四方面的内容。

1. 上次会谈布置的家庭作业。毫不夸张地说，如果下一次会谈不回顾家庭
   作业，患者是不会做作业的。如果作业相对简单，那么可以在回顾监测
   记录时进行；否则应列入议题。

2. 回顾记录时发现的重要事项。在对监测记录进行回顾时几乎总会发现需
   要在会谈中重点讨论的问题。

3. 患者想要讨论的事情。应始终邀请患者将想讨论的问题列入议题。在绝
   大多数情况下，它与治疗是相关的，因此适合讨论。但有时候也会无关

星期（ 四 ）   日期： 6 月 18 日

时间	摄入的食物和饮料	地点	★	V/L	情境和评论
6:30	黑咖啡 A	卧室			度过了一个不眠之夜。感觉胃不舒服。 B
11:45	黑咖啡	员工休息室			
2:15	1/2 罐无糖可乐 1 块奥利奥饼干	卧室		S	把饼干吐出来了，太好了！ C
6:15	1 杯蔬菜汁 1 个番茄 1 个苹果 1 个李子	卧室			
8:00	甘菊茶	卧室			感觉不错——没吃太多东西。
9:30	4 块奥利奥饼干 1 汤匙花生酱	卧室	★	V	我真讨厌自己！我为什么这么做？我觉得无法阻止自己。 D
10:00					500 个仰卧起坐，我得消耗掉那些奥利奥！
10:30				L	7 粒通便丸——我需要这个，我的肚子太大了。

图 5.6 自我监测记录（患者 B；会谈 2）

（例如，去哪里度假），此时，治疗师应该以体恤的方式指出这一点。

4. 基于治疗阶段的新主题。这部分由治疗师提出，并且是由患者的治疗进展和已达到的治疗程度所决定的。例如，治疗师可能会决定是时候进行身体检查了，因此会把该议题提上日程。

表 5.3	针对图 5.6 的自我监测记录，治疗师可能会提出的问题

A 部分

　　▨ 你没有吃早餐，对吗？

　　▨ 你从来不吃早餐吗？为什么？

B 部分

　　▨ "感觉胃不舒服"是什么意思？

C 部分

　　▨ 为什么在下午 2:15 吃奥利奥？

　　▨ 你知道你会把它吐出来吗？

　　▨ 如果不吐出来的话，你还会吃吗？

D 部分

　　▨ 你觉得自己为什么吃这些奥利奥和花生酱？有诱因吗？

　　▨ 什么时候意识到这会让自己难受？

　　▨ 你能接受吃多少奥利奥？

　　如果潜在的议题太多，治疗师应该确定优先顺序，并将其他议题留到下一次治疗。

完成议题

对治疗的态度

　　患者对治疗的态度各不相同。有的从一开始就很积极，并持续到结束；有的开始很抵触，但最后转变了；有的始终很抵触；还有的开始很积极，慢慢就没有了耐心。这些改变都很重要，都可能影响最后的治疗结局。有热情的患者能更好地投入治疗，完成家庭作业并取得良好的结果。对治疗有疑虑的人更可能敷衍作业，最终获得较少改变；这类人也有很大的概率会脱落。因此，治疗师应该始终注意患者对治疗的态度，并间断地对其进行正式评估，会谈1就是其中之一。

治疗师应询问患者对治疗的态度。以下问题需要被提及：

你对即将开始的治疗有什么想法？

有任何对治疗的担忧或顾虑需要谈谈吗？

同时也要询问参与治疗是否存在实际困难，包括来回的时间，最佳预约时间，是否有照料孩子的困难等。询问这些现实的问题可以显示出治疗师关心的是患者的整体获益，而不仅仅是进食障碍。这种广泛的关注有助于让患者参与治疗，也能让治疗师注意到可能使患者脱落的情况。

回顾疾病的维持范式

此次会谈的一项重要内容是复习疾病范式，征求患者对范式的意见并解决存在的问题。患者有时想要强调在他看来十分关键的部分（如因为打破进食规律而导致的暴食），有时也会加入新的临床特征或进程。总之，应该让患者知道疾病范式并非固定不变。可以这样说："这只是目前我们对你的进食问题原因的认识。随着认识的加深或者导致进食障碍的原因本身发生改变，我们可能会对它进行调整或直接做出修改。"治疗师还需要重申范式本身的实际意义，即它指出了在治疗中应该针对的目标。

对称重的健康教育

患者应该学习如何理解自己的体重。他们应该知道，**数值的变化**取决于很多因素，比如体内水分的变化，肠道内是否有排泄物，膀胱是否充盈，甚至月经周期，等等。频繁称重会导致过度关注数值的变化，产生误解，并引发许多患者不论体重多少都会限制进食。如果数值升高或不变，他会试图更努力地节食；如果体重下降了，节食行为就会被强化。这一过程可以通过以下方式解释：将体重绘制成曲线，并用垂直线在图中标记每次称重（图5.7）。治疗师先在图中找到一段（两条垂直线之间）明显的体重增加曲线，将其延伸，指出患者常会误解数字的变化，并以此作为体重增长或必须努力节食的证据（虚线1）。然后治疗师在图中找到一段水平的，没有表现出明显体重变化的线（虚线2），并指出这样的线往往会让试图减轻体重的患者认为体重没有任何的变化，从而需要更努力减肥。最后，治疗师找出一段体重减轻的曲线，向下延伸（虚线3），并指出患者往往会认为这是坚持节食的成果。总之，无论体重如何变化，患者总会得出需要节食的结论。会谈中称重会破坏这一重要的维持过程。

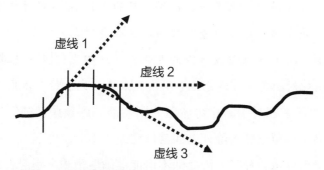

图 5.7　对体重波动的解释

关于体重、体重目标和治疗中体重变化的健康教育

还应该对患者进行体重和体重指数（BMI）的健康教育。强调的要点如下：

- 体重主要受生理因素控制，因此很难被长期影响。
- BMI是以身高校正的体重来衡量人体胖瘦的便捷方式，它是用体重（以千克为单位）除以身高的平方（以米为单位）计算得到的（即体重/身高^2）。

下面是有进食障碍病史的人或进食障碍患者的推荐BMI阈值（有关特定阈值的详细信息，参见表2.3）。治疗师可以调整不同类别的专业术语，以适应个体患者。

显著体重不足	17.5或以下
体重不足	17.6～18.9
低体重	19.0～19.9
健康体重	20.0～24.9
超重（略微）	25.0～29.9
肥胖（严重超重）	30.0或以上

上述阈值适用于年龄18～60岁所有性别的人，是基于健康风险划分的。对于体重指数低于20.0的患者，指出其年龄和性别人群的平均体重明显要比他高，是有帮助的。

建议患者接受大约6磅（或3千克）的体重范围，以允许体重自然波动，而不是一个确切的理想体重。治疗师可能会这样说：

"有一个确切的理想体重没有多大意义，因为体重秤上的读数不可能保持完全相同。这就像精确的脉搏（心率）。我们是活的有机体，就像脉搏会随着环境的变化而自然波动（例如，上了一段楼梯之后的变化），人的体重也是如此。与脉搏的类比进一步延伸：反复检查脉搏的人往往会对无关紧要的变化感到担忧。频繁称重也一样：它让人注意到体重的变化，而这些变化微不足道，也不重要。此外，想要体重绝对稳定不可避免地会引发失败感。完全稳定体重是不可能的。"

几乎所有的患者都对于治疗对体重的影响而感到焦虑。神经性贪食或非典型进食障碍患者（体重过低者除外）通常体重变化不大。然而，有些患者体重增加了，另一些患者体重减轻了，治疗师不可能准确地预测个别患者的变化。应该告诉患者，治疗目的之一是控制饮食，从而尽可能地控制体重。让患者推迟决定具体的目标体重范围，最好能推迟到接近治疗尾声，那时他的饮食习惯已经稳定了。在以后的治疗中，除了不要做饮食节制外［因为饮食节制会让人专注于食物和进食，并增加暴食风险（参见第9章，第153页）］，也建议患者不要设定目标体重（范围）。

确认家庭作业，总结此次会谈，安排下次会谈

一般情况下，在会谈1结束后，要布置两项家庭作业。

1. 改进自我监测表。

2. 抵制在家称重。

治疗师应该通过总结此次会谈内容、复述家庭作业并约定下一次会谈来结束此次治疗。下面是典型的会谈总结。

"让我们总结一下在这次会谈中所做的工作。我们从称重开始，然后详细查看了你的记录。你在控制饮食方面已经有了很好的开端。接着我们花了相当多的时间讨论自我监测应该是什么样子的。你告诉我一开始很难，但已经开始习惯了。是那么回事吗？这次会谈我们还做了什么？……（患者回应）是的，我们谈到了你对终于开始治疗有多高兴，以及你认为图表多么有帮助，你可以在监测记录中看到恶性循环。

我们讨论了你的体重以及健康体重应该是多少，并计算出了体重指数。我们认为，让问题持续下去的部分原因可能是称体重的频率，以及不管体重因何种原因而波动，你对每一次读数都过于重视。我们认为将称重控制在每周一次会有帮助，我们将在此期间这么做。

最后，我们达成一致，你要继续记录饮食摄入量，并尽量不在家里称重。"

推荐阅读

第 5～12 章的推荐阅读可以在第 12 章的结尾获取。

第 6 章

实现早期改变

最初数周的治疗至关重要，因为它对治疗结果有重大影响。让患者积极配合尤为关键，但这本身并非治疗目的：它只是作出改变的前提条件。本章及后续数章的关注点是在患者积极配合的前提下（上一章讲述为了让患者积极参与所使用的一般策略。第11章将详细讨论如何让高度矛盾的患者积极配合），使其作出改变所需的具体策略与程序。

实施第一阶段的其余部分

完成前一章所述第一阶段的前两次治疗后，多数患者应该：

- 较为配合治疗，对改变前景较为期待；
- 理解并接受暂定的范式；
- 逐渐适应实时记录；
- 接受每周称重以及其他相关要求。

本章将讲述第一阶段的剩余部分，即接下来的六次（每周两次）治疗（会谈2～会谈7）。

从会谈2开始，治疗就要遵守标准结构。每次会谈持续约50分钟，包含以下要素（括号中是对应的**大致**时间分配）：

1. 会谈中称重：合作称重，更新与解释体重图表（不超过5分钟；每周一次，即每周两次会谈中安排一次）。

2. 回顾最近一次的监测记录以及家庭作业（不超过10分钟）。

3. 合作制订会谈议题（3分钟）。

4. 完成会谈议题并就家庭作业达成一致（不超过30分钟）。

5. 总结会谈，确认家庭作业，安排下次会谈（3分钟）。

建议治疗师遵守上述结构，否则将难以实现预期结果。上述结构也有助于遵守时间要求。只有无法遵守结构或者不合适时（比如，患者正面临重大危机；参见第16章，第312页），才可以放弃上述结构。请注意，每次会谈开始时，治疗师需告知患者本次会谈的序号以及剩余会谈次数。这是为了确保患者（以及治疗师）充分认识到会谈时间的有限性。

不习惯这种方法的治疗师可能会认为CBT-E过于僵化、程式化。这一结论可能会导致治疗师误解CBT-E及其实施方法。这里我们要明确的是如何最好地安排各次治疗，保证效率和有效性，同时确定CBT-E的两个核心——会谈内称重和回顾记录——的最佳时间点。每次会谈的主要部分因患者而异，根据其精神病理状况、截至目前引入的策略和程序、迄今的进展而定。

第一阶段的其余会谈有三个新目标。

1. 就进食问题对患者进行教育（使用称为"指导性阅读"的程序）。

2. 建立规律饮食模式（也涉及饮食风格、清除、饱腹感、低体重与过度锻炼问题）。

3. 如果患者愿意且有助于治疗，可以让重要的他人参与进来。

通常会在会谈2中引入"指导性阅读"和"规律饮食"干预措施，并根据需要在第一阶段的后续治疗中实施其他干预措施。一般来说，在第一阶段接近尾声时才有可能让重要的他人参与会谈。

就进食问题对患者进行教育

关于进食和体重控制，迷雾重重。进食障碍患者往往阅读大量有关饮食和节食的科普文章、图书和网站，可能会建立一套并无科学依据的奇怪的知识体系。通常，他们对某些话题可能所知不多，比如呕吐和滥用泻药对热量吸收的影响。

为确保患者有可靠的信息来源，我们推荐其阅读面向普通大众的关于进食障碍的权威图书。我们通常会使用《战胜暴食的CBT-E方法》（Fairburn，1995），因为它提供了非体重不足患者（在治疗的这一阶段）所需的所有信息。该书很受患者欢迎（本书作者承认明显的利益冲突）。该书的另一个优点是它的认知行为取向与CBT-E相符。该书第一部分是纯理论科普性的。如果患者没有阅读问题，建议将第一部分读完。如果患者不太习惯阅读，治疗师应该让其关注特定章节（尤其是第1、4、5章），要求每周读一章。应注意的是，《战胜暴食的CBT-E方法》与所有进食障碍患者均相关，无论其是否属于暴食障碍，因为该书讨论的是普遍的进食障碍精神病理，不局限于暴食障碍。如果患者对该书的价值有所怀疑，认为自己并非暴食障碍，所以该书与自己无关，那么治疗师应该解释第一部分关于普遍的饮食问题，在任何情况下有饮食问题的人出现暴食障碍的风险都很高，并说明该书解释了背后的原因。

> 指导性阅读能够以高效、全面和个性化的方式教育患者。

表6.1给出了治疗师教育患者时应涵盖的主要话题。请注意，部分信息可能仅与某些患者子集相关。体重不足患者需要的其他信息参见第11章（第186页）。

表6.1	就进食障碍对患者进行教育时应涵盖的主题

患者的进食障碍及治疗

- 患者的进食障碍诊断
- 该疾病的患病率和主要特征
- 相关健康风险
- 不予治疗时的发展进程与预后
- 治疗的选择及其可能的影响

进食障碍的临床特征

1. 有关体形和体重的特征性极端顾虑

（续表）

- 极大甚至过度从体形、体重及对其的控制方面判断自我价值
- 维持这种极端顾虑的特征性次级"表达"
  - 反复检查体形、体重（包括与他人进行令自己不快的对比）
  - 身体回避
  - 感觉肥胖
  - 使生活的其他方面边缘化
- 驱动极端的体重控制行为（节食、自我诱导的呕吐等，见下文）
- 严重损害（比如痛苦，执着于体形、体重及其相关的想法，社交敏感，性关系存在困难）

2. 节食的特征性形式
- 苛刻的节食目标，有许多硬性规则
- 显著增加暴食障碍的风险
- 可能（也有可能没有）导致饮食不足和非常低的体重
- 严重危害（比如，对于和他人共同进食存在困难，对食物和进食忧心忡忡）

3. 暴食
- 不受控的发作性过度进食（临床医生倾向于将术语"发作性进食"的使用限定于吃异常大量的食物，但是许多"暴食"者实际并不吃那么多）
- 通常整体上令人生厌
- 通常会因打破节食规则或出现不良事件或负面情绪而被触发
- 严重危害（比如继发的羞愧与内疚，要求保密或找借口，费用昂贵）

4. 自我诱导的呕吐
- 为了补偿感知的或实际的过度进食，或者是更例行的体重控制形式
- 是相对无效的，吃掉的东西中约有一半无法吐出来
- 如果是补偿性的，则认为这种行为有效的信念维持了过度进食，因为对抗进一步过度进食的心理威慑会被削弱
- 不良生理影响，尤其是电解质紊乱（可能具有危险性，因为电解质紊乱可导致心律失常）、唾液腺增大、牙齿内表面牙釉质腐蚀
- 严重危害（比如继发的羞愧与内疚，要求保密或找借口）

5. 滥用泻药与利尿剂
- 为了补偿感知的或实际的过度进食，或者是更例行的体重控制形式
- 无效性：泻药对食物的吸收几乎没有影响，利尿剂则毫无影响

（续表）

- 如果是补偿性的，则认为这种行为有效的信念维持了过度进食，因为对抗进一步过度进食的心理威慑会被削弱
- 两者均通过引发脱水（以腹泻或排尿的形式损失液体）对体重产生短暂效应
- 不良生理影响，尤其是电解质紊乱
- 严重危害（比如继发的羞愧与内疚，要求保密或找借口，费用昂贵）

6. 过度锻炼
- 在感知的或实际的过度进食之后发生，或者是更例行的体重控制形式
- 是一种相对无效的体重控制方法
- 可能会被"驱动"，此时患者存在锻炼的强烈内驱力，锻炼优先于其他活动
- 如果体重严重不足或者存在骨质疏松或电解质紊乱，则会造成躯体危险
- 如果受到"驱动"，则具备危害性（比如，花费大量时间锻炼，社交中断）

7. 体重不足
参见第11章（尤其是表11.2）

注：引自Christopher G. Fairburn主编，陈珏主译的《进食障碍的认知行为治疗》。英文版版权所有 © 2008 The Guilford press。简体中文翻译版版权所有 © 上海科学技术出版社有限公司。原表格可从www.guilford.com/CBTE-forms获取。

　　实践中，我们会向患者提供该书，确保其在治疗对应的时间点阅读（一般会在第2周，有时也会提前）。我们要求患者在空白处批注，给特别适合自己的章节打勾，给不适合的章节画圈，给不理解或者想讨论的问题标记问号。我们要求患者在下次会谈时带上该书，以便治疗师（在会谈的主体部分）能够查看打勾、画圈和标记问号的章节。这样，治疗师能够获取有关患者精神病理的其他有用信息，并就患者的问题和担忧进行工作。指导性阅读能够以高效、全面和个性化的方式教育患者。开展这一步时，治疗师可以将书中提供的信息与患者的范式关联，并酌情对其进行改善。

建立"规律饮食"

无论何种进食障碍,"规律饮食"干预都是成功治疗的基础。这是"构建"其他改变所需的"地基"。对于暴食障碍患者,这种干预能够可靠且快速地降低暴食频率,将症状控制在"残留暴食障碍"范畴,而这种"残留暴食障碍"可作为第三阶段的焦点(参见第10章)。暴食频率的下降会对患者产生高度强化效应,通常伴随着情绪的显著改善(如果患者的情绪无改善,治疗师应该考虑是否有并存的临床抑郁症;参见第300 ~ 305页,了解如何在CBT-E背景下发现和治疗此种抑郁症)。研究人员尚未完全清楚暴食频率下降的原因,这可能是多种机制的共同结果。对于存在非结构化和混乱进食习惯的患者(比如,有持续零星进食的倾向,而非吃正常准备的饭菜或者零食),规律饮食可以让其建立结构性与控制感。对于存在高度饮食约束的患者,规律饮食可解决重要的节食类型——不经常进食或延迟进食。对于体重不足的患者,规律饮食先使正餐与零食有规律,后续可以加量。规律饮食似乎也有助于逆转体重不足患者的胃延迟排空,从而减少饱腹感倾向(参见第11章)。对于所有患者,规律饮食倾向于凸显可能使进食障碍维持的思想、信念和价值观。

> 无论何种进食障碍,"规律饮食"干预都是成功治疗的基础。

"规律饮食"大约在会谈2或会谈3时引入,这也是首次要求患者改变其饮食方式的时机。对这种干预措施,难以给出简单而标准化的实施理由;相反,我们发现可给出更具实用性的理由。比如,治疗师可以说:

"你的进食习惯该有所改变了。首先,只关注进食的时间,而不要考虑吃什么。研究发现,每天按时吃饭真的能帮到存在进食障碍的人。好好按时吃饭非常重要。这是产生所有其他改变的基础。"

规律饮食措施包括两个方面。

1. 患者应每天按计划吃三餐,外加两三次计划内的点心。典型的饮食模式如下：

· 早餐；

· 午餐；

· 下午点心；

· 晚餐；

· 晚间点心。

　　如果还有第三次点心（比如，对体重不足的患者；参见第11章），可以安排在上午（即早餐和午餐之间）。

2. 进食应仅限于三餐和上述点心。

鉴于建立规律饮食模式的重要性，下文给出了详细的指南。

■ 应该由患者选择在计划的正餐和点心时间吃什么。唯一的条件是正餐和点心之后不得发生呕吐、滥用泻药或其他任何形式的补偿行为。跟随发生清除行为的正餐和点心"不算数"。在现治疗环节，治疗师不应该给患者施压，要求其改变饮食内容，因为这有可能导致患者无法接受规律饮食模式。如果患者就饮食内容寻求建议，治疗师应告知当前的优先任务是进食模式而非进食内容。但是如果患者希望得到指导，治疗师可以建议饮食要多样化，尽可能控制需要避免的食物。治疗师要避免鼓励患者计算热量，尤其不鼓励保持热量总摄入量的倾向。

■ 治疗师应接受患者对何为"正餐"或"点心"的定义，前提是，这种定义不荒谬。当患者定义时，需要用通俗的方法（比如，饮料不算"食物"，但"汤"算）。

■ 正餐与点心的间隔时间最好不要超过4小时，不应该略过任何一次正餐或点心。如果患者略过某次正餐或点心，治疗师应指出，并强调这样做的不良后果（比如，增加后续过度进食或暴食的风险，对食物和进食更加忧心忡忡，更容易有饱腹感）。

■ 新的进食模式应该优先于其他活动，并与患者的情况或口味相适应。应根据患者的日常情况对进食模式加以调整。通常，工作日和休息日可能会有所不同。

■ 患者应该提前做计划。患者应该始终知道下次正餐或点心的时间点以及内容。为强调这一点，我们有时会说"如果突然给你打电话，你应该能说出下次进食的时间和内容"，但是我们也会表明不会这么做。每天早上（或者是前一天傍晚），患者应该在监测记录最顶端写下当天（或第二天）的计划。如果当天的安排不可预测，患者应该尽可能提前计划，确定何时统筹规划当天其余时间。治疗师应告知患者严密的规划有助于更好地控制饮食，在其他时间不会对食物感到忧虑。有时意料之外的事件可能导致计划发生变动。这时，患者应该修改计划并加以实施（最好采用书面形式）。

■ 患者应该根据时间并参照他人的行为来管理饮食，而不是凭借饥饿感或饱腹感。这是因为饥饿感或饱腹感几乎总会受到之前进食方式的影响。坚持规律饮食数月（无清除行为）后，患者会体验到正常的、有规律的饥饿感与饱腹感。但即使到那时，最好也不要用饥饿感和饱腹感来确定进食时间。西方社会，大多数人进食是因为到了吃饭时间（比如午餐时间），或者因为其他人都在吃东西了，而不是基于自己有多饿。

■ 患者的饥饿感和饱腹感不应该用于管理吃什么。相反，进食量不应该超过平均量。平均量可根据亲友的饮食习惯、食谱、食物包装上的说明等确定。

■ 特定形式的社交饮食需要特别仔细地规划。举例来说，如果可选的食物有限（比如在晚宴上）或者要参加会供应各种食物的活动（比如自助餐），治疗师应建议患者评估具体情况，抽出时间（可能是去洗手间）计划进食的内容以及方式，目标是要遵守规律饮食模式。在自助餐时，一旦吃完，必须赶紧远离餐具。治疗师需要事先警示患者：饮酒会损害遵守计划的能力，即便是最佳的计划也一样。

■ 两种迥然不同的策略可以用来帮助抵抗在计划的正餐和点心时间之外进食。第二种方法对多数患者而言很难，特别是在治疗的早期阶段。最好在一段时间的治疗后，当在正餐和点心时间之外，患者的进食冲动变得间断且不那么强烈时，再使用第二种方法。

（1）从事与进食不相容或者让进食不太可能发生的活动。这种策略最多只能运用 3～4 小时，因为那之后，进食的欲望很有可能已经削减，而且也应该到进食时间了。适合的活动包括打电话、访友、散步、锻炼、发送电子邮件、网上冲浪、泡澡或冲凉等。待在家中的患者（也许因为他有年幼的孩子要照顾）可以播放特定类型的音乐来抵制进食的欲望。有的音乐似乎能创造一种与暴食行为不相容的"氛围"，这是因为音乐能影响情绪，改变心态（参见第8章，了解有关心态以及如何管理心态的讨论），还可以渗透整个生活空间。

事先将可能的不相容活动列成清单有助于在面临进食欲望时，手头有大量可用的策略。这份清单可能包括涉及他人（比如亲密的朋友或伴侣）的活动。同样，患者应该提前规划，尝试预测可能发生困难的时间，并制订应对计划。

（2）关注进食的欲望，认识到这种欲望是暂时的，不必屈服于它。这样，患者就能学会从欲望中抽身，观察它，而非试图消除它。就像饱腹感一样（参见第104页），患者会发现这种欲望一般会在数小时内消失。"挺过"进食欲望，继而发现它会随着时间而消退的过程有时被称为"欲望冲浪"。

■ 饮食习惯混乱和饮食高度受限的患者可能需要逐步引入规律饮食。首先，这些患者应当关注一天中进食问题最少的时间段（通常是早上）；一旦掌控这个时间段，患者应当逐步扩展规律饮食模式，直到覆盖全天。这一过程可能需要数周。

帮助患者接受规律饮食模式的过程中，通常会遇到六种困难。

（1）患者感觉未能成功控制饮食后，会在当天其余时间放弃努力。患者有可能将很小的纰漏也视为"失败"，从而认为一整天都被毁了。这种反应是二分法（非黑即白）思维的典型表现：任何事情不是绝对成功就是彻底失败。治疗师应该就此对患者进行指导教育，强调规律饮食措施的符合度并不单一。为证明这一点，根据监测记录，治疗师和患者可以就每天的符合度进行打分（比如，从0到5分）。

（2）患者可能会说从未以这种方式进食，而且亲友也从未这样做过。治疗师应对此予以响应。虽然实际情况可能的确如此，但是接受规律饮食模式有助于克服进食问题，也是实现其他重要改变的基础。一旦克服了进食问题，患者就有权独立确定进食方式，但是这种进食方式也必须最符合其利益。从生理学角度出发，这也是健康的饮食方式。部分患者特别不愿意吃早餐，害怕在一天刚开始时就吃东西会让自己一整天都不停进食。规律饮食模式提供了检验、确认这种想法的机会。也有患者不愿意吃晚间点心，认为晚上吃东西会变胖。这时也需要进行教育：与体重调节关系重大的是一天消耗的总热量，而不是消耗热量的时间点。规律饮食模式同样提供了检验这种想法的机会。

（3）有的患者认为进食就会增重，所以不愿意吃正餐和点心。治疗师可以向患者保证这几乎不会发生，因为并未要求患者改变每天的进食量或者进食内容。同时，针对暴食障碍患者，治疗

> 我们使用"热量"而非"卡路里"，是因为前者不容易引起情绪反应。

师应该指出规律饮食会降低暴食频率，从而减少总的热量摄入（即使呕吐，患者也会吸收掉每次暴食所带来的大部分热量；见下文）（请注意，我们使用"热量"而非"卡路里"，是因为前者不容易引起患者的情绪反应）。尽管如此，患者依然常常会选择吃低热量的正餐和点心。治疗师对此不应该加以反对，因为当前阶段的焦点是进食时间，而非进食内容。

（4）普遍问题是，有的患者在吃了一点点食物后就会有饱腹感，这种感觉促使他在进食后呕吐或者服用泻药。饱腹感在体重不足的患者中尤为明显，可能是饮食不足导致胃排空延迟而造成的。治疗师应向患者保证饱腹感通常会在进食后一小时内消减，随着患者接受规律饮食模式，饱腹感会逐渐减弱。本章稍后部分会详细讨论饱腹感。

（5）有的患者从根本上反对做计划。这些患者往往更看重自发性和非预测性。不过，这种生活方式会加大克服进食障碍的难度，治疗师需

要对此加以解释。治疗师需要告知患者，在未来的20周内（即治疗期），保证饮食习惯的规律性和可预测性更符合长远利益，否则克服进食问题的可能性会下降。治疗结束后，患者总是可以回归自己喜欢的生活方式。

（6）有的患者反对从事分散注意力的活动。这些患者认为分散注意力只能推迟不可避免的暴食行为。事实并非如此。治疗师应该解释分散注意力是为了学会抵抗（在计划的正餐和零食之间的）进食欲望，每次这样做都是一种成功。它是"欲望冲浪"。还有一点值得指出：即使患者当天再次产生进食欲望，也不能抵消他上次克服欲望的成功。患者应该一小时一小时努力、一餐一餐努力，这样就可以建立稳定的饮食模式。

实施规律饮食模式是所有CBT-E治疗师需要掌握的技能。它要求治疗师能合理地传达干预措施的理由、具有说服力、处理反对和障碍、表扬所有进步迹象。表6.2概括了规律饮食。有的患者能马上接受整个模式，但其他患者可能需要至少3周。在或多或少成功接受之前，要取得治疗进展会比较困难。因此第一阶段以及部分第二阶段的会谈都会将"规律饮食"作为每次的主要议题。如果患者在第二阶段结束时依然无法完全接受规律饮食模式并且存在暴食障碍，那么可以添加"暴食分析"策略（参见第170页），以加强和扩展规律饮食模式。

表6.2	规律饮食的患者手册

规律饮食

饮食模式
- 早餐
- （上午点心）
- 午餐
- 下午点心

（续表）

■ 晚餐 ■ 晚间点心 **注意事项** 　　■ 在规定的正餐和点心时间进食，不要在两者之间进食 　　■ 不要跳过任何正餐或点心 　　■ 不要连续4小时以上不进食 　　■ 只要不在事后催吐或以泻药方式补偿，可以在正餐和点心时间吃喜欢的东西 　　■ 始终清楚下一次进食时间（以及大致的进食内容）

注：引自Christopher G. Fairburn主编，陈珏主译的《进食障碍的认知行为治疗》。英文版版权所有 © 2008 The Guilford press。简体中文翻译版版权所有 © 上海科学技术出版社有限公司。原表格可从www.credo-oxford.com/4.4.html获取。

解决患者的饮食风格

　　除非患者的"饮食风格"（即吃东西的方式）存在明显问题，否则无须干预。但是，有过度进食倾向的患者是例外，因为其饮食风格往往会助长过度进食的倾向。下面给出值得强调的几点意见。更多信息见Cooper、Fairburn和Hawker的研究成果（2003）。

　　■ 最好有固定的进食形式。正餐应有明确的开始和结束时间；若在家，患者只有在固定的地点坐下时才可吃东西。

　　■ 最好避免直接打开包装或者从锅里拿出来就吃。患者应该将准备要进食的部分拿出来，在吃之前，将其余部分拿走。这同时可以限制家里的诱惑性食物数量。

　　■ 最好不要在进食时做其他事情（比如看电视或读书），因为这会导致不经意的饮食过量。最好仔细品味正在吃的东西，这有利于引发满足感，降低后续过度进食的风险。

- 应避免多次零星进食。有的患者容易在正餐和零食之间或者在做饭时吃一点点食物。打破这种习惯的方法是在高风险时段嚼口香糖。体重不足患者也许会一天多进食几次（有时候会吃点别人的食物），但每次不会吃得太饱。这不失为一种假装尚未进食的方法。这种行为如果很严重，则需要加以应对。因为患者必须学会以正常的方式进食，接受他正在消耗食物、吃正餐和点心这一事实。

- 异常的进食速度可能需要纠正。暴食中经常发生的快速进食无须应对，因为我们的目标是消除暴食而非更改进食形式。但是，有的患者在暴食情境之外也吃得太快，这可能会导致饮食过量。针对这类患者，降低进食速度通常有助于控制进食量。治疗师应鼓励患者吃饭时计时，尝试每餐饭至少花15分钟。实现这一目标的方法有：每吃一口后就将餐具放下，吃第二口时再拿餐具；喝几口水；边聊天边进食；刻意与同席的其他人保持同样的进食速度。

部分体重不足的患者进食速度非常缓慢而且仪式化，如果问题严重到阻碍治疗进展，则需要应对，否则可以不予理会。因为随着体重恢复，这种现象就会逆转。如果需要加以解决，最好是在能够观察到患者进食的情况下处理（参见第15章）。但是，如果患者认同这是个问题，也可在门诊加以解决（比如，可以就吃东西的时间限制达成约定）。

解决清除

自我诱导的呕吐和滥用泻药与利尿剂（清除）可能有多种影响。如第2章所述，清除可能是对体重控制的"补偿性"或"非补偿性"行为。

- 补偿性清除：弥补感知的或实际发生的特定的过度进食发作，在且仅在过度进食发作后出现。清除行为如果是纯粹补偿性的，那么在治疗时无须加以应对，因为随着患者掌控进食，清除行为就会消减。

■ 非补偿性清除：是更加"例行"的体重控制行为，类似于节食。在这种情况下，清除与过量进食发作之间的关联不是很密切。这种清除行为一般需要加以解决。

无论是补偿性清除还是非补偿性清除，所有患者都需要接受有关清除及其影响的指导和教育。解决清除行为的重点见表6.1，（给患者的）详情可见《战胜暴食的CBT-E方法》。回顾患者的阅读情况时应强调这些重点。强调清除行为对于控制体重（和体形）"无效"尤其重要。即使呕吐也只能抵消一部分摄入的东西。针对清除，暴食患者计算每次暴食行为的总热量及可能摄入的热量的做法可能会有所帮助。计算热量可以让患者不那么执着于用呕吐对过量进食加以补偿。

对于采用非补偿性清除的患者（包括有意或无意的吐食），治疗师应强烈要求他做出停止这种行为的决定，因为这不利于建立和维持健康的进食习惯。治疗师应尝试帮助患者作出决定并坚持下去。对于在治疗接近结束时依然摆脱不了非补偿性清除（残留清除）的患者，这种决定和坚持尤为重要。如果清除是以滥用泻药或利尿剂的形式出现，间歇性作出清除行为的患者应能够一下子停止。针对频繁服用泻药或利尿剂的患者，治疗师应建议他制订并遵守"戒断计划"；计划实施期间，要逐渐减少用药（比如，每周在每次发作时或者每天服用的药量减半）。由于液体潴留，有的患者会出现一周左右的增重。治疗师需要提前将这一可能性告知患者，帮助他处理相关的水肿以及暂时的体重增加。当然，患者在此期间应停止摄入大量食物。用于帮助患者避免在计划的正餐和零食时间外进食的部分"规律饮食"策略，也可以帮助抵制清除行为。

清除行为对于有些（清除行为更难克服的）患者来说还有其他作用。通常到第二阶段清除行为就变得明显，在第三阶段就有必要针对清除行为（及其背后的机制）进行干预。清除行为的主要作用如下。

■ 避免饱腹感。有的患者为了避免饱腹感而呕吐（下一节将详细讨论）。

■ 排空胃或者让腹部变平。有的患者为了彻底排空胃而呕吐。当然，他搞错了，因为呕吐不可能完全排空胃。有的患者服用泻药，其部分目的是清空肠道，保证（躺下来时）腹部不突出。为此，患者通常需要诱导大量腹泻。治疗师需要让患者明白：滥用泻药对热量吸收几乎或者完全没有作用，因此也对体形没有真正的影响。换句话说，需要让患者明白通过暂时清空肠道从而使腹部扁平，与影响体形或"肥胖度"之间是有差别的。

■ 调节情绪。患者可能会发现呕吐有释放压力的效果，因此有助于应对紧张情绪（某种程度上，暴食也有类似的效果）。其中，部分患者存在"情绪不耐受"。帮助这类患者的策略见第10章。

■ 作为自我惩罚的形式。有些患者诱导腹泻是为了惩罚自己。通常这些患者的自尊程度很低，部分有临床抑郁症。治疗师需要对这些患者进行仔细评估。如果确认存在这种情况，要直接评估低自尊（参见第13章）或临床抑郁症（参见第16章）和进食障碍。

解决饱腹感

"饱腹感"是大量不同体验的标签。

许多进食障碍患者不喜欢饱腹感，将其视为吃得太多或者太胖的证据。所以，他要么限制进食以避免饱腹感，要么就在进食后呕吐。如果事实证明饱腹感或者患者对饱腹感的反应阻碍其克服进食问题，那么就需要解决饱腹感问题。

"饱腹感"是大量不同体验的标签，其中包括：

1. 身体内部感受（吃或喝太多的感觉，感觉胃里有大量食物或液体）；

2. 感觉吃得太多；

3. 感觉腹部太突出；

4. 感觉衣服很紧；

5. 感觉胖。

多种体验并存的现象很常见。

治疗师需要向患者解释，"饱腹感"是一个表达各种体验的术语，因此在感觉饱的时候准确地知道自身的体验才是关键。治疗师提出有关饱腹感的问题时，最好以一段时期内患者出现饱腹感时的实时记录（包括当时的情况和感觉）为补充。监测记录的右手列可以用于记录。

确认真实体验的性质后，治疗师应该按照以下方法直接应对患者的体验。

■ 身体内部感觉饱。这是一种常见的生理体验，不是过量饮食或增重的提示。目前或者近期体重不足的患者因为胃排空延迟，所以尤其容易有饱腹感（参见第11章）。如前所述，饱腹感与饥饿感都不应被用于指导进食，因为进食障碍患者的饱腹感和饥饿感容易紊乱。患者往往需要数月规律、健康的饮食才能有正常的饱腹感与饥饿感。同时，患者应该遵守"规律饮食"模式，挺过可能发生的短暂饱腹感。

■ 感觉吃得太多。这是一种认知现象，由患者对适合进食量的观点决定。判断患者进食标准严苛性的好方法是观察监测记录上的星号使用情况。治疗师往往需要就日常热量需求对患者加以指导教育。有的患者认为如果每天摄入的热量超过1 200～1 500千卡，就会增重、变胖。我们经常会遇到这样的患者。

■ 感觉腹部太突出。这种情况很常见，体重不足的患者尤其如此，自我审查行为会严重放大这种感觉（这种情况的绝佳示例：患者往往对自己的外形作出苛刻评价，绝不从同样的有利视角看待别人的外形；参见第137页和第216页）。腹部的明显突出会被以下因素夸大：特定衣物，摄入大量高纤维的膳食或大量含气饮料，经期（月经前可能更加糟糕）。讨论这种现象时应重点帮助患者避免将腹部突出的体验与吃得过多或者肥胖画上等号。常见可以帮助减少这种感觉的措施包括：选择低热量食物而非高纤维食物，限制含气饮料的摄入，控制自我审查行为，穿不会夸大突出腹部的衣物。治疗师也可以询问患者是否能观察其他人进食之后（比如，工作时看到有人刚吃过午饭回来）体形（即腹部）发生的变化。患者经常假定每个人都能看到他吃过饭之后突出的腹部，实际很有可能根本没人注意。

　　这一策略的教育方面与饮食方面应该与规律饮食模式结合在一起。更多有关体形方面的问题最好留到第三阶段处理，届时有关体形的顾虑将成为治疗的主要焦点（参见第8章）。

■ 感觉衣服很紧。解决这方面的体验需要让患者了解以下几点：吃过东西后体形自然会发生变化，而且这种变化是暂时的，并不是吃得过多或肥胖的指标；对这种通常并不为人注意的变化特别关注会产生哪些影响；在改变可能被认为过量的饮食习惯过程中（即在第一阶段介绍规律饮食模式和在第三阶段跟踪饮食的其他方面）避免穿过紧衣服有哪些潜在价值。有时，患者的衣服可能过小，这在恢复体重的患者中尤为明显。

■ 感觉胖。这种体验及其应对方法参见第8章的讨论（第140～143页）。这一话题最好留到第三阶段，但是部分教育点可以在此时完成，特别是**感觉**胖不应当等同于**就是**胖。

解决低体重

BMI在15.0～18.9的多数患者为了维持体重（即他的实际体重远低于正常体重）不得不限制进食。限制进食会让进食障碍难以消除，所以要强烈鼓励增重。第11章详细讨论如何帮助这类患者解决饮食不足的问题从而达到增重目标。通常，有必要延长治疗期。

解决过度锻炼

如第2章所述，过度锻炼在进食障碍患者中并不罕见。它最常见于体重不足的患者，因此是住院治疗过程中的特别问题，因为这期间患者不太容易自由锻炼。

过度锻炼有各种形式，包括：

■ 过度日常活动（比如，站着而不坐着，走路过多）；

■ 正常锻炼，但程度极端（比如每天去健身房三次）；

■ 异常锻炼（比如，做异常多的俯卧撑或者仰卧起坐）。

"驱动性运动"是过度锻炼的一种特殊形式。它的特点如下：

■ 有被驱动或被强迫去运动的主观感受；

■ 运动优先于其他活动（例如社交）；

■ 甚至会在可能造成身体伤害时运动（比如受伤后，严重体重不足有骨折风险时）。

与清除一样，过度锻炼也可按照功能加以分类。

■ 补偿性锻炼：将锻炼用作补偿感知的或实际的特定过度进食发作。治疗过程中，一般无须对这种类型的锻炼加以应对，因为过度进食得到控制，这种行为会减弱。有些患者根据进食情况调节锻炼，所以当他认为吃得过多，就会试图"燃烧"过多的热量。有些患者则相反，会在进食之前燃烧热量，以保持"信用"。这种行为称为"负债"。它的不太极端的情景是认为只有提前做过运动之后才能进食。

■ 非补偿性锻炼：锻炼更像"例行"的体重控制行为（类似节食），此时，进食与锻炼的关联不是很紧密。另外，锻炼可能发挥完全不同的作用，比如可能用于调节情绪（参见第 10 章）。

小片段

　　某患者面临与同事共进晚餐的可能。她想参加，但非常担心自己必须要吃很多东西。因此她计算了晚餐可能的热量，然后提前三天开始"燃烧"这些热量。

如果患者的锻炼看起来是过量的，那么应该使用监测表右手列来监测锻炼的形式和程度。接着，假定锻炼存在问题，治疗师应让患者明白这种锻炼的潜在不利影响。要强调的重点包括：过度锻炼占用了本可以用于其他更积极方式（比如，与其他人共事）的时间；过度锻炼可能会被视为一种有效的（其实相对无效）体重控制方式，从而鼓励过量进食；过度锻炼可能导致过度使用伤害。体重

不足的患者需要特别注意过度锻炼，因为他面临的骨折和不良心脏事件的风险更高。此外，锻炼可能干扰增重（参见第11章）。

> 在心理和生理上获得"良好外形"是CBT-E的组成部分。

除非锻炼有控制体重以外的其他目的，否则在CBT-E治疗过程中，锻炼量一般会下降，因为患者越来越不担心进食、外形和体重。当锻炼被用于调节情绪，尤其是紧张感和愤怒感时，则属于重要的例外情况。部分患者依赖锻炼来应对情绪问题，就像依赖清除行为来调节情绪一样。帮助这类患者的具体策略见第10章。

需要注意，CBT-E并不反对锻炼，即便针对体重不足的患者亦是如此。在心理和生理上获得"良好外形"是CBT-E的组成部分，但是患者在学习如何以不同且不太极端的方式锻炼方面需要获得帮助。例如，可以参加团体运动或者与朋友一起锻炼。社交可能是个问题，社交锻炼可促进社交，所以具有普遍好处，同时也是提供身体暴露的机会（参见第139页）。打断进食与锻炼之间的关联也很重要。治疗师很难帮助从事高水平竞技体育的患者，因为持续高强度训练倾向于助长进食障碍。治疗师有时有必要告知这类患者，如果想克服进食问题，就必须暂停锻炼。

让重要的他人参与治疗

CBT-E是一种适用于成人的个体化治疗方法，因此一般不涉及他人。但是，在实践中，如果让"重要的他人"参与有助于促进治疗，而且患者也愿意，我们会让他人参与。这样做的目的是创造让患者作出改变的最优环境。让他人参与治疗有两种具体情况。

1. 如果他人的参与有助于患者作出改变。
2. 如果他人的参与让患者更难作出改变；例如，他人对患者的外观或者饮食作出不良评价。

让他人参与治疗还有一层好处，就是消除隐秘性。许多进食障碍患者成功将问题保密数年，而这种隐秘性让他更容易继续发生特定行为（比如自我诱导的呕吐）。对这些患者，"公开"相当于破釜沉舟，再也没有回头路。这样做的好处是家人和朋友一般会支持而非批评患者，也可证明患者致力于作出改变，希望有个"全新的开始"。

通常，与他人共同开展的治疗持续45分钟，一般在例行个人治疗之后立即进行（也就是说，如果整个预约时长约95分钟，前50分钟只涉及患者和治疗师，后45分钟"重要的他人"加入治疗）。提前准备颇为重要，准备工作包括与患者讨论会谈的目标和形式，并约定每人要做什么工作。一般情况下，会谈包含以下方面。

- 治疗师进行简要介绍，说明会谈的目标。
- 患者解释治疗及其理由，以及自己正在尝试做什么。
- 倾听重要的他人的观点，回答他的提问，解决他的问题。例如，对于和患者共同生活的人，进食障碍精神病理的各个方面可能让他很头疼，包括进食不足、进食缓慢、单独进食、不愿意或拒绝在外面吃饭；伴侣遭遇的困难还包括部分患者不喜欢别人碰触或看到他的身体。所有这些问题都直接在治疗中加以解决。重要的他人提出的另一个常见困扰是患者反复（就他的饮食或外观）向他人寻求安慰。这可能令人非常有挫败感，可能导致争辩。在这些情况下，最好的策略是强迫症治疗中所用的，即向患者和重要的他人解释提供安慰并不符合患者的利益，因为安慰只能带来短暂的解脱，所以最好拒绝提供安慰或者仅安慰一次。这样，尽管对患者而言最初很困难，但他对安慰的需求会逐渐降低，会很快产生解脱感。
- 讨论重要的他人如何为患者提供实际帮助，例如：
  - 响应患者的求助，比如患者难以战胜在计划的正餐与零食之间进食的欲望时。
  - 帮助体重不足的患者选择进食内容和量，逐渐让患者自己做决定。

我们针对约四分之三的患者，开展了让重要的他人参与的治疗环节。有时，针对体重不足的患者，安排这类治疗的次数更多（参见第11章）。与进食障碍无关的话题一般不会在会谈中加以解决。如果是青春期患者，让他人介入治疗的意义更大（参见第14章和第15章）。

进入第二阶段

在第7次会谈结束时，治疗师应提醒患者接下来要每周预约一次，下一次治疗将主要进行全面分析，目的是详细评估迄今为止取得的进展。

推荐阅读

第5～12章的推荐阅读见第12章结束处。

第 7 章

评估和设计余下的治疗

本章涉及治疗的第二阶段。这是一个过渡阶段，包括 1～2 次会谈。它有五个目标。

1. 共同回顾治疗的进展情况。

2. 识别改变中出现的障碍。

3. 回顾疾病的维持范式。

4. 决定是否使用 CBT-E 的扩大版本。

5. 设计第三阶段的治疗。

同时，治疗师继续实施第一阶段介绍的策略。现在每周安排一次会谈。

共同回顾治疗的进展情况

如前所述，强有力的证据表明，对于各种精神疾病，包括神经性贪食和暴食障碍，治疗前几周的变化幅度是预测治疗结果的有力指标。因此，治疗初始阶段的良好实施是至关重要的。这一发现还表明，如果进展是有限的，需要尽早认识到这一点并寻找原因，以便对治疗进行调整，以克服任何阻碍改变的障碍。在治疗早期对进展进行正式回顾可以实现这一目标。

> 如果进展是有限的，需要尽早认识到这一点并寻找原因，以便对治疗进行调整。

最好是和患者一起系统地进行回顾，让患者再做一次治疗开始时的量表，包括EDE-Q，CIA和一般精神病学特征量表。这样，患者和治疗师就可以客观地评估变化的性质和程度。

一般来说，患者对病情进展的看法都过于负面。因此，治疗师帮助患者对什么改变了和什么还没有改变做出中肯的评估是很重要的。一般来说，暴食和补偿性清除行为的频率会有所降低，进食模式会得到改善。然而，对体形的关注不会改变（很大程度上是因为问题还没有得到解决）。回顾的目的是确定仍然存在的问题和需要解决的问题，同时强调已经发生的变化。与患者讨论到目前为止是什么帮助了他，这也是有益的。这往往会加强已经使用的治疗策略。此外，这也是表扬患者并将改变归功于他的好机会。

> 导致进展不如预期的一个重要的、有时被忽视的原因是临床抑郁症的存在。

导致进展不如预期的一个重要的有时被忽视的原因是临床抑郁症的存在。理想情况下，这种抑郁应该在治疗开始前被发现和治疗；但不可避免的是，会有漏网之鱼，也会有新发生的。第16章（第300页）讲述了提示存在临床抑郁症的特征。治疗中的警示信号是患者态度的改变，典型特征是自我批评增加，热情和动力降低，对家庭作业的遵从性降低（例如，自我监测的质量下降）。如果得出结论同时存在临床抑郁症，我们会用抗抑郁药物治疗（遵循第302页的指南），在此期间提供抑郁症导向的支持性治疗，并通常会暂停CBT-E，直到抑郁好转。一旦抑郁症状得到解决，就重新启动CBT-E，并在第一节治疗中调整患者使之跟上之前的进度。此外，我们可能会延长治疗，以补偿抑郁症的干扰效应。

识别改变的障碍

第二阶段的第二部分是识别改变的障碍。这包括评估患者对治疗的态度和使用各种治疗策略的情况。这应该公开进行，治疗师通过类似以下的话来介绍这个议题：

　　"这将是一个很好的时机，不仅回顾进展，也回顾你对治疗的感受。你对我们的工作和进展满意吗？有什么问题要问吗？"

"我们还应该回顾你能够在多大程度上利用治疗来达成商定好的改变。我有一张表，列出了到目前为止治疗的各种要素。让我们讨论一下，看看进展如何。"

然后治疗师和患者一起逐一检查表中列出的各项要素（表7.1）。

表 7.1	第一阶段的要素

治疗要素	治疗进展情况		
	不好	还不错	很好
参加会谈			
准时			
记录（监测）			
不在家称重			
阅读《战胜暴食的 CBT-E 方法》			
规律地吃正餐和点心			
在正餐和点心之外不吃东西			
将治疗放在优先的位置			
其他要素			

如果发现参与或使用特定策略方面的问题，治疗师需要探究根源。问题有两个方面：进食障碍本身和其他更普遍的障碍。关于前者，尽管尽了最大的努力，维持进食障碍的机制可能仍足以阻止患者作出他所同意的改变。例如，许多患者在规律吃正餐和点心的同时继续暴食。通常，这可以部分归因于还未得到正式解决的进食限制，部分归因于情绪和外部事件的影响。同样，由于担心体重增加，一些患者可能仍然在家里称重，体重过低的患者可能还没有决定要恢复体重（参见第11章）。最好参照患者的疾病范式来回顾改变的障碍。

其他普遍的改变的障碍包括以下内容。

1. 对改变感到害怕（例如，担心不再有失败的借口或者不再"特别"）。

第5章（第71页）和第11章（第200页）讨论了解决这种害怕的

方法。尤其是第11章，因为它详细讨论了增加低体重患者动机的方法，这是非常出名的矛盾群体。该章描述的策略和程序可能适用于其他有矛盾心理的患者。

2. 一贯以来对改变的阻力（例如，刻板、僵化）。

此时，需要探索阻力的来源。它源于对改变后果的恐惧，还是存在对任何形式改变的普遍抵触？如果是前者，那就需要探索和解决这种恐惧。如果是后者，也可能是由于低体重（参见第11章）或临床完美主义（参见第13章）对心理产生的影响。

3. 存在竞争性的职责（如工作压力、子女需求）。

此时，需要强调治疗优先的重要性。对改变的利弊进行正式的评估，采用两个时间框架通常是有帮助的（参见第11章）。

4. 外部事件和人际困难。

生活中的重大事件总是会扰乱前进的步伐。第16章将讨论治疗过程中发生生活危机时的处理。扩大版本的CBT-E解决了人际困难，因此可能适用于这类患者（参见第13章）。

5. 缺乏计划性。

如果是这种情况，那么就需要重新强调计划的重要性（参见第6章），治疗师需要帮助患者变得更有条理。

6. 临床抑郁症。

如上所述，同时有临床抑郁症的患者，由于积极性和乐观情绪的降低，往往进展有限。如果怀疑有临床抑郁症，需要进行全面评估，并在必要时治疗抑郁症（参见第16章）。

7. 核心低自尊。

极度低自尊的患者往往不相信自己有能力做出改变，也不认为自己值得治疗（这些特征也可能出现在临床抑郁症患者身上）。扩大版本的CBT-E可以解决核心低自尊的问题（参见第13章）。

8. 临床完美主义。

临床完美主义患者将极端标准应用到他所重视的生活的各个方面。如果他有进食障碍，他会对饮食、体重和外表采用高标准。这使得改变变得特别困难。他还将标准应用于治疗本身，这往往使问题复杂化，进展缓慢。扩大版本的 CBT-E 可以解决临床完美主义（参见第 13 章）。

9. 物质滥用。

　　如前所述（参见第 4 章），持续性物质滥用会损害患者利用治疗的能力。如果这被证实是改变的障碍，那么需要单独解决这个问题，并在此期间暂停或放弃 CBT-E。间歇性物质滥用常常可以在 CBT-E 的背景下得到解决。

10. 对 CBT 的厌恶。

　　根据经验，这不常见。偶尔，接受过大量其他形式治疗（例如精神动力性心理治疗或基于成瘾模型的治疗）的患者在适应不同的基本原理和治疗模式方面存在困难。正如第 4 章所指出的，此时，我们要求患者尽量放下怀疑，简单地接受这是一项循证支持的治疗，只要投入治疗，就有很大可能得到帮助。

11. 治疗师执行不力。

　　尽可能避免这种情况。我们每周以"封闭"小组的形式召开同辈督导（即仅限于治疗师）。这种安排是为了提供可以自由和详细地讨论临床工作的环境。此外，还可以听彼此治疗过程的精选录音。通过这种方式，我们努力将治疗的实施水平维持在高水准上。如第 1 章所述，我们建议所有的 CBT-E 治疗师寻求培训和持续的同辈督导。

回顾疾病的维持范式

重要的是要根据在第一阶段学到的内容以及在回顾进展和改变的障碍期间发现的问题来回顾范式。通常不需要修改范式，但有时会发现一些在最初创建范式时，在初始评估中并不明显的问题和过程。例如，可能发现非补偿性清除行为是一个比之前认为的更严重的问题。如果是这种情况，需要修改范式。

决定是否使用扩大版本CBT-E

是否使用扩大版本CBT-E是一个重要的决定，因为它从这一刻开始就决定了治疗的形式和内容。它也可能对患者的治疗结果产生影响，无论是好是坏。第13章详细说明了作出决定的依据。可以说CBT-E的默认形式是聚焦版本。对于大多数患者来说，它比扩大版本更有效，而且更容易实现。以下五章（第8～12章）讲述如何实施聚焦版本，第13章讲述何时以及如何使用扩大版本。

设计第三阶段治疗

第三阶段是治疗的主体，在此期，治疗师处理维持进食障碍的关键机制，同时继续实施第一阶段介绍的策略和程序。因此，回到纸牌屋的类比（参见第59页），正是在此期，支持进食障碍核心结构的卡牌被识别和移除。如何做到这一点是因人而异的。

六种主要的维持进食障碍的机制

在维持进食障碍方面有多种机制存在，但大体上可分为以下六种。

1. 对体形和体重的过度评价。

2. 对控制进食的过度评价。

3. 饮食节制。

4. 饮食限制。

5. 低体重。

6. 事件或情绪触发的进食改变。

　　这六种机制在不同的个体中往往存在很大的差别。对一些患者，如许多暴食障碍患者，相对较少的维持机制起作用；而对另一些患者，如神经性厌食的暴食 / 清除型，情况正好相反。

对体形和体重的过度评价

　　大多数患有进食障碍的成人都有对体形和体重过度评价的特征，即所谓的"核心精神病理"（参见第 2 章和第 8 章）。这在初始评估时会被评估到，并且在患者的维持范式中占据核心位置。它很可能在第一阶段被证实是改变的障碍。

对控制进食的过度评价

　　对于某些患者，其希望控制的并不是体形与体重，而是自己的进食行为（参见第 9 章）。当然，两者可能共存。这类患者往往特别关注饮食的细节（例如，确切的热量摄入量、食物的选择和进食时间），表现出相对较少的身体检查、身体回避或感到肥胖。这在年轻患者中最为常见，尤其是病史较短的患者。这也见于非西方病例。

饮食节制

　　饮食节制是指尝试限制饮食，如第 2 章所述，这可能会导致实际生理意义上的进食不足（进食限制），也可能并不会。在大多数进食障碍患者中，存在由多种极端饮食规则组成的特殊僵化的饮食节制形式。虽然饮食节制本质上几乎总是由对体形和体重的过度评价或对控制进食的过度评价维持，但通常需要对其本身进行处理。

进食限制

　　进食限制是指真正在生理意义上的进食不足，它会导致体重减轻或持续过度低体重。如果存在两者中任何一种情况，进食限制就需要被解决（参见第 11 章）。

低体重

并没有适合所有病例的用于定义体重不足的单一 BMI 阈值。但此前给出的阈值（参见第19页）具有临床意义，在实践中有良好的应用。具体如下：

显著低体重	BMI 17.5或以下
体重不足	BMI 17.6～18.9
低体重	BMI 19.0～19.9

当BMI低于19.0时，大多数人都会经历一些体重过低带来的身体和心理上的不良影响。而在西方社会中，很少有人（除了一些亚裔）可以在不主动限制进食的情况下将BMI保持在这个水平。当BMI为17.5或更低时，人们会出现明显的生理和心理不良影响（参见第11章）。

事件或情绪触发的进食改变

对于某些患者，进食障碍似乎是自发的且不受外界事件和环境的影响。但更多的情况是，事件、环境和情绪会影响饮食。

当进食障碍是极度反应性的，因为其似乎对外部事件或情绪特别敏感，可能其某些特征正在起到帮助应对不良想法和感觉的作用。暴食、呕吐或锻炼通常都为了这个目的而服务。

选择要处理的机制以及处理顺序

为了设计第三阶段治疗，治疗师需要考虑维持机制的相对比重。然后，需要确定处理的顺序。以下是一些帮助治疗师做出决定的指导方针。

- 针对体重过低的患者，处理体重问题是最重要的，因为体重过低对身体有害，而饥饿的心理社会后果会强有力地维持进食障碍。低体重患者的治疗在第11章中有描述。
- 如果存在对体形或体重，或对控制进食的过度评价，那么最好通过着手解决该问题来开启第三阶段。因为这是最困难、最耗时的需要得到解决的机制之一（参见第8章和第9章）。
- 对于体重正常的患者，可以同时处理饮食节制和进食限制（参见第9章和第11章）。最好是在开始处理"过度评价"机制后的一两周开始。对于低体重患者，限制进食是在解决低体重问题的过程中处理的。

■ 针对明显对外部事件和情绪敏感的进食障碍患者，最好在开始处理饮食节制（假设存在饮食节制）一两周后再着手处理这一问题。另一方面，如果这一问题特别突出（例如，有频繁的事件或情绪触发的暴食发作），最好逆转这一顺序。

因此，第三阶段的计划是由疾病范式和这些准则决定的。然而，计划不应该是死板的，可能需要根据环境和进食障碍形式的变化进行调整。在整个过程中，治疗师应努力保持第一阶段建立起来的治疗势头。

推荐阅读

第 5 ～ 12 章的推荐阅读可以在第 12 章的末尾找到。

第 8 章

关注体形、体形检查、感觉胖及心态问题

进食障碍的大多数其他特征均继发于这一精神病理。

大多数进食障碍患者有着独特的"核心精神病理",即过度评价体形、体重和对它们的控制。换句话说,对自我价值的判断很大程度甚至完全取决于体形、体重及是否有控制它们的能力。正如第2章所述,进食障碍的大多数其他特征均继发于这一精神病理及其后果(如饮食不足导致低体重,僵化而极端的饮食节制导致暴食)。正因如此,在大多数患者的表现中,核心精神病理占据了中心位置,也是治疗的主要目标。临床经验和研究证据均表明,如果不能成功地解决这一问题,患者将有相当大的复发风险。

本章讲述对体形和体重担忧的解决策略和程序。这部分治疗需要时间,改变也是循序渐进的。因此,在设计第三阶段时,最好能确保这一部分尽早开始。它主要有六部分。

1. 识别过度评价及其后果。

2. 提高其他邻域在自我评价中的比重。

3. 处理体形检查或回避,称重及回避已在第一阶段中处理。

4. 处理"感觉肥胖"。

5. 探索过度自我评价的起源。

6. 学习控制进食障碍的心态。

一般来说,前四部分将会按顺序尽早开展,因为需要时间来逐渐产生影响。后两部分最好留到第三阶段快结束时开展。一旦开始处理核心精神病理问题,它就应该持久存在于治疗议程中。

识别过度评价及其后果

治疗的起点是就自我评价这一相当复杂而抽象的话题对患者进行宣教，随后治疗师要帮助患者识别其自身特定的自我评价模式，最后讨论这一模式的意义并制定解决问题的方案。

由于治疗师往往不确定如何开始关于自我评价的主题，我们将在下面做演示。

治疗师： 我们之前已经决定了今天将聚焦你对体形和外貌的忧虑。我想先回到为什么要这么做。再回头看看这张图表，它展示了我们认为的导致你进食障碍的原因（治疗师谈及患者的范式）。你会发现对体形和体重的担忧占据了中心位置。显然，除了进食问题，我们还需要关注这些。因为它似乎是维持进食障碍的重要因素，而且真的会使你很担心。

患者： 是的，我最担心的是我的体形。这真的很困扰……事实上，我总是担心着体形……以及它很糟糕这一事实，我讨厌它！

治疗师： 首先，我们要谈谈评价或评判自己的方式——这可能是大多数人从来都没有考虑过的问题。每个人都有评价自己的方式和方法。如果在看重的领域达到了自己的标准，我们就会自我感觉良好。但如果没有达到，我们就会感觉很糟糕。通常人们会根据各种不同的事情来评判自己。例如，与他人的关系常常是重要的部分……比如跟父母的关系怎样（以及孩子，如果有孩子的话），跟朋友的关系怎样。其他重要的部分包括在工作或兴趣爱好上表现如何…比如运动、唱歌、音乐、烹饪，等等。外貌也可能是重要的。如果一个人在生活的不同方面都很顺利，他会感觉良好，如果不是，他就会感觉很糟糕。所以，感觉糟糕其实是提示某个生活领域是否重要的最佳线索。换句话说，当一个人在生活的某个方面不顺利时就感觉非

常糟，那么这也强烈地表明这个方面对于他的自我评价非常重要，
是吗？

患者： 是的，我想是的。例如，我的长相就让我感觉很糟糕，我都不想出
门了。

治疗师： 没错，因此，这表明体形或外貌对于你如何看待或评价自己非常重
要。呈现这一切的好方法是画饼图，用不同的切片代表生活的不同
方面。切片都是你认为对于自我评价重要的部分，越大就代表这部
分越重要。现在让我们试着画出饼图。首先要做的是列出自我评价
中你认为重要的部分，它们是什么？

之后，治疗师开始帮助患者列出对自我评价重要的方面。有时还有必要帮助
他区分他认为"重要"而实际上却并不影响他看待自己的方式的事（可能因为很
多其他人认为重要，例如工作）和真正对自我评价有重要影响的事情。如果患者
觉得这很困难，那么治疗师可以提供典型的例子，比如："有些人通过夫妻关系
的质量、在工作中努力获取的成就、音乐造诣、外表等来评判自己"。绝大多数
情况下，列表中会包含体形（即外表）、体重及控制它们的能力。但是，正如前
面提到的，在少数情况下，也会包含对控制饮食本身的过度评价，而不是控制体
形或体重。如果患者在列表中没有提到体形、体重或控制饮食，治疗师应该提一
下，或许可以这样说："你的外表、体形、体重或控制饮食呢？它们重要吗？我们
应该囊括这些吗？"

在完成列表后，治疗师应继续与患者一同探索自我评价的不同部分的重要
性。最好的依据是当某一部分做得不好时，患者对此产生反应的程度（强度及持
续时间）。据此可以对各个部分进行排序。治疗师应确保列表内容是患者真正的
自我评价的依据，而不是感觉应该如何评价自己。如果患者看起来犹豫不决，治
疗师可以补充："大多数有进食问题的人对自我评价的方式都不满意，但重要的
是能准确地描述它，这样才能理解它和它产生的影响。"最后，治疗师和患者一
起画出初步的饼图，饼图中每一切片的大小代表了患者的自我评价中该部分的相
对重要性。图8.1是具有代表性的饼图，进食障碍患者通常被一个大的饼片所
主导，它代表着过度评价体形、体重及控制它们的能力。这与没有进食障碍的健
康年轻人的饼图很不一样的（图8.2）。最后，治疗师应询问患者对饼图的看法。

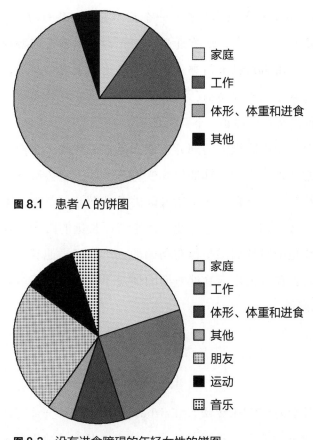

图 8.1　患者 A 的饼图

家庭
工作
体形、体重和进食
其他

家庭
工作
体形、体重和进食
其他
朋友
运动
音乐

图 8.2　没有进食障碍的年轻女性的饼图

许多患者会因对体形及体重的重视而感到尴尬或羞愧。治疗师应给予宽慰，这种过度评价是进食障碍患者的典型表现，也是可以改变的。

家庭作业是让患者回顾饼图，并想想它是否反映了自己的日常态度和行为的真实状况。为此，不时重新绘制饼图（在每天的监测记录的背面）很有帮助。在下一次治疗时，应该进一步讨论饼图，并根据需要调整饼图。扩大表示体形和体重重要性的饼片很常见。

接下来，请患者思考自己的自我评价方案（如饼图所示）的影响及存在的问题。这一讨论应引导识别过度评价体形、体重以及对它们的控制所致的主要不良后果。

1. 饼图中有一个占比很大的部分是"有风险的"。针对这种情况，治疗师可以这样说：

"这就像把所有的鸡蛋放在一个篮子里。如果一切顺利，那当然没问题。但是如果不顺利，就有麻烦了。我们可以看看那些顶尖运动员，他的饼图中也有占比很大的部分，那就是运动表现。如果，他因意外不能再参加比赛了，比如伤病，他往往很难适应环境的变化，因为他所有的自我评价'鸡蛋'都在一个篮子里。"

2. 饼图中有一个占比很大的部分会让人越来越狭隘。这种饼图会导致生活中其他方面被边缘化，其他事都变得不重要，它会诱导人只从这一个角度去看待生活。兴趣、才能和人际关系就都会被忽视，生活就只剩下控制体形、体重和进食。鉴于此，让患者以长远的眼光来看待有这样一片占主导地位的饼片后果是很有帮助的。可以问当他老了，想要在哪方面有所成就？在损害生活其他方面的情况下，只得到平坦的小腹可能不会是他想要的。

小片段

《战胜暴食的CBT-E方法》（Fairburn，1995）的一位贡献者写道：

"当我进入中年，意识到花了多少精力来控制体重和饮食，以及随之而来的暴饮暴食的痛苦，我感到非常难过。我本可以用这些精力做更有价值的事——建立人际关系、阅读和写作。我不知道会怎么做，但我不希望墓志铭上写着'珍妮希望她很瘦'。"

---

3. 基于体形、体重或控制它们的能力去评价自己，这本身就很有问题。治疗师可以这么说：

"就你的情况而言，问题不仅在于把大部分的鸡蛋都放在一个篮子里，还在于篮子本身的问题，它不是好篮子。这是因为在这方面，所谓的成功好比水中捞月，明显的失败一直存在。这有很多原因，其中一些我们稍后会详细讨论。但简单来说，基于体形和体重进行自我评价是有问题的，因为：

　　a. 一个人的体形、体重和饮食并不完全受自己控制。人们只有有限的能力来控制饮食（因此体形和体重也一样），因为它是受强大的生理本能控制的。人可能可以在短期内调整，但要长期控制就需要相当巨大而持续的努力，并为此付出代价（见下文）。同样的，一个人的体形或体格也只是部分能被改变，而大体上是不得不去接受的。

　　b. 总会有很多人看起来比你更有吸引力（在你眼中就是成功的）。而在某种程度上，这也是因为进食障碍患者评判外貌的方式很容易让他觉得自己没有吸引力。另外，与他人比较的方式也有同样的负面影响。稍后我们将对此展开讨论。这两个问题导致的结果是进食障碍患者反复感觉自己很失败。

　　c. 用这种方式评价自己会让你做出伤害自己的事情，比如……（治疗师可以举一些例子，比如吃得太少、暴饮暴食、催吐、滥用泻药等），这会维持进食问题，也会损害日常生活质量。"（治疗师可强调在第二阶段完成的 CIA 问卷中发现的主要伤害来源。）

讨论可以自然而然的导向探讨自我评价的最后一步，即创建囊括过度评价后果的"拓展范式"。治疗师通过询问当患者把体形、体重或外表作为重视的对象后，为此做了什么或经历了什么来开始。目标是得出类似图8.3，有重点和反馈箭头的图形。治疗师可以这样说：

"这些你所做的或发生的事，都是由于你对体形、体重的担忧以及想要控制它们所导致的，而这些又可能会让你持续担忧。比如，反复检查身体会加剧你对身材的不满。类似的，避免看身体的一部分或者知道体重毫无疑问会导致你更恐惧、担忧。我们还没有讨论'感觉肥'，它在你心里往往等同于'胖'，因此会对外表感觉不满意。关键是必须解决这些问题所导致的后果，因为它们会让你对体形和体重不满。如你所见，这里有一系列恶性循环，解决问题是打破恶性循环的最好办法。"

最后，在与患者的合作中，治疗师设计出一套关于对体形、体重的担忧及控制问题的解决方案。方案包含两种相辅相成的策略，两种策略都很重要。

1. 提高自我评价中其他领域的重要性（增加饼图中其他部分的数量及大小）。

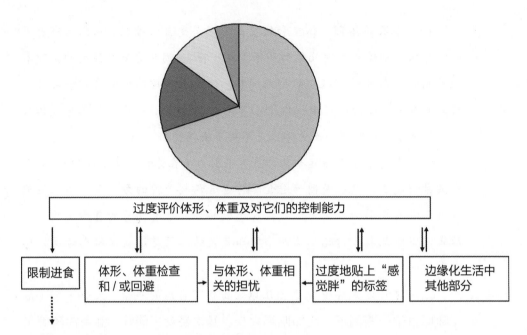

图 8.3　过度评价体形、体重和对它们的控制：拓展范式

引自Christopher G. Fairburn主编，陈珏主译的《进食障碍的认知行为治疗》。英文版版权所有 © 2008 The Guilford press。简体中文翻译版版权所有 © 上海科学技术出版社有限公司。原图可从www.credo-oxford.com/4.4.html获取。

2. 减少体形、体重及对它们的控制的重要性（减小代表体形、体重的饼片）。最有效的方法是解决过度评价的表现。关于体形，包括体形检查、体形回避和感觉胖。关于体重，包括频繁称重或避免知道体重，这两件事在第一阶段都已经解决了。饮食控制方面的表现指饮食节制和饮食限制（分别参见第9章和第11章）。

提高自我评价中其他领域的重要性

对体形、体重的过度评价会导致生活中其他能使自我评价更积极的部分边缘化。这种边缘化包含两方面：第一，其他领域的数量很少（如在患者的饼图中，其他饼片数量很少）；第二，它们能起到的作用很有限（在患者的饼图中只占很小的面积）。因此，目标是让患者开始在生活中投入更多其他的领域，并使之在自我评价中变得更加重要。

> 对体形、体重的过度评价会导致生活中其他能使自我评价更积极的部分边缘化。

提高其他领域的重要性还有额外的获益。进食障碍往往起病于青春期的中后期。成年期病例往往已经持续了好多年，患者的生活总是被进食障碍所充斥，而其他兴趣、爱好、活动及才能逐渐减少。当患者的生活被节食、锻炼或对体形、体重的关注填满，同

> 进食障碍患者错过了成长中重要的经历，因而发展为人际关系障碍。

龄人却做着那个年纪应该做的事。因此，进食障碍患者错过了成长中重要的经历，因而发展为人际关系障碍。此时帮助患者发展之前在自我评价中被边缘化的领域，额外获益是使他赶上人生发展。

帮助患者开始参与并重视生活的其他方面主要包括五个步骤。

1. 解释这样做的理由。治疗师可以这么说：

   > "你说自己对现在的饼图不满意，特别是希望食物、体形和体重的部分能更小。实现这一目标的方式之一是更多地参与其他活动——那些曾被你推到一边的活动。花点时间去做这些事，会让不同的领域对你更加重要，并更多地影响到如何评价自己。"

2. 找出患者可能会参加的活动。患者在出现进食障碍之前参加的活动或拥有的兴趣可以提供线索，可能有的患者是网球运动员或画家，有的喜欢远足或对表演感兴趣。不管是什么活动，患病之前表现的如何，都不重要，单单回想以前的兴趣和活动就是有价值的。"头脑风暴"是最好的方法，列出所有的可能性，不论它看起来（对患者而言）有多愚蠢或令人生畏。有的患者可能犹豫不决并因此排除了很多很有希望的可能性，有的患者花了这么多的时间专注有关饮食、体形和体重的想法却难以想出合适的活动，此时，参考朋友或同事在业余时间的活动会是个好主意。

3. 就一两个患者愿意尝试的活动达成一致。活动可以是任何事，只要可行且不是一次性的。最好能让其他人参与进来，因为这样就更有可能成为一件可持续的事。此外，与他人接触也可以帮助患者更好地改善人际关系。

4. 确保患者确实开始参与活动。治疗师应要求患者在监测记录的最后一栏中记录活动，并记下参加活动的障碍以及解决的办法。问题解决法往往是最好的办法［对于部分患者，本书将在后续有关解决事件诱发的进食问题中教授问题解决法（参见第10章）。对于其他患者，此时需要引入这种技术］。在帮助犹豫不决的患者起步时，治疗师应该更积极，例如患者正在考虑参加舞蹈课程，治疗师就应该帮他想出找到合适的课程以及一步步参加课程的方法。首要任务就是让患者开始。之后，治疗师就可以退场了。

5. 每周回顾进步（作为治疗的常设项目）。治疗师应该帮助并鼓励患者用问题解决法去克服遇到的任何困难。在治疗过程中，患者可能会找到并参与更多的新活动，也可能会放弃一部分活动。在治疗结束时，可以让患者再画一次饼图，这将为回顾进展并赞扬患者取得的改变提供机会。通常会发现代表体形和体重的饼片在缩小，并且出现了新的饼片。

处理体形检查及回避

在提高自我评价中其他领域的重要性的同时，治疗师应针对过度评价体形和体重进行工作。通常，最好从体形检查开始，因为体形检查维持患者对体形的不满。在此之前，我们应该已经解决了一种形式的检查，即称重（体重检查）。这在第一阶段"开始会谈内的称重"部分已经得到解决了（参见第78页）。几乎无一例外的是，患者会发现在治疗中称重是很有帮助的，因为（在几周后）称重会降低他对体重（即秤上的数字）的担忧程度。应该让患者知道解决体形检查将带来同等的好处。

直到最近，解决体形检查或体形回避的重要性才被认识。原因很简单：很少有临床医生意识到这些现象。这种意识的缺乏部分是由于患者不愿透露自己的行为，除非被直接询问。事实上许多患者甚至没有意识到自己有这些行为。而奇怪的是这些行为其实就在眼前，因为患者往往会在治疗过程中检查体形（如果治疗师仔细观察患者的手在做什么，事实就会变得明显。有的患者不断触摸自己的手臂、肩膀或锁骨以检查是否能摸到骨头，而且许多患者是下意识这样做的）。

对体形检查或体形回避进行宣教

首先是进行关于体形检查或体形回避及其影响的宣教，强调以下四点。

1. 每个人都会在一定程度上检查自己的身体，但许多进食障碍患者会反复检查身体，而且经常是以一种不同寻常的方式进行。这种检查可能会成为"第二天性"，以至于他可能完全没有意识到在这么做；例如有的人在洗澡时也在检查体形。对于进食障碍患者，这种检查是需要被解决的，因为它往往会维持对体形和外表的不满。

2. 有些进食障碍患者不愿看到自己的身体，也不喜欢别人看。这些人过去经常进行反复的检查，并由于检查变得太痛苦而开始回避。可能采取的体形回避形式包括避免照镜子、不穿紧身的衣服、掩盖肚子（如用胳膊挡着）或不看照片。这也是有问题的，因为它使得对体形和外表的担忧与恐惧持续存在，不知道自己实际上长什么样。因此也需要得到解决。

3. 体形检查或体形回避可以共存。有的患者反复检查身体的某些部位而避开其他部位，或从体形检查转向体形回避，然后再转回来。

4. 把自己和别人作比较是一种特殊形式的体形检查。进食障碍患者会反复作比较，并且以一种让他觉得自己比其他人缺乏吸引力的方式，而这也是必须被解决的问题。

评估体形检查

接下来治疗师需要评估体形检查。虽然有各种标准的体形检查问卷（参见"推荐阅读"，第235页），但我们发现要求患者每次记下检查身体的时间（使用修改后的监测记录，图8.4）能为临床提供更多的信息，尤其当体形检查行为已经成为第二天性，患者可能没有完全意识到自己在检查体形。因此，问卷的分数可能是虚假的。因为记录体形检查非常痛苦，所以可以要求患者只做两个24小

星期（五）　　日期：4/20

时间	摄入的食物或饮料	地点	*	V/L	体形检查（具体行为和持续时间）	地点	情景和评论
6:30	一杯水	厨房			照镜子（2分钟）	厨房	我的脸看起来真胖 呃，我的肚子看起来真恶心
7:00		厨房			打扮好之后绕着镜子——侧着站（2分钟）戴自己的肥肉（5分钟）	卧室	
7:10	香蕉，一碗麦片	厨房					还行
8:30			*		检查穿着这条裙子，我的背影是不是显得特别壮（5分钟）	公司盥洗室	我怎么会这么胖？我不过吃了它早饭而已
10:00	谷物条	书桌前			边吃零食边看自己的肚子（2分钟）	书桌前	不敢相信我的肚子这么大，我都恶心得不想看。为什么我就瘦不能瘦一点呢？
1:15	涂了花生酱和果酱的全麦面包（两片）	公园			观察公园里那些很瘦的跑步者	公园	我不该吃花生酱的，它太容易让人发胖了。我应该像她们一样在午后跑步
3:00	苹果	书桌					至少我只吃了一个苹果，而不是个小蛋糕
6:30	一大盘蔬菜和全枪鱼	厨房				客厅	唉，餐还是不结，尽在掌握
7:50					阅读"美国周刊"上最新的明星食谱（15分钟）		我太娇纵这些女人了，如果我也有私人教练并且更自律就好了
9:00	一小罐酸奶	客厅			看坐下来时肉横升的大腿（1分钟）	客厅	太恶心了！我讨厌自己！

图 8.4　体形检查检测记录（患者 A）

时的记录，一个是工作日（如果患者有工作的话），另一个是休息日。治疗师可以这样说：

"为了知道你具体在做什么形式的体形检查，请记录每次检查身体或者将别人与自己做比较时的情况，最好选择一个工作日和一个休息日来分别记录，因为它们可能是不同的。这也是对监测记录的扩充。你可能会发现有很多东西要写，但别担心。这也可能让人很不舒服。确实，你可能会不愿意记录一些事情。但试着把所有都写下来，因为我们需要确切地知道你在做什么。"

为了帮助患者记录体形检查的行为，最好讨论一下应该记录的行为形式。常见的包括对着镜子（或类似镜子的东西）观察身体的特定部位，用卷尺或手测量身体部位，捏或触摸身体部位，评估衣服（如裤腰）、配饰（如手表或戒指）的松紧度以及低头看身体（如坐下时看大腿或肚子）。有些患者也可能以不同寻常的方式检查体形，所以询问做了什么、怎么做的（例如侧面照镜子）和要做多久等细节很重要。患者还应记录在检查期间和检查后的想法和感受。以上所有都应该尽可能做到实时记录。男性患者往往特别关心体格和肌肉，而较少关心体重。

在下一次会谈中，治疗师应该详细回顾记录内容，询问患者选择的日期是否具有代表性，以确保记录了大多数形式的检查行为。患者常常会对自己进行体形检查的频率感到震惊。

质疑体形检查

在发现各种各样的体形检查行为后，就应该要求患者思考为什么要用这种方式检查自己，这样做的后果是什么。

问题 1： 当你反复检查自己的身体时，你想知道什么？你认为能通过这种方式找到想要的答案吗？

大多数患者并没有真正思考过自己试图从检查中发现什么，但他会有一些想法，可能会说检查是为了知道我的体形怎么样。如果患者这么回答，那么就应该告诉他反复检查更容易放大外表的缺点（参见 133 页）。因此，几乎不可能通过反复检查身体来了解真实的体形是怎么样的。由于患者可能从媒体中获得不准确的信息，因此还需要提供更多关于正常体形方面的教育（例如，人的腹部是略微突出的）。

有些患者会说检查是为了看看身材是否在改变（或者看看是否变胖了）。此时，针对"大多数形式的体形检查是无法提供足够可靠的关于身材变化的定量信息"这一点展开讨论，是有帮助的。事实上，这只是提供了关于体形的印象。对着镜子检查自己就是个很好的例子。我们无法准确地比较早晨刚起来时镜子中的自己和几小时后镜子中的自己有什么区别，因为人类没有那种能将两者进行对比的照相机般的记忆能力。

问题2：你为什么这么频繁地检查呢？有没有觉得检查的次数可能太多了？

通常情况下，患者很难回答这个问题，到最后他得出的答案大致都是想确认我的体形没有改变。这时候治疗师就应该问患者是否认为自己的体形变化飞快所以需要这么频繁地检查（通常是在体重没有任何变化的情况下），而答案显然是否定的。通过这种方式可以帮助患者得出结论：经常检查体形是没有意义的。有时患者会担心自己肚子的形状在一天中会发生变化。举一个正常体形变化的例子会有帮助：这既不表示体重增加，也不会被其他人察觉到。为了证明这一点，可以询问患者是否曾在与朋友相处的时候注意到他刚刚吃了一顿大餐。应该告诉患者，确定体形是否发生改变的唯一方法是在一定时间内检查体重是如何变化的（关于如何解释体重数据的指导，参见第78页）。

问题3：你有没有观察过自己喜欢的身体部位？

答案几乎总是否定的。这时可以很自然地追问，反复的检查是否使他感觉更好。

问题4：体形检查后感觉更好了吗？

同样，答案几乎总是"没有"。偶尔会有患者（通常是低体重患者）说，检查体形能让人感到安心，因为这能提醒自己有多"瘦"。即便如此，他通常也会同意这是没有帮助的，因为这只会让他更加专注于体形。

问题 5：你认为体形检查有什么负面效果吗？

在讨论患者对此的回答时，治疗师要强调以下几点：

- 进食障碍患者在体形检查时，通常是在反复观察不喜欢的外貌特征。由于这是他对体形有负面、偏见的评价，因此必然会导致对身体的不满维持，而且会使脑海中总是充满对外表的担忧（牺牲了对生活其他方面的想法）。很少有患者在体形检查后会对自己更满意。

- 在所有形式的体形检查中，能发现什么在很大程度上取决于观察的方式。如果一个人对自己外表的某些方面进行细致观察，那么通常不会被注意到的"缺陷"就会凸显出来，而且一旦被注意，就很难被忘记或忽略了。如果刻意寻找瑕疵，即使是最具吸引力的人也会有的。

- 仔细检查容易放大表面的缺点。例如，有蜘蛛恐惧症的人容易感觉蜘蛛比实际的更大。这是由于他在观察蜘蛛的时候，更

> 仔细检查容易放大表面的缺点。

倾向于把注意力集中在蜘蛛以及那些令人不快的特征上，从而忽略了周围的环境，所以就失去了判断大小的参照。另一个例子是当你注视皮肤上的斑点，越盯着看，它就越明显。同样的，你越盯着身上不喜欢的部

> 如果你寻找"胖"，你总会找到它。

分，就越容易觉得它看起来"更糟"。简而言之，如果你寻找"胖"，你就一定会找到。

处理体形检查

接下来，治疗师和患者应该继续将已确认的检查形式分为两组：应该停止的行为及应该调整的行为。两组的应对策略有所不同。此外，还要讨论两种特别常见的检查形式：使用镜子和比较。

最好停止的行为［例如用卷尺测量大腿周长，双膝并拢站立时检查大腿之间是否有空隙，躺下时在髂嵴上（骨盆）放一把尺子以检查腹部表面是否能接触到它］往往会损害患者的自尊，而停止这种行为会在几周后让人如释重负。如果向患者充分解释原理并提供支持，患者通常能停止这些行为，因此没有必要逐步推进。

其他值得停止的行为包括通过掐来评估身体的"肥胖程度"，反复触摸腹部、大腿和手臂，触摸突出的骨头，检查戒指和表带的松紧，坐着的时候向下看以检查腹部突出或者大腿铺开的程度。一般来说，上述形式的行为要逐步停止。为此，患者首先需要意识到自己正在做这些行为，然后学会做这些行为前质疑自己（即"先思考"）。目标是能控制行为并更好地理解通过行为发现的结果。就像在第一阶段减少体重检查的频率一样，修正习惯性体形检查会导致对体形的关注在短时间内增加，但随后这些想法和关注会显著减少。一些患者担心如果减少身体检查的频率，他就无法留意身材因而不能发现自己变胖了。这些患者需要了解自己并没有从一直在做的事情中获得准确的信息，而（如上所述）确定身体是否发生变化的唯一方法是检查体重随着时间的变化。

对于大多数患者来说，只要认识到体形检查是多么的无用就足以帮助他控制或停止行为。然而，有的患者很难做到，对此，可以让他先确定最容易进行体形检查的时间（例如，脱了衣服后、坐着、吃完饭后、跳健美操时），然后帮助他识别并练习抵制冲动的行为（如不在镜子前脱衣服）。

针对更标准化的体形检查形式，比如照镜子，需要使用到不同的策略。

处理照镜子

> 镜子提供的关于外表的信息貌似是可信的，实则具有误导性。

照镜子是一种特殊形式的体形检查，它提供的关于外表的信息貌似是可信的，实则具有误导性。所有人都倾向于相信在镜子中看到的，然而通过镜子评估自己是一个比想象中复杂得多的行为。为了证明这一点，可以想象下照全身镜中，镜子里的你身高和真实身高一样吗？如果不一样，那么镜子里的身高是多少？胖瘦情况呢？［为了找到答案，可以请朋友在镜子上标记影像的顶部和底部（向后站以便能看到自己的头和脚），并测量两者的距离。你会发现在镜子里的形象在所有维度上都是实际的一半大小，但可能以前你从没有注意到。］没有注意到这种明显的差异有助于说服你（和患者）：镜子中的影像并不是看起来的那样，其中有许多"幕后"心理加工的过程。

在很大程度上，一个人"看到"什么取决于怎么看。通过询问患者"是否有

过不经意间在某个反射面（如商店窗户）看到自己
的影像"能很好地说明这一点。许多人会承认，第
一眼看到的是自己真实的模样，但当他意识到那是

> 一个人"看到"什么
> 取决于怎么看。

谁以后，负面的想法才冒出来了。此外，许多患者承认情绪上的感受似乎会影响
镜子中的影像。

　　错误地使用镜子，尤其是反复查看，可能在许多患者对身体不满的维持过程
中发挥了重要的作用。因此，处理照镜子非常重要。和之前一样，第一步是准确
找出患者在做什么，以下是一些关键问题。

- 多久照一次镜子？
- 照一次镜子要花多长时间？
- 具体做了什么？
- 想弄清什么？
- 这样能弄清吗？
- 用了多少不同的镜子？

　　然后，患者需要接受有关镜子以及应该如何理解所"见"的宣教。关键问题
（和答案）如下：

问题：应该在什么情况下照镜子？

　　为了检查头发和衣服。

　　女性可能需要化妆或卸妆，男性则需要刮胡子。

问题：还有其他照镜子的理由吗？

　　没有。对于进食障碍患者，除了上面列出的，没有其他理由照镜子。

　　镜子对于有进食问题的人来说是"危险的"，一定要明智而审慎地使用。

问题：家里需要多少面镜子？

　　一面照脸的小镜子和一面全身镜。

　　最好把其他的都扔掉，除非是纯装饰性的。如果家里有许多的镜子，很
难避免过度使用。

问题：怎样才能避免反复查看带来的"放大"效果？

确保不去关注不喜欢的身体部位。看看其他部分，包括更多的中性区域（如手、脚、膝盖和头发）。另外多看看周围的环境，这有助于建立尺度感。

问题：完全不能光着身子看看自己吗？

不完全是，除非你要欣赏自己的身体！

有进食问题的人最不可能欣赏自己。相反，他有可能专注于不喜欢的部分，并仔细检查它。

与其他形式的体形检查一样，患者需要去意识到他正在照镜子，并在使用前向自己提问，从而矫正行为并更好地解释所见。这并不是说要完全回避，而是建议（在此期间）将镜子的使用限制在上述列出的用途内。

解决照镜子至少需要几次访谈。它可以产生显著的效果，下面是范例。

小片段

引用一位极端照镜子的患者的话：

"总的来说，我对外表更自信了。这感觉很奇怪，因为有时我看着镜子里的自己……就像重新认识了自己一样。虽然体重没有任何减轻我也没有试图减轻，我却觉得自己变小了。不是指自己是个小个子——只是觉得我已经失去了脑海中一直萦绕的形象……一个超重的人的样子。"

在谈到镜子的使用时，有必要问一下患者当他要出门时是否在选择穿着方面有困难。有的人会花大量时间考虑这个问题，并在镜子前试穿三套或更多的衣服。这通常伴随着情绪体验的逐步下降，对外形的不满不断增加，自信心下降（随着每多试一件衣服）。有时这会导致他放弃计划而待在家里。在这种情况下，应该建议患者在试穿衣服之前就做好选择（例如将衣服放在床上）并下定决心，鼓励患者不要在镜子前穿衣服也很重要。

解决作比较

不断与他人进行比较是一种特殊形式的体形检查，它会持续维持对体形的关注，主要见于体重正常或较轻的患者。比较的本质通常导致患者得出自己比他人没有吸引力的结论。

处理体形检查的一般要点也适用于作比较，但还有一些额外的需要强调。如前所述，患者对体形的评估通常包括对不喜欢的身体部位反复查看和选择性注意。反复查看容易导致放大感知到的缺陷，而选择性注意增加了对体形的总体不满。相比之下，患者对他人的评价非常不同，倾向于做出表面且不挑剔的判断。此外，在进行比较时，患者倾向于选择相同性别、年龄（或更年轻）、身材苗条、长相漂亮的人作为有偏差的参照，通常是他在日常生活中遇到或媒体上（例如杂志、报纸、电视、电影、互联网）看到的人中挑选出来的。另外，在作比较时，他也没有注意到其他不那么瘦或好看的人。由于在评估体形及作比较中存在以上固有的偏差（对患者不利），因而不公平。

解决作比较涉及以下八个步骤。

1. 解释理由。参考上文。

2. 确定患者何时以及如何进行比较。可以利用监测记录。以下是需要的信息。

   - 比较的对象是谁？他是如何被选中的？是患者同年龄和同性别的代表，还是经过特别挑选的非典型的亚群体？

   - 如何评价比较对象？身体的哪一个部位成为焦点以及是如何被评估的？

3. 帮助患者思考是否在被选择的人或体形的评估上有固有偏差。有两点需要强调。

   - 与在媒体上看到的人进行比较是有问题的，因为他们本身就是不同寻常的亚群体，同时其形象可能已经被修饰过了。

   - 大多数评估身体的方法是有个体特异性的：要从同样的角度获得对他人身体的感知也是很困难的（虽然不是不可能）。例如，当坐下时，俯瞰大腿上的肉是只有自己才能做的。你永远无法从同样的角度看另一个人的大腿。同样的道理也适用于照镜子、摸肚子、摸骨头、捏皮肉等。也不可能像研究自己那样细致地研究别人。

4. 通过设计家庭作业来探索比较过程中的偏差。例如，患者可能会被要求：

- 更科学地选择比较对象。不要选择瘦的人，治疗师可以要求患者选择遇到的任何第三人（与患者相同的年龄和性别）作比较。患者会发现，人的身体差异很大，而吸引力与苗条没有直接关系。

- 反复查看别人的身体。目的是为了证明一个人‘看到’什么（某种程度上）取决于怎么看。方法之一是让患者去更衣室（例如，游泳池或健身房）选择年龄相近且比较有吸引力的人，然后（悄悄地）反复查看他或她的身体，观察最关心的部位，时间越长越好。患者会发现即使是有魅力的人也会有明显的缺点，比如大腿或臀部有褶皱，肚子突出或肥肉晃动。

5. 讨论已经观察到的偏差的影响。主要是指患者与其他人作比较时产生的想法是否有效。这样做是为了让患者实时地意识到比较得出的关于他人与自己身材的信息是有误导性的。

6. 讨论患者是如何在某个单一的领域内（如外表）与他人作比较的，而不是个性、智力、才华等。也许通过“回顾历史”（参见第145页），思考为什么患者会忽略这些属性，是有价值的。外观和吸引力之间的区别也应该探讨（参见第202页）。

7. 探讨作比较的后果。例如，患者是否认为这么做很有意义并有助于克服进食障碍？此外，花大量时间看别人的身体（无论是在现实中还是在媒体上）可能会维持对体形和体重的关注。当然，它还助长了生活其他方面的边缘化。某些形式的行为最好立即完全停止（例如浏览支持神经性厌食的网站）或慢慢停止（如购买时尚杂志、看时尚频道）。

8. 调整作比较。目标是减少频率，提高实时感知固有偏差的能力，并扩大关注的焦点，当患者观察别人，不是只关注体形，而是与体形无关的特性（如头发和鞋子）和其他特征（如行为、幽默感）。进一步的目标是提高对体形多样性的认识。

一般来说，处理作比较是比较简单的。可能突然出现的复杂情况是患者将自己的外形与治疗师的进行比较。如果治疗师比患者年长或为异性，就不会发生这种情况，但如果性别相同，年龄相仿，就更容易发生。这种比较往往不容易被提及，但是可以从患者看治疗师的方式中被观察到。偶尔这也可以被表达出来。比如某位患者对治疗师说："你自己都体重不足，却告诉我要增重，这样不合适吧？"经过仔细考虑，治疗师决定公布自己的BMI指数——大约是22，而患者认为是18以下。（参见第35页，关于治疗师体形的讨论）。

处理体形回避

对体形的回避可能会造成严重影响。除了维持对身材的不满（通过未被挑战的假设），它可能还会导致患者无法社交或与伴侣亲密接触，不能去游泳，不能使用公共更衣室或买新衣服等。

无论从技术角度还是字面意义，"暴露"就是应对策略。患者需要习惯于观察或触摸身体，并学会公平地与他人进行比较。他需要习惯于别人也能看到他的身体。需要停止在黑暗中穿脱衣服的行为。他们要能使用镜子（遵循上面的指导方针）、放弃穿宽松或不贴身的衣服。参加与身体暴露有关的活动，比如游泳，也会有帮助。其他需要身体感知和接纳的活动也有价值，包括涂润肤乳（见下面的例子，患者称其为"积极接触"）、做按摩或瑜伽。

小片段

某位患者不能触摸或看身体的任何部分。回避非常极端，她甚至不能正常洗澡。

治疗师和患者决定开始解决这个问题，从清洗患者认为"可以忍受"的身体部位开始。一开始，她只能用海绵来洗这一部位。渐渐地，她能用海绵清洗全身。然后，鼓励她使用手来洗澡。当她认为完全可以洗澡的时候，开始有意识地涂抹润肤乳，大声说出身体各个部位的名称并看着它。几个月后，患者能更舒适地触摸和看自己的身体了。她开始意识到这与之前的想象完全不同。

根据问题的严重程度，解决回避问题可能需要连续进行多次会谈。由于存在可能转变成反复体形检查的风险，需要帮助患者建立正常的体形检查形式和水平。

处理"感觉胖"

"感觉胖"会逐渐等同于"真的胖"。

很多女性都有过"感觉自己胖了"的经历，但这种感觉的强度和频率在进食障碍人群中似乎要高得多。这是一个重要的治疗靶点，因为患者倾向于把"感觉胖"等同于真的胖，而不论真实的体形、体重如何。因此，感觉胖并不仅仅意味对体形、体重的过度关注，同时也是维持这种关注的力量之一。需要指出的是，有些肥胖人士也有这样的体验；与之相对，许多人尽管对身材不满意，却没有这样的体验（要了解更多处理肥胖人群的体形关注的详细信息，参见Cooper，Fariburn和Hawker2003年的著作）。不论患者的BMI是多少，如果"感觉胖"是他的突出特征，那么就应该处理。

目前关于"感觉胖"的研究较少，事实上是非常少。值得注意的是，这种感受的强度每天都在波动，甚至在一天之内也会波动。这与进食障碍的绝大多数核心精神病理（包括对体形不满）不同，后者往往像体重以及真实的"肥胖"那样是相对稳定的。我们认为，进食障碍患者的"感觉胖"往往是对某些情绪或身体感受的错误理解而导致的结果。

进食障碍患者的"感觉胖"往往是对某些情绪或身体感受的错误理解而导致的结果。

这样的原因目前还不清楚，但可能是患者长期以来对体形极度关注的结果。

一般来说，"感觉胖"的问题最好先放一放，先解决体形检查和体形回避的问题，但这也并不总是正确的策略。对于"感觉胖"特别突出或令人烦恼的，治疗师应该颠倒顺序，首先解决这个问题。

处理"感觉胖"的问题有六个步骤。

1. 确定患者是否时不时感觉胖（解释并不是在谈论他是否认为自己是客观的肥胖，而是是否感到肥胖），并询问这是否对他造成了影响。它几乎总是被视为一个问题。告诉患者多了解一下"感觉胖"的经历是很有用的。为了鼓励患者的好奇心，强调"感觉"这个词是有帮助的，尽管"胖"显然不是一种能被"感觉"的情绪。

2. 对"感觉胖"进行宣教。应该强调的是，感觉肥胖的体验可能掩盖了其他同时出现的感觉或感受，并且重要的是不要把"感觉胖"等同于"真的胖"（在体形方面），两者之间的区别是很大的。即使是非常瘦的人也可能会觉得自己胖，而许多客观超重的人却并不觉得自己胖——尽管他很可能会说自己"胖"，而且对体重不满意（也就是说他对肥胖的感觉不是飘忽不定的）。应该询问患者是否有时对肥胖有特别强烈的感觉，而有时却不那么敏感。如果是这样的话（很有可能是这样），治疗师应该指出，虽然肥胖的感觉每天，或者一天当中都在变化，但一个人的体形在这么短的时间内几乎是没有变化的（用简单的示意图来说明这一点很有用，如图8.5）。因此，"感觉胖"的波动一定有其他原因。

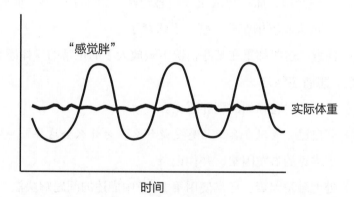

图8.5 描述"感觉胖"波动的示意图

引自Christopher G. Fairburn主编，陈珏主译的《进食障碍的认知行为治疗》。英文版版权所有 © 2008 The Guilford press。简体中文翻译版版权所有 © 上海科学技术出版社有限公司。原图可从www.credo-oxford.com/4.4.html获取。

3. 让患者监测什么时候"感觉胖"特别强烈。让患者在每次"感觉胖"时都进行监测是不切实际的，因为这种感觉往往会在不知不觉中出现。而对强烈的感觉进行监测可以作为正常记录中的一部分来执行，表格的右边一栏就是用来进行监测的。当患者记录下感觉胖时，也应该思考（并记录下）自己当时还有什么其他的感觉。他应该问自己一些问题，比如"我现在内心和身体的感觉如何？刚刚是不是发生了什么事，可能触发了这种感觉"。

4. 在下一次会谈时，回顾每一次感觉胖发生时的情况，包括当时的情境和其他任何可能被掩盖的感受。在接下来的一周中，应该要求患者更详细地记录下感觉胖发生时的背景，目的是提高对被掩盖的感受及其触发因素的识别能力。

　　在接下来的治疗过程中，我们应该清楚地发现，患者感觉胖的体验往往是由以下两种情况之一引发的。

（1）出现某种特定的消极情绪状态。

（2）增强身体感知的行为或躯体感觉。这类刺激的例子包括：

　　– 无聊、沮丧、孤独或宿醉时。

　　– 体形检查和作比较时。

　　– 感到饱、胀、热或出汗，感觉裤子勒住了肚子，感觉身体在摇晃或大腿互相摩擦，感觉衣服紧了。

　　注意，这些都是在某些情况下被放大了的正常的身体感觉。

5. 之后，患者应练习：

（1）识别何时有强烈的肥胖感觉。

（2）问自己"我现在真正的感受是什么，为什么会这样"，这样就可以确定常见的触发因素，并作记录。

（3）处理触发因素，通常使用第10章中描述的问题解决法。

———————————

例　子

　　某患者每次在与朋友聚餐且吃饱时就容易觉得自己胖。后来发现，她以为吃了东西之后，胃会突出到别人都能看见的程度。治疗师建议她试着有意识地把肚子鼓出来，过一会儿再问朋友是否注意到了什么异常。事实证明朋友没能发现。

———————————

6. 关于身体的感觉，治疗师应该帮助患者认识到，问题是对感觉的负面解释，而不是感觉本身。要求患者实时记录感觉的发生并练习重新正确地理解是有帮助的。（参见第104页"解决饱腹感"。）

例　子

　　一位患者报告说在某次乘坐伦敦地铁时，他有强烈的肥胖感（和恶心感）。治疗师和患者得出结论：可能是由于患者当时身体摇摆或感觉非常热。患者被要求监测之后的感觉胖以及产生的环境。事实证明它们都发生在患者觉得热的时候。在炎热的天气里，她对身体更敏感，这使她感觉胖。患者同意，对她来说，正确识别诱因很重要，而感觉胖不应被作为胖的证据；这只是说明她太热了。这种对认识的重新解释被证明是治疗的转折点之一。

　　处理"感觉胖"通常需要连续数周的时间，而且一旦开始，就要成为议题上反复出现的项目。一般来说，"感觉胖"的频率和强度会逐渐下降，患者与这种体验的"关系"会发生变化——不再将它等同于肥胖。这种改变很重要，因为一旦发生，"感觉胖"就失去了意义，结果就不再维持患者对体形的担忧。

例　子

　　下面是一位患者描述她与"感觉胖"关系的改变：

　　"我仿佛突然看到了这一切的荒谬和不合逻辑。并不是想法都消失了，而是我发现我不再与它纠缠不清了。就好像我可以突然看到自己本来的模样，我并不胖。就好像'感觉胖'突然蒸发了一样。我觉得感觉胖的时刻很可笑，并且不再有这样的感觉了。一些真的改变了。"

上述以及其他认知行为干预的影响

　　这一系列复杂的互相关联、相辅相成的策略和治疗会逐步瓦解过度评价体形和体重的主要表现形式（即体形检查、体形回避、感觉胖、体重检查和回避）。通过消除对核心精神病理的强化作用（如图8.3所示的反馈途径），进而对核心精神病理产生渐进而深远的影响，这种影响甚至在治疗结束后仍在持续。这一影响也会随着生活中其他领域重要性的增加，随着解决饮食节制和饮食限制（分别参见第9章和第11章），以及随着解决饮食与事件相关的变化而进一步扩大（参见第10章）。

> 最重要的是治疗师要意识到，干预的效果需要时间才能充分表现出来。

　　最重要的是治疗师要意识到，干预的效果需要时间才能慢慢充分表现出来。我们对研究中的一部分患者进行了一段时间的随访，发现只要患者持续做正确的事，即继续按照治疗期间明确的方法行事（这部分在维持治疗计划中会详细说明，参见第12章），对体形和体重的过度评价会在治疗后6～9个月内缓慢但渐进地下降。这就好像头脑需要时间来跟上行为的变化，并适应其产生的影响。治疗师可以对患者说："如果你继续'做正确的事'，想法就会慢慢纠正过来"。

　　与CBT-E的一贯做法一样，这项工作还需要辅以一般的认知行为干预（比如处理突出的认知偏差）。在第三阶段后期，补充这部分工作的另外两个策略是：

1. 探究过度评价的起源。
2. 学会控制进食障碍的想法。

探索过度评价的起源

　　在治疗结束时，探索患者对体形、体重或饮食敏感的起源非常有帮助。这有助于理解进食障碍是如何发展和演变的。此外，这可以凸显它是如何在早期发挥有益的功能，以及它可能无法再发挥这样的功能这一事实。

为了帮助患者回顾过去（在CBT-E中称为"回顾历史"），应该让他考虑生命中的四个时期。

1. 进食障碍出现前（可定义为在开始持续尝试限制进食或经常出现暴食或催吐的12个月以前）。

2. 发病前12个月。

3. 发病后12个月。

4. 自那以后。

在每个时期内，患者应考虑是否有什么事件或环境变化可能使他对体形、体重或饮食变得敏感或强化了当时的担忧。然后可以将这些内容制成图表（图8.6）。通过这种方式，可以建立关于为什么进食障碍会这样发展和演变的假设。典型的情况是：第一阶段发生的事件可能会增加对体形、体重和饮食的重要性的看法。第二阶段（发病前的12个月）的事件往往是非扰乱性、非特异性的触发因素。患者通常会感到不快乐，可能难以适应环境的变化（例如，从一个城市搬到另一个、换学校、父母分离或死亡等）。第三阶段如果是以节食为特征，则经常会出现积极的描述，常会提及感觉"在控制之中"。第四阶段通常是进食障碍的自我延续阶段，范式中概括的过程开始起作用。从这个时候起，进食障碍多少变得不受外界影响。

非常偶然的情况下会识别出一些特殊事件，它们似乎在让患者变得敏感上发挥了关键的作用。通常这类事件包括患者因外表受到羞辱。对此，治疗师应帮助患者从现在的有利位置重新去评估关键性事件。

回顾历史需要在治疗师的指导下进行。最好是在某次治疗期间作为一个主要项目，并在下次治疗中进行详细的回顾。在两次治疗之间，应该要求患者仔细考虑讨论的内容。

显然，如果认为在历史回顾中明确的因素和过程一定能以某种特定的方式运作，或能形成对进食障碍的全面解释，这就太天真了。然而，以这种方式回顾过去对患者是有益的，尤其是在治疗的后期，当他看到饮食问题开始消失时。它能使患者更远离进食障碍，增进他对当前疾病维持过程的理解，并且还具备有价值

时　　期	事件及环境（可能使我对体形、体重及饮食变得敏感）
进食障碍出现前(至16岁)	• 在我整个童年期妈妈都显得对进食很焦虑 • 9岁时有点超重 • 一直有点偏高，显得有点笨拙（感觉自己太"大只"了） • 朋友患上了厌食症，有点嫉妒
发病前12个月（16岁时）	• 搬去了新的城市 • 换了新学校 • 不开心，没有朋友
发病后12个月（17岁时）	• 开始减少饮食 • 自我感觉良好 • 和妈妈争吵 • 有一段时间，体重迅速下降
自那以后（17～26岁）	• 开始催吐（18岁） • 暴食（18～19岁） • 上大学了（19岁） • 体重又增加了（19岁），失去控制了，痛苦 • 进食问题就像现在这样（20岁至今） • 辍学（23岁） • 心理治疗及抗抑郁药（24岁）

图8.6 患者A的历史回顾

的"去病态化"的作用。

学会控制进食障碍的思维模式

　　心理治疗的任务是改变在特定环境下自动开启的"思维"，并最终让个体——也就是自己，更大程度地控制在不同状态下主导思维的切换。（Teasdale，1997年，91页）

进食障碍的核心精神病理可以看作是一种"思维模式"或一种具有多种影响的思维框架。例如：

> 进食障碍的核心精神病理可以看作是一种"思维模式"或一种思维框架。

- 它导致患者以独特的方式过滤外部和内部的信息（例如，优先注意瘦的人、把衣服紧了作为长胖的证据）。
- 它会导致进食障碍患者所特有的行为方式（例如，严格和极端的饮食限制、催吐、滥用泻药、过度锻炼）。
- 它会将各种身体感觉和情感体验错误地解读为"感觉胖"。

进食障碍的思维模式会通过前文所述的跨诊断认知行为模式（图5.1，第66页）及其扩展形式（图8.3，第126页）不断强化。结果，思维模式就被固定下来了。类似的过程也发生在抑郁症中：

> 通常情况下，随着时间的推移，想法也会发生变化。由于环境的变化，旧的思维逐渐"淡化"，新的思维逐渐"出现"。然而在情绪障碍中，如抑郁症，患者似乎陷入了某个想法之中，他的思想似乎被有限数量的主题支配着。（Teasdale，1997年，101页）

CBT-E使用的认知行为策略旨在解决进食障碍的关键特征及维持这些特征的过程，从而使始终维持进食障碍思维模式的机制逐渐被消除。这样做的效果是能让更健康、更符合情境的思维模式占据其应有的位置。起初这可能只是短暂的，但随着维持机制的进一步消退，正常的心态越来越占据主要位置。在进展良好的患者中，这种心态的转变通常在治疗的后三分之一时期变得明显起来。最初的表现通常是自发报告的，例如患者可能会（有时是惊讶地）描述他在某一天不再满脑子都是食物和进食，可以毫无困难地在外面吃饭，可以看电影而不用担心吃什么或者出门时不再担忧外表。这些报告证明进食障碍的思维模式正在消退。

因此，患者应该学习认识思维模式以及如何控制他们。在开始这个话题时，我们发现一个有效的比喻——把头脑比作DVD播放机。可以这样说：

> "把大脑想象成DVD播放器，它可以播放各种各样的碟片。它可以播放标题为'工作'的碟片，当播放时，头脑会处于工作状态。你正以这个视角来看世界，并且思考的主要是与工作有关的事。你还会有其他的碟片……每个人都有。

当你和朋友在一起的时候，你会有'朋友'碟片，它处理信息的方式会很不同。当你和父母在一起的时候，你也会有'父母'碟片，它会再次导致思维和行为的不同。我们都有适合不同场合的碟片，这是完全正常的。

问题是，如果一个人有进食问题，他会有一张'进食障碍'碟片。而与其他碟片不同的是，一旦它发展壮大，就会霸住位置，不管在什么情况下，都会持续播放。因此，无论你在哪里，都会有进食障碍的想法和进食障碍的行为（例如，检查身体，避免进食）。通过努力，你可以迫使正确的思维（碟片）开始运作以适应环境（例如，当试图工作时，使用'工作'思维），但进食障碍思维很容易回来并取代它。这些事你听起来熟悉吗？"

大多数患者都会说这很熟悉，尤其是在治疗的后期，那时进食障碍思维模式没那么顽固，因此容易时不时被取代。可以这样提出可能性：

"在治疗的后期，一旦维持进食问题的主要因素被打破，大多数人会注意到有时候他并没有在'播放''进食障碍'碟片——他能够专注于其他事情，没有在想进食障碍，（有一会儿）没有进食障碍的行为。你有过这样的经历吗？"

提出这个话题的另一种更简单的方法是利用近期出现的挫折（如果有的话）。例如，患者可能在暴食停止几周后又出现暴食发作。通常情况下这会激活进食障碍思维模式，并牢牢占据患者的头脑。而事实上，这张"碟片"很可能是在暴食前一天左右就被激活了（可能是由于负面的体形相关事件），从而导致患者重新开始严格节食，也因此很容易出现暴食。患者注意到这种类型的挫折，并能看到挫折出现前（进食障碍"碟片"还没有激活时）的状态与挫折期间（经常出现的**回到原点**的感觉）状态的对比。此时，"碟片"会像接受治疗前一样被"播放"。

在介绍了主导思维这个话题之后，治疗师应该向患者解释此刻进食障碍思维模式（碟片）已经不再被进食障碍维持机制锁定，他可以自行决定是否播放它，更具体地说，他可以学会：

1. 找出有可能重新激活进食障碍思维模式的刺激因素。
2. 识别进食障碍思维模式正在复燃的第一个信号（即识别进食障碍碟片重新播放的第一个声音）。
3. 改变思维模式（如按"弹出"键）。

要求患者在治疗早期就做到这些是不切实际的，因为在那时，进食障碍想法牢牢占据着他的头脑，他没有可以与之比较的其他状态。

找出有可能重新激活进食障碍思维模式的刺激因素

一开始，当患者开始体验到没有"播放"进食障碍"碟片"的时候，很容易被各种各样的刺激触发。这些刺激往往具有以下特点。

- 与体形或体重相关的事件（尤其是那些负面的）：例如，体重的增加或减少、"肥胖感"明显增加（如感觉衣服紧了或在镜子前反复查看）、感觉胖、别人的负面评论。
- 负面的饮食相关事件：例如，违反了饮食规则（如吃了回避的食物，超过了热量限制）、暴食、饱腹感。
- 其他个人显著不良事件：常见的负性事件，特别是伤害自尊的事。
- 持续负性情绪状态：可能继发于负面的生活环境或是临床抑郁症的表现。

应该跟患者讨论进食障碍思维模式会被重新激活的这种倾向。可以向他保证，思维模式消失的时间越长，就越不可能被激活（换句话说，进食障碍"碟片"将会从碟片库里被移除，变得不那么容易被拿到），但不排除仍有再次激活的风险。因此对患者来说，了解什么类型的刺激最有可能成为触发因素，并实时留意是非常有用的。这种当下的觉察就足以让他对刺激带来的影响免疫，而帮助对抗（如帮助重新解释感觉胖或感觉撑）能进一步强化免疫。

识别进食障碍思维模式正在复燃

无论患者多么善于识别进食障碍思维模式的潜在诱因，总会有思维再度活跃的情况出现。一旦发生，进食障碍就会被激活，患者就会开始有进食障碍想法和感觉，并开始有行为。在一两天内，进食障碍的维持机制开始将思维模式锁定，随着时间的推移，患者将越来越难以将其移除。

因此，患者需要学会发现进食障碍思维模式的复燃，发现越早越容易将之清除。因此，当开始播放进食障碍"碟片"时，他就需要能识别出"屏幕"上出现了什么。在抑郁症等疾病中做到这点非常困难，因为最初的变化往往不易被观察到。而进食障碍则不同，这是因为患者的行为变化很快，且是以一种独特的，可辨识的方式。

治疗师的任务是帮助患者识别早期变化（所谓的"复发征象"），并认识到这些变化是进食障碍思维模式回归的早期预警信号。好方法是回顾最近一次挫折的细节。

小片段

有患者报告说，在停止几周后暴食又复发了。治疗师详细回顾了这一切发生的背景。事情的真相是，在挫折开始出现的前一天早上，患者与老朋友进行了一次有关外形的长谈。在这之后，她的午餐吃得很少，花费了平时两倍的时间待在健身房，并在那里进行从前的体形检查。她不吃下午的点心，吃了一顿减肥餐当晚饭，也没有吃晚上的点心。结果，第二天她就开始暴食。

通过对这一系列事件进行详细的回顾，治疗师和患者认为，未来的早期预警信号可能是食物选择的改变、不吃点心、增加锻炼、回到以往的体形检查方式。

改变思维模式

正如上面所提到的，如果在进食障碍思维模式被激活后不久就替换它，是相对比较简单的。但随着更多的维持机制开始运作并逐渐稳固，再替换就会变得越来越困难。原则上，患者需要做两件事。

1. "做正确的事"（通常与进食障碍思维模式驱动的行为相反）。

2. 通过人际交往分散注意力。

做正确的事指的是遵循在治疗中所学到的关于克服进食障碍的知识。上述案例中，如果患者在健身房中就识别出进食障碍思维模式（此时她开始改变食物的选择，恢复体形检查，并增加运动），就可以特别注意在接下来的几天中坚持规律进食模式（即不跳过午后和晚上的点心），坚持吃正常的晚饭而不是减肥餐，避免有问题的体形检查。这本可以防止进食障碍维持机制开始运作。

　　与此同时，患者应该试着参加一些活动，从而改变进食障碍思维模式。最好的活动是人际交往，包括与朋友约会，出去参加聚会或者与别人待在一起。这可能很困难，因为它可能与患者想要做的相反，但对于想要彻底消除思维模式是很重要的。

　　练习发现并有效地处理思维模式是很有价值的，仅仅抽象地思考是没有用的。因此，如果患者在治疗过程中偶尔遇到挫折，也是有帮助的，因为这给了他一个使用这些策略和方法的机会，并在随后与治疗师一起回顾他的努力。

推荐阅读

第 5 ～ 12 章的推荐阅读可以在第 12 章的末尾找到。

第 9 章

饮食节制、饮食规则和控制进食

节食是进食障碍患者最显著的特征之一。除了暴食障碍患者，其他类型的进食障碍患者都有持久而形式独特的节食。和常人采用普通的饮食指南不同，这些患者通过设立多种苛刻而具体的饮食规则，以达到节制进食的目的。这种节食行为的动机来自对减轻体重的渴望、对体重增加和肥胖的抵触或是维持严格控制进食的愿望。不同的饮食规则存在差异，但通常都关注进食时间（比如不超过晚上六点）、进食量（比如每天不超过600千卡）以及种类；多数患者会企图避免多种食物（饮食回避），结果会导致饮食变得刻板、单一。

> **严格而极端的节食会带来严重的危害。**

正如第2章所强调的，严格而极端的节食会带来严重的危害。它会使日常饮食成为激发焦虑和有罪恶感的体验，甚至连决定中午吃哪种三明治都能引发持续的苦恼。对于与患者相处的人，用餐会变成一场噩梦。社交性的饮食会明显受到影响，而涉及进食的活动（比如与朋友聚会、走亲访友）都可能被回避。作为结果，患者的生活会严重受限。

如前所述，尝试限制进食（饮食节制）可能成功也可能不成功，因此它并不一定会导致生理意义上的"饮食限制"。本章节的重点是解决饮食节制、饮食规则和过度关注控制进食的问题。处理低体重患者的饮食限制问题将在第11章讨论。

处理饮食节制的策略有两部分。第一部分聚焦于动机，尤其是对体形和体重的关注（参见第8章）。在多数情况下，这项工作开始于第三阶段早期。通常在几次会谈后（假设规律饮食模式已建立），饮食规则将成为治疗的另一个重点，一般从讨论饮食回避开始。而在处理饮食规则之前，需要帮助患者认识到节食是"有问题"的。

处理饮食节制

帮助患者认识到节食是"有问题"的

处理节食问题的主要阻碍之一是患者并不认为自己的节食行为有问题，以下是一些原因。

- 一些患者认为自己擅长节食。他将其视为自身力量和意志力的一种体现，因此会认同这一行为。这被看作是有价值的。
- 即便一些患者节食失败，也坚信是软弱导致的失败，而不认为是饮食规则太严格或极端（即他认为是自身的问题，而不是节食的问题）。
- 节食赋予他强烈的控制感。
- 节食是他控制体重的主要方式。
- 对于有暴食行为（主观或客观发作）的患者，节食是补偿的主要方式之一。
- 对于曾经或目前超重的患者来说，节食被认为是合理的行为。减少这类患者的节食行为尤为困难（对同时存在肥胖的进食障碍患者的治疗将在第 16 章中展开讨论）。

治疗师的首要任务是帮助患者意识到节食确实是有问题的。以下有两个相互关联的论点：第一，节食方式对进食问题的维持起着核心作用，因此如果要战胜进食问题，必须处理节食问题；第二，节食存在以下主要的负面效果。

> 治疗师的首要任务是帮助患者意识到节食是有问题的。

- 它是导致患者被食物和进食有关的想法占据的主要原因。这会干扰患者的注意力以及生活的方方面面（比如患者会无法阅读，无法专注交谈或跟上电视或电影的情节，甚至有患者做梦都和吃有关）。这种被占据的感觉通常带来负面的体验。

- 它会引发焦虑。节食使进食成为有情绪唤起的负面体验。它引发预期的焦虑和苦恼。任何打破规则的事件都会引发强烈的后悔（通常被体验为"自责"），并被看作是软弱或缺乏意力的证据。

- 它限制了进食的方式。如前所述，患者的饮食变得单一和刻板。他只能吃有限种类的食物，并且不敢吃成分不明的食物。有的人甚至不能忍受在别人面前进食，原因是惧怕这会被视作软弱或纵欲的表现。作为结果，社交性的饮食变得困难甚至不可能。

- 它是导致（主观或客观）暴食的主要因素。让患者认识到这一观点是至关重要的，因为有许多患者误将饮食节制看成是对暴食的合理回应和预防暴食再次发作的方式。一般来说，饮食节制通过认知机制而不是生理机制（即并非因为饮食限制或真正意义上的进食不足）导致暴食发生，尽管在一些实例中两种机制都发挥着作用。认知机制的基础是存在严格的饮食规则和（必然的）对间歇性破坏规则的极端和消极反应。即使是打破一点点规则也会被看作饮食控制的全面失败，结果患者会暂时放弃饮食节制并屈服于由它引起的进食欲望。进食失控（主观或客观上的暴食）之后（当天晚些时候或第二天早晨）会出现饮食节制的恢复。在被描述后，多数有暴食行为的患者能记起这个过程，甚至可能对其中的一部分有专门的说法：回避的食物可能被称为"触发食物"或"危险食物"，因为患者知道吃这些食物会触发暴食（通过打破规则）。有患者将打破规则后的认知反应称为"破罐子破摔"。

> 一般来说，饮食节制通过认知机制而不是生理机制导致暴食的发生。

另一件值得做的事是帮助患者了解暴食时吃什么的主要影响因素正是那些试图从饮食中排除的食物。人们倾向于在暴食中吃平时尽力避免的食物。如果能在饮食中再次加入这些食物，在打破规则时对它们的渴望就减少。

没有暴食行为的患者（特别是低体重患者）可能不理会节食的潜在副作用，认为这和他无关。但他需要知道，这种立场是不明智的。由于存在相同的机制，他其实存在挺大的暴食风险。

- 饮食节制会导致进食限制，进一步导致体重降低或维持不健康的低体重。

尽管这恰恰是多数患者想要达到的目的，但它存在许多不良后果（第 11 章中有描述）。

小片段

某位患者直到治疗师帮她弄清楚节食如何限制她的生活，才意识到节食是有问题的。在生日的几个月前，她还在害怕不得不和同事一起吃蛋糕，甚至计划当天不去工作来避免此事。和朋友去外面聚餐是另一个问题。她必须提前知晓聚餐地点，这样就可以在网上查看菜单来提前决定吃什么，否则她在现场将难以选择食物。

通过强调节食带来的不良后果，治疗师可以帮助患者意识到节食问题的确需要被解决。

对患者进行饮食节制和饮食规则的教育

进行节食方面的教育可以很好地帮助患者认识饮食节制的问题。主要观点如下。

1. 饮食节制一旦变得"僵化"就有问题了，特征是存在具体、明确的饮食规则并且必须被遵守，以使进食被认为是"受控"的。正是这类节食会促使暴食的发生。

2. 太极端的饮食节制也有问题，具体表现有：
   - 存在许多饮食规则；
   - 本质上，这些规则是苛刻的。

3. 无论是否能成功遵守规则，极端的饮食节制都会带来不良后果：
   - 如果成功，会产生许多负面影响，尤其是在社会心理功能及生理健康方面；
   - 如果失败，患者会感觉他失败了，甚至将之扩大至认为自己就是一个失败者。暴食的风险也增加了。

4. 成功处理好饮食节制对消除由此引起的一系列负面影响和克服进食问题

有很重要的作用。

识别饮食规则

下一步是识别患者的饮食规则。鉴于一些患者会否认存在饮食规则或是这些规则已成为习惯而被他忽视，治疗师对饮食规则的识别不应过于直白。可以从监测记录上的星号和打破规则的描述中发现线索。暴食（无论多少量）的触发具有特别的揭示意义。我们要让患者不断努力地察觉规则。可以在发现它的时候实时地记录在当天的监测记录背面。

如果看上去没有任何规则，询问患者去新饭馆或者别人家吃饭时的感觉是有价值的，这通常能揭示一些规则。他们会为此感到忧虑吗？如果是的话，为什么呢？

饮食规则内容多样，一般来说会涉及以下方面。

- 什么能吃（或什么不能吃）。
- 什么时间能吃（或什么时间不能吃）。
- 吃多少（或限制热量、脂肪摄入，食物分量、食物数量）。
- 不能吃的比在场的任何人多。
- 不吃……直到获得吃的资格（比如通过运动或完成特定量的工作）。
- 不吃……直到饿了。
- 不吃……除非"有必要"。
- 不吃……成分不明确的食物（不明热量）。
- 不"浪费"热量。

处理饮食规则

以下是处理饮食规则的原则。

1. 识别具体的规则以及驱动因素。后者可以通过关注患者打破规则后被激发的担忧进行探究。一般来说饮食规则受减轻体重的愿望或对增重和肥胖的害怕驱动，而存在暴食的患者（客观或主观）的动机也可能是对打破规则后出现暴食发作的恐惧。

2. 与患者探究打破规则后可能出现的后果。比如，打破大部分的规则不是必然会导致体重增加或肥胖或减重停滞，这取决于吃了多少。此外，打破规则也不一定会无可避免地导致暴食，以前可能是这样，但可以向患者保证以后未必是这样（见下面"饮食回避"部分）。

3. 为探究后果而打破规则制订计划，并帮助患者执行。

4. 分析按计划打破规则的后果，包括患者对于会发生什么的信念以及潜在的从这些规则中获得解放的好处。

5. 计划在未来更多地打破同一规则，帮助患者持续努力，直到不再对打破这一规则感到困扰。

饮食回避

绝大部分进食障碍患者试图在饮食中剔除一系列食物（饮食回避）。这通常是最适宜优先处理的饮食规则，因为它形式简单并且容易发现。处理饮食回避的策略有如下几条。

- 有饮食回避的患者倾向于相信食用某些特定食物（如巧克力）会不可避免地导致体重增加，肥胖或可能导致暴食发作。在患者感觉能控制自我并能抵制暴食的那天，通过在计划的用餐中加入一种回避的食物可以打消对暴食发作的顾虑。他需要提前计划该食物要吃多少，剩下的要如何处理（比如如何处理吃剩的半条巧克力）。患者不需要吃大量回避的食物，因为只吃很少的量就会打破有问题的规则。通过反复这么做，患者会认识到，一直在驱动进食规则的可怕后果（暴食）并非是破坏规则后不可避免的结果。反复吃这种食物好像是"预防接种"，使患者对于这种食物会触发暴食具备了免疫力。

- 要反驳打破规则会导致增重或肥胖的信念是不可能的，因为就算这真的会发生，也是长期的结果。鉴于此，简单的营养教育就足够了，宣教的重点在于摄入的热量与患者日常热量需求的关系。需要强调的重点是**没有一定会让人发胖的食物，是否会长胖取决于摄入的量（卡路里或热量）**。

- 反复食用回避的食物和分析其影响会逐渐削弱和侵蚀饮食回避的基础，

从而使患者的食谱变得越来越多样化。

由于饮食回避一般涉及许多种类的食物，解决问题的第一步是找出所有回避的食物。有效的方法是让患者逛当地的超市并罗列出所有因害怕影响到体形或诱发暴食而不愿吃的食物。然后将它们（一般超过40种）根据回避的严重程度分成几组，通常4或5组就够了（图9.1）。在接下来几周中，从最容易接受的食物到最难以接受的食物患者逐渐将其加入饮食计划中，并像往常一样在监测表中记下这一过程。图9.2是一份处理食物回避的监测记录（见第二栏中标记"新"的食物）。

即便回避食物的清单长得吓人，治疗师也不必担心。在挑选需要患者尝试的食物时，治疗师应该找几种能代表该组别的食物，因为如果患者成功的吃了这几种，那整组食物的问题就都解决了。如前所述，进食的量不需要很大，虽然最终目的是让患者能顺利进食正常的量。

第一组——我绝对不会吃的食物	第二组
坚果	薯片
黄油	糕点和羊角面包
奶酪	果冻，软糖
花生酱	咖啡里的糖
巧克力条	蛋糕
薯条	曲奇
派	硬糖果
冰激凌	炸鸡
甜甜圈	墨西哥卷
第三组	**第四组——我会考虑吃，但会很困难**
意大利面	小麦面包
面条	百吉饼
汉堡	某些奶酪
土豆	希腊酸奶
椰汁	谷物棒
牛油果	寿司

图9.1　回避食物清单（患者B）

星期（一）　　　　　　　　日期：4 月 7 号

时间	进食的食物和饮料	地点	*	V/L	情境和评论
6:30	一杯开水	厨房			感觉不错，但因新添加食物而感到有一点担心。
7:10	香蕉 一碗麦片 脱脂牛奶 黑咖啡	咖啡厅			普通的早餐。 有问题！——→
10:00	苹果 谷物棒	工作室			不想让午餐太过丰盛，但还是想坚持完成计划。
1:00	羊奶酪希腊沙拉（新！） 小圆面包 水	咖啡厅			事先决定吃 3/4 的沙拉。整个过程相当焦虑，但最终还是完成了！
3:00	酸奶	工作室			想过不吃，但不想两餐间有太长的空窗期。
6:30	三文鱼（小片） 米饭（半碗） 菠菜	厨房			今天早些时候意识到，这可能是个问题——但完成了。
9:30	焦糖冰激凌（新！）	和朋友在冰激凌店			计划吃两勺并且感觉不错！和朋友一起真的很享受，平时通常不会这么做。

图 9.2　一份添加回避食物的监测记录（患者 A）

系统地尝试回避的食物需要不断持续，直到患者不再对吃它感到焦虑。有时候患者会说不想习惯于吃这些，因为它们不健康。重要的是向患者指出，目标不是鼓励患者吃不健康的饮食，而是解除对特定食物的恐惧从而能自由选择食物

（这一点目前他是无法做到的）。患者之后应该能进食清单中的任何食物，而不会有罪恶感或对体重增加和暴食感到焦虑。

普通素食主义和纯素食主义患者需要特别的考虑。搞清楚素食主义或纯素食主义的实质很重要，因为两者都可能是进食障碍精神病理表现并且是变相的节食。如果是这样的话，应该用常规的方法解决对核心精神病理以及导致的饮食问题。另一方面，如果是因为道德上的理由而素食，治疗师则需要在由此产生的限制条件下工作。以上两种情况都不会造成太大的困难，除非患者存在低体重。在这种情况下，增重会比通常更困难，特别是对于坚持纯素食的患者。针对这些病例，治疗师可以向营养专家寻求帮助。此外，建议患者暂停素食几个月以便为克服进食障碍提供更好的机会，也是不错的策略。根据经验，许多患者愿意接受这样的建议。

其他饮食规则

其他饮食规则需要通过类似的方式处理，重点是关注维持规则的信念，练习打破规则以及分析这样做的影响。由始至终，治疗师应强调，从饮食规则强加的限制中解放是多么的自由。考虑到这点，处理影响到社交饮食的规则尤为重要。

> 由始至终，治疗师应强调，从饮食规则强加的限制中解放是多么的自由。

通常为使患者做好准备打破规则，需要进行一些简单的讨论。以下是根据规则类型提出的讨论要点。

1. 关于吃什么（或什么不能吃）的规则。
   - 如上所述，没有一定会导致肥胖的食物。是否会胖取决于吃多少。
   - 避免成分不明的食物可能会损害社交生活，因为它几乎不允许外出就餐。成功控制体重并不需要确切了解食物的成分（通常指不明确热量或脂肪含量）。
2. 关于什么时候吃（或什么时候不能吃）的规则。
   - 并没有所谓进食的"正确"或"错误"时间，一天中的不同时间对热量吸收并无差异。

- "延迟饮食",即制订一系列规则以尽可能推迟进食,可能与对进食过度控制的禁欲主义有关。由于忍住不进食没有太大意义,这种价值体系需要被质疑。
- 规律饮食可以解决有关进食时间规则的问题(参见第一阶段,第93页)。

3. 关于吃多少的规则。

- 在谈到进食量以及某些特殊食物的摄入量时,所谓"正确"的量应该是能够维持健康体重并符合营养指南的标准。可靠的信息来源是www. health.gov。

4. 关于不能在他人面前进食的规则。

- 这些规则严重损害了社会功能。
- 这些规则通常由"别人会因为我的进食情况而认为我'软弱''缺乏意志力''贪婪'"的假设产生。这种观点在低体重患者中十分常见。
- 如第11章(第201页)所述,这种类型的规则假设别人也和患者有相同的观点,一般这是不正确的。实际上,其他人很少会关注患者的进食,也不可能这样去想。

5. 关于不能比在场的任何人吃得多的规则。

- 这是个怪异的规则。想象一下大家都这么想的话会怎样。就好像努力比别人呼吸更少的空气,听起来如此荒唐。
- 这个规则没有考虑到别人之前是否吃过食物(或之后是否会继续吃)或与活动水平相关的热量需求,以及因人而异的体重和身高。

6. 关于只有饥饿或运动后或达到一定工作量后才能吃的规则:

- 和推迟进食类似,这类规则可能起源于禁欲主义。同样,重要的是指出抵制食欲并没有任何必然的"好处"。

小片段

　　一位对热量高度敏感的患者规定自己只能吃已知热量含量的食物。因此,她坚持自己准备所有的食物,这样就知道食物的确切成分。她不让母亲为她做饭（即使看着母亲做），因为担心母亲不能正确地称量食物的量。

治疗师鼓励患者在各种不同的环境下（如餐馆、宴会、野餐）练习饮食，并尽可能吃多样的饮食。帮助患者把这当成实验，测试如果反复吃下不确定热量的食物，焦虑和对食物的过度关注会发生什么变化。几周后，她的恐惧和对饮食的关注都减少了。不久之后，她就能和家人一起吃饭，也能出去吃饭了。

小窍门及遇到的问题

- 一般来说，进入第三阶段后，在处理饮食节制前需要几周的时间。最好是在规律饮食模式已经建立并且暴食并非持续性发作后进行。在初始会谈中，解释打破规则背后的原理和原则占据了这节会谈的大多数时间，但在之后的会谈中，这可以只是议题之一。

- 治疗师在布置家庭作业时需要具体、细致。比如，治疗师需要就下周添加何种食物以及在哪些场合下进食等问题和患者达成一致。

- 如果患者对打破饮食规则有特别强烈的反应，可以告知这是好现象，说明这些规则对他影响很大。

- 社交饮食需要不断被强调。治疗的目标是让患者能和他人一共进餐，以及在各种不同的场合进餐。

- 一小部分患者认为打破饮食规则特别困难：比如，他非常不情愿添加"被禁止"的食物。对于这类患者，某些由治疗师协助的进食方式可能有效，最好在专业机构内进行（参见第15章第287页和第295页）。

- 对于低体重患者（参见第11章），最好在其体重接近正常范围时再处理饮食规则问题，尽管增重总是意味着要打破一些规则。

- 对于肥胖患者的治疗会在第16章（参见第308页）中讨论。一般来说，治疗的重点在于进食障碍而非体重问题。然而患者也需要体重管理方面的指导，尤其是和节食相关的内容。因此患者需要学习"防暴食"的节食方法——一种不会激发暴食的节食方法。

应对打破规则时的反应

对于用暂时性放弃控制饮食来回应打破规则的患者，我们非常需要处理背后的认知机制，以使其改变回应的方式。这里我们使用标准的认知行为疗法。如上所述，这种反应的基础是严格的饮食规则（而非灵活的饮食指导）以及打破规则后出现极端和消极反应的倾向。问题本身在于饮食规则不是饮食指导，这会在处理饮食限制中被讨论，同样需要被强调的是患者饮食规则"非黑即白"的本质。无论是多么轻微地违反规则（见下面的例子），患者会解释为失去了控制（我已经打破节食规则）和缺乏意志力（我失败了）。因此，应该强调的是，饮食控制是有不同程度的，即使是对饮食很注意的人，也需要不时放松自己的饮食。

小片段

有着特别极端的饮食规则和明显的"非黑即白"思维的患者给自己设定了每餐零食只能吃 5 颗葡萄的限制。有一次，她吃了 6 颗。这足以引发一次暴食。

另外，患者打破规则时的反应需要被检验，因为在那段时期患者有可能暂时放弃对饮食的控制并可能导致暴食出现。这种放弃控制（认为"已经没意义了，我还是放弃吧"）是"非黑即白"想法的又一例证。

治疗师的目标是让患者在此类想法出现时及时发现、质疑它，作出相应的回应，而不去批评自己并最终发生暴食。

在解决与饮食相关的僵化问题时，有时需要更多的策略。许多患者（特别是低体重的）不能忍受进食方式的改变，尤其是不可预测的情况（比如下一餐的时间、地点不确定）。一些患者因不能忍受不确定性而选择坚持通常的用餐方式或者干脆不吃。治疗师可通过让患者计划三个以上的晚餐选择然后抛骰子决定的方法，帮助他学会容忍一定程度的不确定性。

处理过度评价控制饮食

如前所述，有一部分患者并不是渴望通过控制饮食来影响体重和体形，而是对控制饮食本身存在过度评价。这类患者趋于有极高要求的饮食节制和大量饮食规则。他们尤其关注检查饮食的细节，因为这是评估自身对饮食控制程度的方式。因此，患者会计算热量（比如，保持与摄取热量相当的运动量），监测其他方面的营养摄入以及称量食物重量。一些患者还会评估热量消耗情况。最近，我们看到某位患者多年的记录热量摄取和消耗的电子数据表。前面谈到过，一小部分患者用"赊账"的方法，即在进食前要求自己运动以消耗等价的热量。

要处理过度评价控制饮食，治疗师需要参照第8章的具体原则。以下是处理该问题的最佳顺序。

1. 识别过度评价以及其后果。参照处理过度评价体形、体重的策略（参见第8章，第121页），但需要对内容做些调整，以适应过度评价控制饮食本身。延伸的范式与经典的不同，表现在过度评价的表达不是身体检查等，而是排他性地关注控制饮食（图9.3）。

2. 强化自我评价中其他领域的重要性。涉及与第8章中类似的策略和过程（参见第126页）。

3. 减少对控制饮食的重视。最有效的方法是处理过度评价的表现。这需要遵照本章中描述的指导原则。检查食物（包括检查包装、给食物称重、计算热量等）需要停止，因为这会导致对食物、进食及热量的过度关注。还应该阻止患者阅读烹饪图书和食谱以及关注食物、进食的网页。

4. 探索过度评价的起源。详见第8章（第144页）。

5. 学会处理进食障碍思维模式。详见第8章（第146页）。

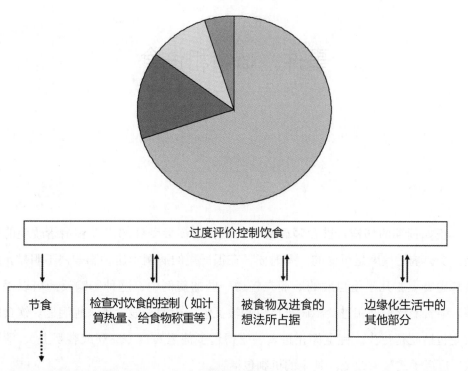

图 9.3　过度评价进食控制，一种"延展的范式"

引自 Christopher G. Fairburn 主编，陈珏主译的《进食障碍的认知行为治疗》。英文版版权所有 © 2008 The Guilford press。简体中文翻译版版权所有 © 上海科学技术出版社有限公司。原图可从 www.credo-oxford.com/4.4.html 获取。

推荐阅读

第 5 ～ 12 章的推荐阅读可以在第 12 章的末尾找到。

第 10 章

事件、情绪和进食

正如预期的那样，进食障碍患者的饮食习惯会受外部事件和情绪改变的影响。受影响的程度是可变的。有时候，在很严重的病例中这种影响很不明显，进食障碍看上去几乎是自发的；而在轻微一些的病例中，这种影响反而可以很显著。随着治疗进展和进食障碍维持机制被瓦解，影响一般会越来越明显。饮食的改变包括吃得更少、完全停止进食、吃得过多甚至暴食（主观或客观上）、清除或过度运动的频率改变。其中的机制包括：

■ 当患者感到无法控制外部事件时，吃得少可以让他获得自我控制感。这比较多见于低体重患者，例如，争吵经常会导致这些患者停止进食。

■ 通过吃得少来影响他人，比如表达悲痛、轻蔑或愤怒的感受。

■ 把吃得过多当作"乐趣"，这尤其多见于超重患者。

■ 用暴食或呕吐（或两者兼有）来处理负性事件或负性情绪。暴食在这方面有两个相关的属性：第一，它可以使患者分心，从烦恼中转移注意力；第二，它具有直接的情绪调节作用，可以缓解紧张的情绪状态。后一属性也适用于呕吐和剧烈运动。

如果在第三阶段发现事件和情绪看起来对进食障碍起着维持作用，这种关联需要进一步评估，并需要及时解决。目标是在不影响饮食的情况下帮助患者直接、有效地应对事件和情绪。

初始工作应该是要求患者从之前的监测记录中识别事件相关的饮食变化。然后治疗师和患者应详细回顾这些信息以确定涉及的主要机制。在此之后，根据可能的发生机制，治疗师应该介绍以下的第一项或全部两种策略。

■ 用前瞻性的问题解决法来应对触发事件。

■ 发展功能性的情绪调节方法来处理情绪相关的饮食改变。

处理事件相关的饮食改变

为了帮助患者处理诱发饮食变化的事件，进食
障碍的认知行为疗法一贯运用解决问题的训练。尽
管这种技巧看似平凡，但在大部分情况下相当有效
且很受患者喜爱。当然，解决问题的训练需要做得
好才能达到好的效果。它包括七个步骤。

> 问题解决法作为一种
> 相当有效的技巧，很
> 受患者喜爱。

1. 治疗师需要找到近期的事件相关的饮食改变。

   如果无法找到，可以从患者的监视记录中搜寻更早的事件。如果还
   是无法发现，可以找出最近日常生活中的困难（比如与朋友的争论、工
   作中的冲突）作为第 4 步中的例子。

2. 重新创建导致饮食改变的事件的顺序。

   这要求依据触发事件和随后的感受、想法和行为进行详细重建。常
   见的触发事件包括工作压力、争论、一整天无所事事以及回到空荡荡的
   住所。

3. 治疗师要让患者看到发展顺序是可以中断的。

   目的是强调饮食改变并不是不可避免的。比如，有人邀请患者外出
   看电影可能就会中断事件的发展顺序。

4. 让患者学会用"前瞻性问题解决法"来应对触发饮食改变的那类事件。
   应该让患者明白，问题解决法是用来处理饮食变化的触发因素。有些患
   者倾向于把饮食上的变化（如暴食）看作是"问题"，而实际上这是他对
   问题的**反应**。

   可以参考《战胜暴食的CBT-E方法》一书中"解决问题"的章节。
   治疗师应当解释，许多问题一开始看起来极其困难，但经过系统地处理，
   通常患者会发现它原来是可以应对甚至可以避免的。因此，通过成为有

效的问题解决者，多数患者能够成功地处理会干扰饮食的事件。有效的问题解决法包括以下几个步骤。

步骤1：尽早识别问题。这点十分重要。大多数问题在早期发现时都更容易被解决。举例来讲，如果晚上可能会出现问题（比如无所事事），在当天早些时候去解决问题总比在最后时刻解决更容易。

步骤2：准确地描述问题。要找到最佳的解决办法，发现问题的本质十分重要。有时会发现有两个或更多问题同时存在，而每个问题都需要单独被解决。重新表述问题会有帮助。

步骤3：想出尽可能多的解决方法。一切可以解决问题的方法都应当被考虑。患者应该尽可能多想点子（头脑风暴），尽管一些想法可能看起来荒谬或不切实际，也应当列举出来。因为列举的点子越多，就越能找到好的解决办法。如果患者很难想出点子，可以让他想象如果是朋友遇到类似的情况，他会如何建议。

步骤4：考虑各种方法的优点和缺点。每个办法的有效性和可行性都应该被考虑到。

步骤5：选择最佳解决方法或方法组合。如果步骤4执行很彻底，那么最佳方法（或方法组合）通常都显而易见。

步骤6：执行解决方法。

步骤7：评估解决问题的过程。患者在第二天需要回顾问题的解决过程。应当关注过程而不是结果是否成功。换句话说，他需要聚焦于锻炼解决问题的技巧。

5. 治疗师和患者应该处理识别到的问题（使用问题解决法的前六个步骤），就好像提前发现了问题那样。

这是至关重要的，并且应该合作完成，只要有可能，治疗师就要鼓励患者来带头。如果时间允许，可以找另一个近期的例子并用同样的方式处理。

6. 布置家庭作业，让患者练习解决问题的技能。

在接下来的一周中，患者需要留心可能触发饮食改变的事件并使用问题解决法来应对。具体来说，一旦患者识别了一个问题，就要在日常监测记录的右边一列写上"问题"，然后翻过来在背面写下解决问题的步骤（图 10.1）。需要告诫患者，不要仅在头脑里解决问题（应该要写下来），因为这样有效性将大打折扣。

7. 在下一次会谈时应检查家庭作业，并鼓励进一步的实践。

重点应该是帮助患者获得处理或预防可能触发饮食改变的事件的能力。由于尽早发现问题尤为重要，应鼓励患者筛查当天剩下的时间里在正餐或点心时间会有什么问题。通过这种方式，问题解决就变成"前瞻性"的了。

如果患者下一次会谈时没有完成任何问题解决，治疗师需要思考原因。有时候患者会说他没有需要解决的问题，这时候治疗师应指出，每个人每天都会或多或少遇到问题。通常可以通过复习最近 7 天的监测记录找到问题，然后应当鼓励患者使用问题解决法来解决比较小的困难，以便将来遇到大问题时也能从容应对。

大问题！

步骤 1：今晚进行一次约会！

步骤 2：担心他可能不喜欢我并且认为我很胖。

步骤 3 和 4：我可以做的事以及它的优缺点：

a）最终取消约会……　　　　　　＋我不用去也不用担心约会。
　　　　　　　　　　　　　　　－我真的很喜欢这个男孩！

b）找朋友帮我做准备……　　　　＋可以让我感觉好起来。
　　　　　　　　　　　　　　　－朋友不一定能过来。

c）打电话给妈妈寻求安慰……　　＋可以让我不那么紧张。
　　　　　　　　　　　　　　　－我还是想靠自己解决问题。

d）选择一套我觉得舒适的服装……＋可以让我觉得很自在。
　　　　　　　　　　　　　　　－没有。

步骤 5：b 和 d 选项最佳。

步骤 6：今晚两者都实施。

步骤 7：昨晚这个方法确实奏效了！回想起来，我能提前看到潜在的问题，想出一些应对策略并选出对我有用的两个方法。总的来说，我认为自己做得很对，我认为他喜欢我！

图 10.1　某位患者在问题解决上的首次尝试

如上所述，前瞻性问题解决法一般应用于第三阶段，但有一个常见的例外。有一类患者的暴食仅发生于对事件和不良情绪的反应，而并不是饮食限制的结果。很多暴食障碍患者属于这一类。和其他患者一样，这类患者治疗初期的重点在于建立规律饮食模式（参见第6章）。一旦做到（一般要花几周时间），即便名义上患者还处于第一阶段，直接转到这一章中介绍的步骤也是恰当的。

处理残留的暴食

进食障碍患者容易出现暴食，第一阶段中"规律饮食"的干预措施对暴食有较好且较快的疗效（参见第6章，第93页）。一些患者会很快终止暴食，而另一些患者的暴食会持续到第三阶段，尽管其频率有所降低。通常这种"残留的暴食"是间歇性的，并且由外部事件或不良情绪触发。问题解决的详细步骤可以用于解决这类暴食。我们称其为"暴食分析"。

暴食分析

暴食分析是帮助患者消除剩余的暴食（主观的或客观的）的策略。第一步是向患者解释暴食不会突如其来，而是四个定义明确的机制的一个或几个结合的产物。包括：

1. 打破了一个饮食规则并做出暂时放弃饮食控制的反应。
2. 因酒精或精神活性物质（如大麻）脱抑制，从而无法维持饮食限制。
3. 吃得太少——持续性或间歇性进食过少的患者（如存在饮食限制或延迟进食的患者）会在强烈的生理压力下暴食。
4. 被外界事件或不良情绪触发。

在向患者解释这些机制后，治疗师要鼓励患者将残留的暴食视为"有趣的现象"，从中患者可以有所获益。具体来讲，一旦在暴食后恢复平静，患者就应该好好考虑是哪种机制导致了暴食——常常是不止一种机制发生了作用——他可以从中学到什么。在这方面，图10.2所示的图表可能会有所帮助。分析每一次暴食有两个积极影响。第一，这能逆转患者因继续暴食而感到被击倒和意志消沉，这些感受使患者处于再次暴食

> 目标是让患者从容应对残余的暴食，而不是不知所措。

的危险中。暴食变成了可以被客观分析和理解的行为（见"小片段"，第172页）。换句话说，目标是让患者积极应对残留的暴食，而不是不知所措。第二，暴食分析强调并强化了特定步骤的使用，从而有可能最大限度消除残留的暴食。具体步骤如下。

打破饮食规则

　　●·······························

脱抑制（如酒精）

　　●·······························

减少进食

　　●·······························　　　　　暴食

负面的情绪或事件

　　●·······························

学到的东西

　　●·······························

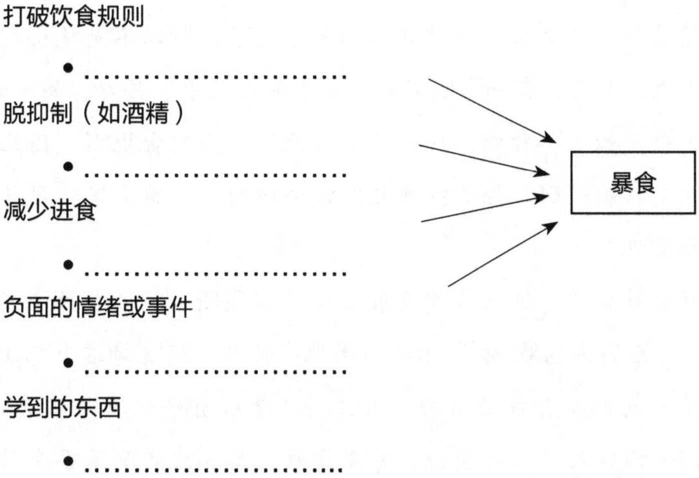

图10.2　暴食分析

引自Christopher G. Fairburn主编，陈珏主译的《进食障碍的认知行为治疗》。英文版版权所有 © 2008 The Guilford press。简体中文翻译版版权所有 © 上海科学技术出版社有限公司。原图可从www.credo-oxford.com/4.4.html获取。

1. 打破饮食规则：逐步打破饮食规则并处理打破规则后的反应（参见第9章）。

2. 酒精或精神活性物质脱抑制：心理教育及支持。

3. 进食不足：心理教育和对行为改变分级（参见第11章），并聚焦于促进它的过程（参见第8章和第9章）。

4. 被外部事件或不良情绪触发：前瞻性问题解决技能，合并情绪调节的方法（见下一章）。

一些患者明确喜欢暴食，并因此不愿停止暴食。这些患者治疗起来较困难，

最好能详细探究他从暴食中得到的好处（比如即刻的快感，从压抑中获得放松）以及坏处（如可能导致体重增加、花费问题、隐瞒和欺骗、自我批评以及从长远角度的进食障碍的持续）。对低体重的患者使用的分析利弊的方法（参见第11章，第195页）适用于此处。当患者充分认识到持续暴食的长远成本时，会更愿意停止暴食。

小片段

　　某患者报告说他在周五晚上暴饮暴食后，考虑是四种机制中的哪一种导致了暴食。她没有体重过轻，那天吃饱了，所以不是吃得过少，也没有喝过酒。然而，有一个明显的社交性触发因素；另外，她一开始吃，就吃了三种"触发"食物，从而迅速打破了三条饮食规则。因此其中一个机制就是打破规则，她已经在处理这个问题了。她决定学习另一种机制——社交机制。

　　在开始暴食前，她在监控记录上写道：**"我所有的朋友都出去了，就剩我一个。没有人喜欢我。"** 治疗师问她有什么证据支持这个想法，患者的回答是朋友们没有带她出去。当被问及是否有任何有矛盾的证据时，她承认朋友们曾无数次看望她，并邀请她。患者被问及是否能对那天晚上发生的事想出其他的解释，她回答说不能。

　　作为家庭作业，我们建议她就那天晚上的事与朋友交谈。在下一次会谈中，她说她发现朋友给她男朋友打了电话，但是由于没有打通，他们以为他俩已经出去了，因为通常周五晚上他俩都在一起。朋友没有想过直接联系她，因为不知道她男朋友那个周末外出了。

　　患者说听了他们的解释后她感觉好多了。如果没有草率地得出错误结论，她就不会暴食。治疗师和患者得出结论，这次暴食是"有用的"，因为突出了患者的普遍问题（社交敏感性和过早得出负面结论），这在当时本可以通过问题解决法得以解决。

处理情绪相关的饮食改变

CBT-E是为饮食受情绪强烈影响的患者设计的。所有患者的饮食都在一定程度上受情绪的影响，这完全正常，这种情况或是不需要处理，或者可以通过帮助患者更有效地应对触发情绪变化的事件（通过使用前瞻性问题解决法）来解决。然而，一些患者要么对某些特定的情绪状态过于敏感以至难以忍受，要么经历着异常强烈的情绪，也可能两者兼具。这被称为情绪不耐受。一般来说，这里的情绪指不良情绪，但也有例外。患者可能对任何强烈的情绪（包括诸如兴奋等）敏感，这种敏感会导致他采取某些行为（情绪调节的行为）以帮助应对情绪，或是通过减少对情绪的觉察，或是削弱情绪。暴食是其中之一，呕吐、过度运动也是。对于这些患者，进食障碍的某些方面帮助他应对情绪并由进食障碍核心机制以外的机制维持。因此单纯聚焦于常规的维持机制（标注在患者的范式中）不足以从根本上消除这些行为。治疗必须直接处理这些被称为情绪不耐受的额外机制。

> 对于情绪不耐受的患者，进食障碍的一些方面可以帮助他们应对他们的情绪。

这部分治疗是为这个患者亚群设计的，尤其是倾向于被诊断为边缘型人格障碍（或被称为"多重冲动"）的患者，但也可以用于其他患者。最初它是作为扩大版本CBT-E 的要素（参见第13章），但后来的经验表明，它可以很容易且适当合并到主要的聚焦版本治疗中。该方法与辩证行为疗法的要素有重叠（Linehan，1993）。

识别情绪不耐受的患者

最适用这些策略和方法的患者在第二阶段回顾进展时（参见第7章）或第三阶段早期最容易被识别。此时基本可以明确，他的某些进食障碍行为是由情绪敏感性维持的。线索是，尽管试图解决，但某个进食障碍表现始终持续。比如，尽管患者试图遵守规律饮食（参见第6章），但暴食仍在继续，或患者可能仍有间歇性非补偿性呕吐或过度锻炼。更多直接的依据来自仔细回顾近期饮食的改变以及它是否最初是由患者一直在压制的情绪改变导致的。但过程的困难在于情绪特别敏感的患者对浮现的情绪反应很快，以至于无法体验最初的情绪变化。另外的线索是其他形式的功能不良的情绪调节行为史，这往往表明患者有一定程度的情绪不耐受。特别是类似以下两种的行为。

- 自伤（比如，割或烫皮肤，打自己）：这种行为能立刻缓解强烈的情绪状态，因而会迅速强化。
- 服用精神活性物质（比如酒精、大麻等）：这是另一种对付强烈情绪的方法，虽然相比自伤起效较慢且效果差一些。间歇性酒精滥用（非社交性酗酒）特别具有提示性。

其中一些患者会有一系列情绪调节行为，患者会交替使用或在某段时间倾向于用某一种方法。但不管怎样，治疗师都要警惕这些既往史，因为这提示患者可能有情绪不耐受。

如果不能确定情绪不耐受是否参与维持进食障碍，最佳策略是应用上述的问题解决步骤来处理饮食上的任何改变。这样往往能揭示存在情绪敏感性。

进行情绪不耐受的教育

要对情绪不耐受和应对策略进行教育，治疗师要根据患者近期的监测记录找到一个或更多的例子。在每个例子中，指向饮食改变的事件顺序需要根据触发事件的出现和继发的情绪、想法和行为来重新建立。显然，方法与用在处理事件触发的饮食改变上的相同。目标是让患者认识到每次发作涉及一系列迅速展开的步骤。

1. 触发事件的发生：比如，和男朋友打电话时争吵。
2. 对事件的认知评价：比如，愤恨（这不公平，他总是指责我）。
3. 负性的情绪改变：比如，愤怒。
4. 情绪改变的认知评价，紧接着（几秒钟内）情绪通过认知被放大：比如，

"我无法忍受愤怒的感受"导致情绪放大，之后"我**真的**无法忍受它"导致进一步放大情绪，再然后"我**真的**无法忍受了"导致情绪更进一步的放大，之后**"我真的无法忍受这种感受"**。

5. 情绪失调行为的开始：比如，患者开始暴食或自伤。

6. 负性情绪立刻改善：比如，愤怒消散。

7. 随后的认知评价：比如，"我好失败，根本无法控制饮食"。

治疗师需要指出，这种习惯性的反应在几个方面都是没有好处的：导致患者不再处理日常困难，导致不可预估的行为并使人际问题恶化，维持了饮食问题，让患者对自己感觉很差。

放慢节奏，观察和分析

下一步是让患者观察随后出现的发作。虽然这非常困难，需要多次尝试才能完成，但这是克服情绪不耐受的关键。

一旦察觉到可能触发行为的事件或情绪，患者需要将自己迅速从情境中转移出来，并简短地描述：

- 发生了什么；
- 对此的评价；
- 此刻的感受；
- 对感受的评价。

换言之，他尽量实时记录下步骤 1 ～ 4，这可以使整个过程慢下来，也能迫使他停留在目前的状态，而不是通过习以为常的情绪调节行为去逃避。需要预先警告患者，他会发现这么做会令人极度沮丧，但他应该尽全力在"当下"停留尽可能长的时间。这样做可以中断处于情绪不耐受核心位置的认知放大过程（前述的步骤 4），因此十分重要。

对于正在做这种尝试的患者，治疗师应该尽力鼓励和支持。哪怕部分的成功也是值得认可的。

干预

开始放慢节奏后，观察和分析事件通常的顺序，并且在这个过程中，通过防止认知放大来进行干预。此时患者能够在顺序中的不同节点进行干预了。不同的策略和过程介绍如下：

- 触发事件的发生。
- 在可能的情况下，通过使用前瞻性问题解决法来预防。
- 对事件的认知评价。
- 认知重建和行为实验。
- 出现不良情绪和对它的认知评价。
- 情绪接纳。
- 使用情绪调节行为。
- 练习使用功能良好的情绪调节行为。
- 阻止功能不良的情绪调节行为。

具体过程如下：

1. 前瞻性问题解决法。这是永远都有用的技能，即使对于最混乱的患者，这通常也是很有价值的。该方法用于防范很多问题，而这些问题如处理不当，会引发情绪不耐受。

2. 认知重建。用来帮助患者评估事件和对个人的意义，对于纠正非黑即白思维和负性评价尤为重要（参见第172页"小片段"）。

3. 情绪接纳，该术语包括以下内容。

   （1）关于情绪的教育。

   - 情绪是人正常体验的一部分，偶尔生气或沮丧都是正常的，就和感到开心一样正常。
   - 情绪很少持续很长时间（除非患有心境障碍，如抑郁症）。
   - 患者需要识别自己的情绪。有些人误判情绪：比如将兴奋误认为焦虑。注意某种情绪伴随的其他特征是有用的（如肌肉紧张可能提示焦虑），另外还可以想一下其他人在此环境下会是什么感受。

注意有些患者会把想法当做感受（如我感觉像个失败者）此时，治疗师要努力帮助他识别伴随的情感。

（2）对情绪做出反应：

- 不一定要对情绪做出反应，可以接纳它。
- 你可以安然度过一种情绪，看着它起落，就像"冲浪"（参见第98页）。这样做有助于动摇这样的信念，即必须要做什么，不然不良情绪只会越来越糟。
- 如果一个人目前情绪不佳且挥之不去，也有许多不会带来伤害的调节情绪方式。

4. 练习使用功能良好的情绪调节行为。治疗师应帮助患者在有需要时识别和实施改变情绪的有效措施。措施可以根据具体情境和患者的喜好来选择。可以提前让患者罗列可以接受的措施。主要的选择包括：

· 播放能改变情绪和心态的音乐。

· 和他人交流（交谈而非短信或邮件交流，尤为有效），面对面的形式最佳。

· 运动：健步走有效且在绝大部分情况下都可以做。

· 洗个舒缓的澡，有烛光的或泡沫浴更佳。

· 洗个冷水澡。

· 去电影院看场电影。建议看题材轻松的电影。

　　最初，和旧的功能不良的方法相比，新的行为方式可能"相形见绌"，但随着不断练习，它会愈发有效且有不产生副作用的明确优势。成功使用功能良好的情绪调节行为可以改变患者关于自己情绪失控的信念。这也可以挑战他有关功能不良的情绪调节行为的信念（如只有暴食能让感觉变好）。

5. 阻止功能不良的情绪调节行为。对于进食障碍，这个方法使用不多，但的确适用于物质依赖和自伤行为（如用剃须刀片或小刀自伤）。最好让患者远离所需的药物或用品。如果以关切的方式要求，很多患者会向治疗师上交藏匿的药物、特殊的小刀等。

小窍门以及遇到的问题

- 实时、当下记录对帮助这些患者非常重要。仅是记录本身就很有用。
- 坚持简单有效的原则，避免教授过多技巧。帮助患者获得与自身最相关的策略和方法。
- 牢记简单干预的价值：例如，前瞻性问题解决法，使用音乐调节情绪，阻止功能不良的行为。
- 一次成功可以孕育更多的成功。
- 一旦开始处理情绪不耐受，它就应该是每次会谈议程中的主要项目，直到该模式被打破。

> 一次成功可以孕育更多的成功。

推荐阅读

第 5 ～ 12 章的推荐阅读可以在第 12 章的末尾找到。

第 11 章

体重过低与进食过少

大部分进食障碍患者在某个阶段进食过少，并且许多人在一段时间内变得体重过低。通常来说这一阶段不会持续，而患者又会因为暴食而再次获得丢掉的体重。但也有一小部分患者会努力维持极端的饮食控制从而保持低体重。如果BMI等于或小于17.5（或者是体重维持在DSM-Ⅳ要求的预期体重的85%以下），那患者有可能符合神经性厌食的诊断标准（参见第2章）。那些没有符合所有必要诊断特征（例如闭经，过度评价体形和体重）的患者会被诊断为非典型性进食障碍。如此，低体重就是非常严重的一件事，因为它会导致重要的生理及社会心理后果，而且其中一部分会引发进一步的进食过少。因此这会变成自我维持的一种状态。

本章的焦点在于CBT-E需要如何改编以适合体重过低（例如神经性厌食或是低体重形式的非典型性进食障碍）和进食过少的患者的。在本章一开始，值得一提的是，CBT-E并不需要很大的改动。因为这些患者和大部分其他患者有着一样的核心精神病理以及非常相似的行为，所以到目前为止几乎所有描述的策略和方法也和他们相关。但患者也确实有特定的与众不同的特征是需要直接处理的，因此需要对CBT-E进行修改。下面是需要注意的三个主要特征。

1. 进食过少。低体重患者总是存在进食过少，尽管它也出现在许多其他患者中。

2. 目前处于体重过低状态。

3. 改变的动机不足。许多低体重患者并不将进食过少或低体重视为问题。造成这个情况的原因与过度评价体形、体重和控制进食是一致的。事实上，患者倾向于将进食过少和低体重视为意志力和自控能力的证据。

　　CBT-E必须通过改编来适应这三个特征。动机的问题尤为困难，除非成功解决动机问题，否则治疗成功的机会很小。因此这是治疗一开始就需要优先处理的。进食过少与体重过低也很重要。它们也需要在一开始处理。因为维持非常低的体重是极其不健康的，会引发社会心理的损害，同时也会阻碍改变（这一点会在之后进行解释）。

　　CBT-E不只需要在内容上进行改编，也需要在长度上进行扩展。这有两个原因：首先，需要几周来产生动机；其次，获得并维持健康的体重需要花很长时间。在BMI15.0～17.5的患者中——基于门诊的CBT-E最合适的低体重团体——治疗通常要花40周左右，包含大约40次会谈（即常规形式CBT-E的两倍投入）。关于会谈的频率，我们的实践经验是保持一周两次的会谈，直到患者持续地增加体重。然后可以变成一周一次。在体重恢复的后期，会谈是两周一次，直到最后变成三周一次。

　　CBT-E如何针对体重过低患者进行改编和扩展是本章的焦点。对于体重过低的青少年的治疗会在第14章进行描述，而住院患者的治疗版本会在第15**章。本章是在假设读者熟悉第5～10章以及第12章所描述的20次会谈形式的CBT-E的基础上展开的。**

　　还有一点需要强调，患者的健康和安全至高无上，永远不可以忽视，尤其是对于体重过低的患者，因为其生理健康总是受到损害。任何对患者有临床责任的人都必须充分认识到他有可能发展出的并发症（参见第4章，第51页）。非医学的治疗师需要和内科医生保持联系，后者可以对处理案例的医学问题给出建议。

针对低体重患者的CBT-E概览

治疗策略包括以下步骤：

1. 吸引患者参与并在之后维持吸引力是个良好的开始。极为重要的是对患者本身，而不只是对他的饮食习惯和体重表现出强烈的兴趣。
2. 就维持非常低的体重对心理、社会和身体的影响进行患者教育。

3. 创建个体化的范式，其中要突出体重相关因素的影响。

4. 在范式背景下，帮助患者对于改变的益处以及"全新开始"的可能性产生兴趣。目的是让患者自行决定要恢复体重。注意"恢复"这一术语的使用：相比于"增加"，患者会更喜欢这个词。

> 目的是让患者自行决定要恢复体重。

5. 确保患者依从决定并帮助他恢复体重。通常这要花几个月的时间，患者和治疗师都要坚持不懈。

6. 同时，处理进食障碍的其他特征（例如过度评价体形和体重，体形检查，饮食节制与饮食规则）。帮助患者开始发展可持续并有价值的人际关系尤为重要。

7. 一旦获得健康的BMI，帮助患者接纳并维持新体形与体重。

8. 通过尽可能保持已有的改变最大化，并最小化复发风险来为治疗画上满意的句号。

20次会谈版本CBT-E的四个阶段并不完全契合此版本的治疗。

好的开始

开始的两次会谈类似于20次会谈的版本，虽然需要有特定的改编来顺应关于体重过低造成的影响的心理教育并将此信息纳入范式。随后的六次会谈也和20次会谈版本相似，但重要的区别是强调帮助患者做出改变的决定。会谈一周两次。

初始会谈

吸引患者参与治疗并做出改变

这尤为重要，尽管在这点上不需要特殊的流程。通过询问患者他是如何来寻求治疗的作为开始，是有帮助的。你会发现有的人并不情愿来，而是迫于他人的压力。对于这些患者，需要着重强调的是治疗师会完全为他的利益而工作，而不是为他的父母、伴侣或其他任何人。

评估目前精神病理的性质和严重程度

评估非常类似于20次会谈版本中的，此外治疗师还需要询问体重过低可能导致的其他特征。当然不能标签化地询问，否则会有患者不暴露它们。询问应该包含在常规的评估中（参见第5章）。表11.1列出了重要的主要额外特征。

共同制定范式

这一步被推迟至下一次会谈。因为体重过低的患者和其他患者相比，可能更

表 11.1	显著低体重患者的常见特征

进食障碍特征
- 仪式化进食（例如使用同样的盘子或餐具，数吃了几口，沿盘子顺时针方向进食，将食物切成特定的形状）
- 进食缓慢
- 即便吃很少的量也感觉饱
- 用大量调味品或香料
- 囤积食物
- 关于食物与进食的先占观念
- 食物与进食重要性的增加（例如阅读菜谱类图书，观看烹饪类电视节目，为他人烹饪但自己不吃）

普遍的精神病学特征
- 心境低落
- 易激惹
- 仪式化行为（对于例行规律的强烈需要，缺乏弹性）
- 囤积东西
- 难以集中注意力
- 失去原先的兴趣
- 社会退缩和回避
- 性欲缺失

（续表）

生理特征

- 闭经或月经不规律
- 性唤起减少
- 睡眠质量差（无法清醒，早醒）
- 对寒冷敏感
- 皮肤干燥
- 掉发
- 肌肉衰弱（体现在爬楼梯、从坐姿或蹲姿站起来）
- 头昏眼花

难认同范式。因此，制定好范式便尤为重要。将其延至下一次会谈给了治疗师时间来反思目前体重过低的特征——对患者妨害最大的特征，以及它们对于维持进食障碍的可能"贡献"。这也意味着制订范式可以整合入关于低体重带来影响的教育中。

解释治疗将会包含的内容

这也尤为重要，因为患者倾向于对"控制感"有强烈的需要。下面的话题应该被包含在内。

- 治疗的本质和方式。这在第 5 章中已有描述。
- 实践。这包括可能的治疗会谈次数与频率。
- 访谈中称重。这是和 20 次会谈版本不一样的地方，这些患者需要在每次访谈时称重，而不是一周一次。这是因为他们的体重是医疗问题，因此需要密切监测。同时体重变化也是治疗的重要方面。
- "主人翁意识"、灌注热情和希望。这也很重要。需要强调的观点是，这是患者的治疗，不是治疗师的，并且治疗过程中患者应该清楚正在发生什么以及为什么会发生。引发希望也很重要。长期体重过低的患者可能曾被告知他永远不会战胜进食问题了。对于对改变的前景抱有极其悲观态度的患者，我们要告诉他改变的前景，"我确定我们能给你帮助。你在这里就很好了"，因为事实就是这样。当然，一定要避免做出错误的承诺，但我们不太可能一点忙也帮不上。

■ 患者的问题和担忧。在治疗中应该鼓励患者提问并表达自己的担忧。治疗师应该反复确认患者"在船上"。

介绍会谈中的称重

会谈中称重遵照20次会谈版本的同样方案（参见第78页），除了每次会谈（包括初始会谈）都称重这一点，并且由于时间限制，有关体重检查和回避的教育会延迟几次会谈进行。在初始会谈中，"协作称重"放在会谈中间而不是一开始。这是因为第一次会谈就以给患者称体重开始是不合适的。应要求患者避免自己在家称体重，也许可以这样说：

"从现在开始我们会在这里给你称重，一周两次。关于体重你会了解很多，同时也会从一周两次的称重中得到很好且充分的信息。额外自己在家称重只会让你困惑。因此我想要你尽可能停止自己在家称重。在接下来的几周，我们会对你的体重以及如何解读体重有更加详细的讨论。"

建立实时自我监测

这和20次会谈版本一致，在初始会谈中提及并且使用同样形式的监测记录。

确认布置家庭作业

这一阶段有两部分家庭作业：开始实时记录和忍住不在家称重。和20次会谈版本一样，治疗师应该要求患者在**"下一步"**（家庭作业）工作表上将达成一致的内容准确地记录下来。

总结本次会谈并安排下一次会谈

治疗师通过总结来结束本次会谈，再次声明家庭作业，并约好下一次（或几次）的会谈。应当提醒患者，下一次的会谈会从称重开始。

会谈1

在本次会谈中的最优先事项，也是最开始要做的，就是引发患者的兴趣。如果患者没有兴趣，治疗可能无济于事。还有另外三项优先考虑的事。

■ 回顾记录。

■ 针对体重过低的影响进行教育。

■ 共同制订范式。

这次会谈和随后的所有会谈一样，持续大约50分钟。但和20次会谈版本中的会谈1一样，本次会谈的结构会和之后的有所不同，因为需要极其细致地回顾检查记录，以建立并强化高质量的记录。因此本次会谈的流程如下。

1. 在会谈中称重。

2. 回顾记录。

3. 设定议题。

4. 完成议题，可能包含：

   · 评估患者对治疗的态度；

   · 针对低体重的影响提供个体化教育；

   · 共同制订范式；

   · 处理其他事项（即患者任何其他想要讨论的内容）。

5. 总结本次会谈，确认布置的家庭作业，并安排下一次会谈。

在会谈中称重

应在治疗的一开始进行，并以"协作称重"的方式（参见第78页）开放进行。治疗师以患者理解的单位（例如磅）告知其目前的体重，以及和他（或她）在初始访谈中的体重的差别（或没有差别）。

应该告知患者，了解更多关于体重及其调节、体重波动以及体重检查与回避的信息非常重要。但是由于这些是非常复杂的话题，所以讨论会延至一两次会谈之后，有更多时间的时候进行。

回顾记录，设定议题，评估患者对治疗的态度

这些和20次会谈版本的一致。治疗师应当继续表达对患者本身的兴趣。简单但直接的问题，例如下面列出来的这些，表现出治疗师是真的关心患者的整体健康而不只是进食习惯与体重。这些问题也易于挖掘继发性损害，而不是让它藏在眼皮底下。

我想知道，对你来说，现在的生活是什么样的？

你快乐吗？

有朋友吗？

能够做其他同龄人做的事情吗？

和别人相比，你的生活怎么样？

针对体重过低的影响进行个体化教育

针对显著体重过低的影响进行教育，对制订范式是一项必要的准备工作。患者需要了解所做的事情的结果。

- 应当教育患者当下BMI的意义。准确来说，应当告知患者目前的BMI以及显著体重过低、体重过低和低体重等的阈值（参见第19页）。应当解释，他的BMI是远低于健康水平的，并且他会因此经受一系列负面的生理、心理和社会影响。

- 应当教育患者体重过低的继发影响。主要强调的点在表11.2的患者手册中有所总结。关于这些影响，如果治疗师想要学习更多知识，推荐Garner（1997）的章节以及Lucas（2004）的患者导入说明。

- 应当要求患者考虑目前所经历的体重过低的特征。这个可以通过手册来完成（表11.2）。如果有些特征在初始访谈中被忽略了，但是现在又被提到，这个疏漏应当通过这样的表达方式（间接地）来指出："在第一次会谈中，你是不是没有和我说过……（例如，吃得非常慢并且会数吃了几口，总是会感到冷）。"

- 应当考虑到信息的暗示意义。有三点需要强调的。

（1）患者报告的许多负面体验都仅仅是继发于低体重。这需要被明确。

（2）一些继发影响会维持进食问题。这是在制订患者的范式时主要需要强调的一点。

（3）这些继发影响会随着体重的恢复而解决。

表11.2	患者手册中有关体重过低的影响

体重过低的影响

维持不适当的低体重是不健康且有伤害的。它对一个人的生理、心理和社会功能有着很多的负面影响

关于低体重影响的知识可以来自各种资源，包括对饥荒以及其他原因所致食物短缺的研究，以及志愿者坚持长期饮食限制的实验性研究。这些研究得出一致的发现，下面对此进行概述

如果你体重过低，便将经受完全一样的负面影响

心理影响

思维

思维会被体重过低影响。这并不令人惊讶，因为大脑需要许多的热量（即卡路里）来维持正确的功能。在低体重时，思维会变得不灵活，因此会很难快速从一个主题切换到另一个。同时也会让做决定变得困难

专注力几乎总会被损害，尽管可能没有意识到这一点，因为人们强迫自己专注于正在做的事情上。注意力损害部分是由于关于食物和进食的想法周而复始地出现（继发于进食过少），进而干扰其专注其他事情的能力。有些人发现自己甚至会梦到食物和进食

这种几乎始终存在的关于食物和进食的想法也会影响行为，会导致一些人变得对烹饪尤为感兴趣。他们不断阅读菜谱并观看烹饪类电视节目，也可能会经常烹饪。同时，他们倾向于对其他事情不那么感兴趣，通常会放弃原有的兴趣爱好

感受

心境会被体重过低影响。通常会保持某种程度的低落，并且会变得非常易激惹

行为

显著体重过低的人会改变其行为。如果长时间体重过低，他会开始认为目前的想法、感受和行为反映了他的"个性"，但实际上真实的个性正被体重过低的影响蒙蔽了

最突出的改变之一是"**强迫症状**"加重。这个术语指的是在日常生活中变得不灵活和僵化的倾向。有人也可能会变得过分讲究干净、整洁。通常会伴随着难以自控

强迫症状通常在涉及进食的方面尤为突出。患者会用非常特定的方式进食。进食可

（续表）

能会变得像是必须单独执行的迷你"仪式"。有些人吃得非常慢，每一口咀嚼特定的次数；还有些人会用仪式化的方式进食，总是用特定的盘子进食或是把食物切成小块

而**囤积物品**也是另一种特质，尽管不是所有人都会有。囤积的可能是食物或其他东西。通常患者不能解释为什么这么做

社交影响

体重过低对社会功能有着深远影响，患者会有变得**内向和专注自我**的趋向。对常规、可预测的需要增强和自主性的降低则会放大这一部分。结果会有社交退缩并习惯以这种方式生活

同时也会有**性欲缺失**（由于激素的改变），这也会导致社交退缩

生理影响

体重过低对人的生理健康有着显著影响。确切的影响要看饮食剥夺的程度和性质

心脏与循环

体重过低对心脏与循环会有深远的影响：心肌丢失从而使心脏衰弱，血压下降且心率（脉搏）减缓，心跳不规律（心律不齐）的风险增强

性激素与生育

同样，体重过低对激素功能也有深远的影响，非必需的生理过程逐渐停止。因此，性激素的产生显著减少，人失去生育能力，并且对性失去兴趣，性反应下降

骨骼

骨骼强度会减弱。部分是由于激素的改变，部分是由于骨骼承载的体重减轻，还有部分是饮食的直接影响。这会导致骨质疏松和骨折的风险增加

肠道功能

肠道蠕动减缓，因此食物在其中移动缓慢。腹中的食物需要花比正常多的时间才能到达小肠，这也是为什么人即便吃得相对少，仍会有更强烈的饱腹感。味觉可能会受损，因此人会增加使用调味料和香料来增强食物的味道。可能会有持续饥饿

肌肉

会有肌肉损耗和虚弱。这一点在爬楼梯或是从坐姿或蹲姿站起来的时候最明显

皮肤和毛发

这部分影响多种多样。绒毛样的毛发（称毳毛）会开始在身体上生长，尤其是在脸、腹部、背部和手臂。也可能会掉头发。通常皮肤会变得干燥，并且会发黄

（续表）

体温调节

体温会降低，人会深切地感到寒冷

睡眠

体重过低时睡眠会受到损害。一觉睡醒后没那么有精神并有早醒的趋向

注：部分上述的影响是持续进食过少的直接后果，而不只是低体重的，并且是发生在有显著进食过少的人身上，不管其实际体重是多少

影响的重要性

有五个要点需要注意：

1. 某些此刻，你觉得困难或厌恶的事有可能是低体重的直接影响

2. 许多体重过低的人会假定目前的生活方式反映了他的个性。非常需要强调的是，个性被体重过低的影响所遮蔽了，真实的个性只有在体重恢复之后才会显现

3. 严重低体重的某些影响是危险的，并且对身体有长期伤害（例如，对心脏和循环的影响，以及对骨骼的影响，等等）

4. 严重低体重的某些影响会把你"锁定"在进食问题里（例如，对于食物和进食想得太多，行为不灵活且不得不坚持惯例和仪式，难以做决定，不想社交，难以专注，容易感到饱）

5. 如果体重恢复到低但健康的水平，几乎所有这些影响就会消失

注：引自 Christopher G. Fairburn 主编，陈珏主译的《进食障碍的认知行为治疗》。英文版版权所有 © 2008 The Guilford press。简体中文翻译版版权所有 © 上海科学技术出版社有限公司。原表格可从 www.credo-oxford.com/4.4.html 获取。

共同制订范式

患者范式的制订依据第 5 章中的原则。它或是类似于图 11.1 呈现的"限制型神经性厌食"，或是混合型跨诊断范式（图 11.2），如果患者暴食并清除的话。

在制订个体化范式时，尤为重要的是突出体重过低的特征对维持进食问题可能的影响。最为相关的内容如下。

- 关于食物与进食的先占观念。这是饮食限制造成的结果。思考食物与进食让患者坚持努力限制饮食，相比之下对外界的干扰则无动于衷。在这

一点上用类比DVD的方法会有所帮助（参见147页）。当体重过低时，进食障碍"碟片"永远都会"在位"并且大声播放。但是治疗师应该注意，现在并不是帮助患者操控思维模式的时候。根据经验，在患者体重不足时这么做，基本上是徒劳无功的。相反，更好的方式是先不处理，直到患者恢复体重并且处于"不在播放"的状态。

■ 社交退缩和失去以往的兴趣。这会阻隔生活体验，而这些是可能会帮助减弱过度关心体形、体重和对它们的控制。患者通常无法意识到他的行为和生活方式有多不寻常。

■ 难以决断。这会让患者很难决定是否要改变。结果就会导致拖延。

■ 对常规和可预测性的需要增强。这也会干扰改变。

■ 持续饥饿。这并不总是存在的，但是如果存在，便会造成对食物和进食的全神贯注。有些人会把这视作"贪婪"的证据，因此他需要尤为警惕地去控制进食。但是，这也并不总是会被消极地看待。一些患者会将进食过少和体重过低的症状（例如饥饿、晕眩、感到冷）视作"成功"控制进食的证据。

■ 饱腹感增强。这会使增加进食量变得困难。

和其他患者一样，应该在治疗师带领，患者积极参与的情况下，稳步完成范式。最好能从患者想要改变的一些地方开始（例如暴食或体重过低的一个负面特征，像是感觉冷或睡眠差）。只要可能并且合适，应该使用患者的措辞。鉴于范式只是基于刚刚获得的信息，应当澄清它是暂时的，需要在治疗过程中修改。

一旦制订了范式，治疗师应该讨论它对治疗的含义。这对体重过低的患者来说尤为重要。有五点需要被讨论（在患者手册中有关体重过低的影响这部分也有讨论；表11.2）。

1. 患者厌恶或觉得有损害的一些特征是显著体重过低的直接后果。例如：
   · 对食物和进食过度关注；
   · 不灵活，被迫坚持惯例，丧失自主性；
   · 难以做决定；
   · 不想社交；
   · 难以专注；

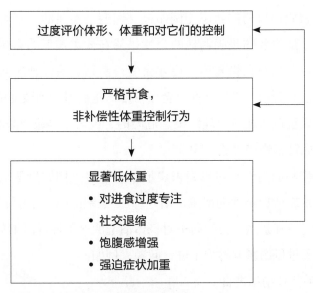

图 11.1 "限制型"神经性厌食范式

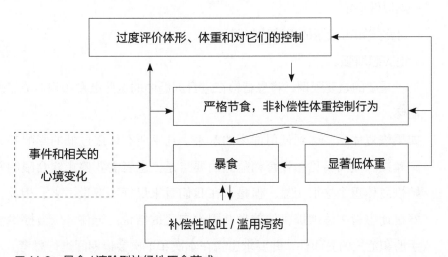

图 11.2 暴食 / 清除型神经性厌食范式

引自 Christopher G. Fairburn 主编，陈珏主译的《进食障碍的认知行为治疗》。英文版版权所有 © 2008 The Guilford press。简体中文翻译版版权所有 © 上海科学技术出版社有限公司。原图可从 www.credo-oxford.com/4.4.html 获取。

- 睡眠差；

- 极易感到饱；

- 感觉非常冷；

- 感觉身体虚弱。

2. 通常患者假设目前的状态（例如社交回避、不灵活、不可靠）反映了他的个性。最重要的是强调他的个性是躲在体重过低的影响后的，而"真实的自己"只有在恢复体重后才会变得清晰。治疗师应当试着让患者对此感兴趣；例如，描述其他患者在恢复体重后是如何改变的。

3. 有些体重过低造成的生理结果是危险的，或对于健康有长期损害的风险。例如心血管影响和骨骼影响。

　　　治疗师应当识别对患者来说最相关和最关切的生理结果。如果对患者生理状态的影响尤为严重，治疗师应当指出（或让内科医生指出）。患者（有时是其亲属）会倾向于对身体情况的严重性视而不见。

4. 部分体重过低的影响维持了进食问题。例如：

　　· 过度关注食物和进食；

　　· 社交退缩和失去先前的兴趣；

　　· 难以做决定；

　　· 对常规和可预期的需要的加强；

　　· 饱腹感增强。

　　　重要的是要强调，将患者锁在进食问题中的这些继发影响造成了恶性循环。

5. 如果恢复体重，达到低但健康的水平，几乎所有体重过低的影响都会得到解决。显而易见，教育和范式的要点是，患者需要停止饮食限制并开始恢复体重。这很明显。但是，在我们看来最好不要说出来。相反，最好是让患者去思考提供的信息并得出自己的结论。记住，应当提供患者手册和范式的复印件，并要求患者在本次和下次会谈期间进行思考。

总结本次会谈，确认家庭作业，并安排下一次会谈

通常在会谈1的最后，有三份家庭作业。

1. 改进记录。

2. 阅读患者手册中体重过低的部分。

3. 回顾范式。

回顾范式及其影响

　　在下一次会谈时，治疗师和患者应当回顾范式。目标是让患者理解体重过低是如何导致进食问题持续存在的。接下来，应当让患者带头讨论这一点对治疗的意义。最主要的意义是，如果患者要战胜进食障碍，恢复体重是必要的。

　　患者通常会反对体重增加的预期，说这不是问题的答案，并且如果仍和现在感觉一样的话，他还会减掉所有恢复的体重。因此，强调治疗的内容远不止恢复体重（即治疗会包含整个进食问题），但是如果患者持续体重过低的话，他是不能克服进食问题的，是很重要的。

会谈中称重，体重和体重检查

　　会谈2之后，治疗师和患者一起将获得的数据点绘入提前准备好的体重曲线图中。在之后的会谈中，当然固定在每次会谈开始，治疗师和患者要共同解析新获得的体重数据（参见第78页）。但目前，只有三个数据可供回顾，所以还无法讨论。

　　关于体重和体重检查的教育，通常会视时间情况在会谈2或3中进行。例外情况与20次会谈治疗的是一样的（参见第87页）。例外是关于BMI的。对于体重过低的患者来说，完全清楚目前的体重和BMI，以及脱离体重过低带来的负面继发影响所需要达到的BMI（和体重）是非常重要的。根据经验，该BMI在19.0～19.9。达到此BMI的绝大部分患者能正常进食，并且不再体验体重过低带来的影响。有些论点认为目标体重（和BMI）应该根据患者的历史体重进行个体化安排，在某些个案中，BMI高达20以上才是合适的。这从理论基础上来看，似乎有道理。但是没有直接的证据支持这个论点，并且有更主要的问题：

这不现实。帮助患者达到并维持BMI19.0～19.9已经够难了，更别说更高的BMI了。

我们认为，治疗目标应该是将患者从进食障碍精神病理及其负面影响中解放出来。根据我们的经验，如果患者BMI达到19.0～19.9，并能成功处理核心维持机制（"纸牌屋"类比；参见第59页），上述目标是能达到的。鉴于令人失望的神经性厌食的治疗结果数据，这个BMI目标实际上"雄心勃勃"。在治疗后期，我们建议一些患者（那些不得不限制饮食，以将BMI维持在19.0～19.9）考虑在治疗后一年左右将体重稍稍提高到刚过此水平。

就进食问题对患者进行教育

在会谈3或4中完成进食问题的患者教育，可以使用和20次会谈治疗（参见第91页）相同的指导性阅读程序。推荐患者阅读《战胜暴食的CBT-E方法》可能会有些奇怪，但该书的接受度很高，并且能够提供在当前治疗阶段所需要的信息。一些患者可能会对此犹豫不决，这也是一个暗示，说明即便目前没有暴食行为（许多患者已经有了主观性暴食），大部分神经性厌食患者会在某些时刻开始有实际的客观性暴食，并且有超过一半会发展成真正的神经性贪食。对体重过低的非典型性进食障碍患者来说也是一样的。我们的做法是在没有（还没有）暴食的患者的范式中加入"暴食"，以此来强调可能性，并通过虚线将其与"节食"联系起来。

介绍规律饮食模式

通过会谈3、4，患者应该已经为调整进食习惯做好准备了。最好能从帮助他建立规律进食模式开始，而不是要求多吃。采用这个顺序有很多原因。首先，需要先安排正餐和加餐，然后再增加量。其次，只要不让患者增加进食量，大部分的这类患者并不难完成改变。因为增加进食量并不是"规律进食"的一部分，这就不是问题。患者可以很简单地将目前的食物摄入重新分配到计划的正餐和加餐中。再次，建立规律进食模式还有三个好处。

1. 它解决了在体重过低患者中常见的一种节食方式：延迟进食的倾向。

2. 它似乎减轻了患者感到饱的倾向。

3. 在几周后，患者对食物和进食的关注程度通常会下降。

使用和第5章（参见第93页）中一样的程序建立规律饮食模式，但要注意的是，体重过低的患者应该有三顿正餐和三顿加餐（即六次进食，而不是通常的五次）。典型的模式如下：

- 早餐；

- 上午点心；

- 午餐；

- 下午点心；

- 晚餐；

- 晚间点心。

帮助患者做出改变的决定

CBT-E的目标是让患者自行决定恢复体重，而不是被逼决定。挑战在于如何达到目标。

治疗到此阶段（大约是会谈2或3），需要为接下来的讨论做准备，需要详细讨论改变的利弊。现在，治疗师直接提出该议题，并将其放在一系列

> CBT-E的目标是让患者自行决定恢复体重，而不是被逼决定。

会谈（通常是四次或更多）的议题顶端。治疗师首先通过认可和共情患者的改变意愿（如果存在）来确认其体验；同时治疗师要传达，对于其改变能力的信任。目的是让患者对改变的好处以及"这是生活'新开始'的机会"感兴趣。这个过

程有五个步骤。

1. 创建"改变对于当前的利弊"表（在某次会谈中）。
2. 创建"改变对于未来的利弊"表（在下一次会谈中）。
3. 创建"结论"表。
4. 帮助患者认识并接受结论的含义。
5. "放手一搏"。

偶尔也会遇到已经有改变意愿的患者。对于这类患者，可以省去这部分治疗，直接进入如何去改变（参见第205页）。如果之后在治疗中出现与动力有关的困难（通常如此），则可以在那时讨论改变的利弊。

第一步：改变对于当前的利弊

应该要求患者去思考愿意或拒绝改变的原因。要明确，改变包括了战胜进食问题，而要做到这一点，部分需要体重恢复到BMI 19.0～19.9，这样才能摆脱体重过低带来的负面影响。最好是在一开始要求患者列出不想改变或害怕改变的原因。然后把内容记到表格中。患者可能会把进食问题看作能为自己提供好处的事，并担心会失去它。了解这一点很重要。在这之后，让患者列举出他认为应该利用这次机会来改变的理由，并把它也记录下来。应要求患者把理由说得具体点（例如，关于"更好的健康状况"，应要求患者描述所有想要的健康方面的积极变化）。将特定的改变原因包括进来也很重要（例如，不用再穿两条连裤袜来保暖）。应当考虑到生活的方方面面，包括和他人的关系、生理和心理健康、工作表现以及投入其他有价值活动的能力。这方面，可以参考CIA（临床损害评估量表）定义的损害来源，实际上让患者完成新的评估会有帮助。作为考虑改变的利弊的一部分过程，治疗师应该将对于改变有两种不同想法正常化（如果确实在案例中出现了）。

表11.3就是典型的利弊表。让患者复印一份自己的表格带回家，并在下一次会谈前对其进行反思。

表 11.3	从当前的视角思考改变的利弊

保持当前状态的原因

它让我有掌控感并且感觉特别

我获得了别人的关注

我不会变"胖"

我擅长这个

它让我感到强大

它显示我有意志力

它让我感到熟悉且安全

它让我总有借口

我不必再来月经了

我不被男人骚扰

如果我改变的话：

- 会没能力停止进食
- 体重会猛增
- 肚子会突出来
- 大腿会变粗

如果我改变的话，别人会想：

- 我很脆弱且贪婪
- 我放弃了
- 我在变胖

改变的原因

我会摆脱体重过低的影响：

- 总在想着食物和进食
- 感到很冷
- 睡得不好
- 感到虚弱，要晕倒了

我会感觉更健康

我会更健康（更强健的骨骼，更强壮的心脏）

我更清楚地思考问题

我会有更多时间

我能够想别的事情

我会不这么强迫，更灵活和自主

我的生活会有更广阔的焦点

我会更开心并找到更多乐趣

我将能和别人出去玩，并与他人更好相处

我会发现真正的自己

第二步：改变对于未来的利弊

在下一次会谈中，应该检查患者的表格，重点检查他所做的任何改变。在这个阶段，没有必要对内容提出疑问。

然后，治疗师应该要求患者采用新的视角——5年后的视角（年轻的患者可以少一些），通过问以下问题来设定场景：

"你希望五年后，也就是你……岁时的生活是什么样的？"

"你希望做什么工作？"

"你将会承担什么责任？会对别人负责吗？需要去旅行吗？会有工作会议吗？会包括吃饭吗？"

"你想和别人建立什么样的关系？"

"朋友和社交生活会是什么样的？你会积极社交吗？"

"和家人的关系是什么样的？"

"那时候你会希望有伴侣吗？"

"你会希望结婚吗？"

"你会希望那时候已经有孩子或是正在计划怀孕吗？"

"你想要成为什么样的人？你觉得自己会是什么样的？"

"你想要什么样的价值观？你希望对你来说什么是重要的？"

一旦完成，询问患者是否考虑过进食问题会如何影响他的计划与愿望。通常没有想过。因此治疗师应解释如果决定不去改变进食障碍，可能会发生什么，指出神经性厌食的病程基本是已知的。简而言之，在低体重进食障碍成年患者中，进食问题很可能会持续存在。它可能会保持原样，但更有可能的结果是发展成暴食障碍，并伴随进行性和不受控制的体重反弹。事实上，如前所述，高达90%的患者开始暴食，多达50%的患者患上了神经性贪食。换句话说，患者失去了对自己饮食的控制。当然，这就是"最害怕的事情发生了"。一旦提出上述信息，应当提醒患者他陈述的计划和愿望，并去考虑它们将如何受到持续的进食障碍的影响。

在这种背景下，患者应该回顾利用当前的机会进行改变的利弊，并将5年后的场景记在脑海。应在此基础上制订第二张表，典型的示例如表11.4。第二张表通常与第一张不同。再一次，患者应该拷贝一份表格回家，并在下次治疗前根据需要进行修改。

第三步：改变的整体利弊

第三步包括详细地逐一讨论记录表（表11.4）。在讨论过程中，治疗师应该确保患者把注意力集中在"如果不利用当前机会去改变，我的愿望可能会受到怎样的影响"上。这样做的时候，最好强化患者陈述的"改变的理由"，如果合适的话，还可以加以放大。这些绝不应该被忽视，因为不再体重过低的益处和克服

表 11.4	从五年后的视角思考改变的利弊

保持当前状态的原因	**改变的原因**
它让我有掌控感并且感觉特别	我想要在工作中成功
我不会变"胖"	我想要有一段长久的关系
它让我感到熟悉且安全	我想要一个家庭
如果我改变的话：	我想要为我的孩子树立积极的榜样
■ 会没能力停止进食	我想要去度假并变得自主
■ 体重会猛增	我想要身体健康
■ 肚子会突出来	我不想体重过低带来的影响或是任何其
■ 大腿会变粗	他进食障碍的影响（感到冷、总是想着进食、
如果我改变的话，别人会想：	强迫思考体形）仍然存在
■ 我很脆弱且贪婪	我想要"真正地"控制进食
■ 我放弃了	我不想浪费生活
■ 我在变胖	我想要获得一些东西
	我不想得慢性病

进食障碍的好处，再夸大也不过分。

　　还应详细探讨不改变的理由。以下列出了一些最常见的不改变的理由以及建议的回应。当然，有可能会有更复杂的回应，但是以下概述的通常适当且足够。请注意，认知行为疗法总是需要特别注意患者使用的词语。同样需要注意，在讨论中治疗师应该采用好奇的提问方式，而不是苏格拉底式的提问方式（参见表3.3，第34页）。

　　■ **保持目前状态**的原因。

　　· 它让我有掌控感。

　　　－ 患者真的"掌控"了吗，或者这是有欺骗性的呢？如果尽在掌控，患者可以选择几天不限制进食。他无法做到，就是因为限制进食的需求已无法控制。如果充分利用治疗的话，他将真正的控制进食。

　　· 它让我感到特别。

　　　－ 我们需要探索患者所说的"特别"是什么含义。它通常指的是获得他人的关注。如果是这种情况，那就要讨论其他更积极的获得别人关注的方式，那些在患者不再受进食障碍限制时可能会找到的方法。

- 有进食障碍真的是"特别"吗？此处应当提醒患者他受到的损害，也许可以参照患者的 CIA 结果。

· 如果没有进食障碍，我不知道自己会是谁。

- 应当再次提醒患者，他的个性（即**他们会是谁**），以及以此形成的作为一个人的独特性，是被体重过低的影响所掩盖的。此刻他就和所有严重体重过低的人是一样的：沉迷于对食物和饮食的思考，缺乏灵活性，难以抉择，孤僻而社交退缩，等等（表11.2）。他失去了自己的独特性。他真实的个性只有在恢复体重后才会变得明显。

· 它让我总有借口。

- 我们要探讨"借口"的含义。这可能是患者有借口不满足自己或他人的期望。如果是这样的话，治疗师应该询问患者，如果没有进食障碍带来的损害，是否还需要这样的借口。在这里，治疗师要再一次尝试让患者对改变的好处感兴趣。一旦患者从进食障碍中恢复，他的能力会令人震惊。

小片段

一名患者担心如果体重恢复，并从进食障碍中康复，她会变得"普通"，并且如果接下来的考试失败的话，也就没有了借口。她意识到对于食物和进食的沉迷干扰了她的专注能力。

她似乎陷入了进退两难的境地。一方面，她想保持过低的体重，这样对于可能的考试失败，她就会有"借口"。另一方面，也正是体重过低，让她更有可能失败。达成一致的是，如果不尝试改变，她总是认为自己需要"借口"。而做出改变会让她有机会发现事情是否真的是那样。

· 它让我感到熟悉且安全。

- 可以同意的是，改变总是困难的。而作为体重过低的后果，人们对常规和可预测性有需求，那么改变就尤其困难。患者所说的"安全"的含义也需要进一步探讨。通常这只是意味着"不要冒险去改变"（即保持老样子）。

- 如果改变的话，人们会觉得我脆弱并且放弃了。
  - 这是把自己的观点投射到别人身上。当然，现实是完全不同的。
  - 相对于把患者视为"脆弱"，人们会因为他与进食障碍斗争而认为他表现出强大的力量。同样值得指出的是，对患者来说，不吃是很容易的，而吃是很困难的。

- 如果我开始吃得多，人们会认为我很贪婪。
  - 再一次，患者把自己的观点投射到别人身上。
  - 患者语境中"贪婪"的含义应当进一步探讨。"贪婪"指的是对食物的过度欲望。这和停止吃得过少是完全不一样的，尤其是对于体重严重过低的人。人们会把进食的事实看作是患者意志力和决心的证据，而不是贪婪。

- 如果改变的话，我就没能力停止进食。
  - 由此可以讨论一个事实，即如果情况不变，患者将有很大风险出现暴食，而通过治疗，风险会日益降低（参见第170页对于引发暴食的机制的讨论）。如上文所述，治疗会对患者对于进食的控制能力起到帮助。

- 如果改变的话，我的体重会猛增。
  - 之前讲到，如果患者对进食有控制的话，体重是不会"猛增"的。这一点可以用来处理这样的担心。同时，事实上，恢复体重是非常困难的。现在可以指出这一点，尽管在患者决定开始恢复体重的时候会展开讨论它。

- 保持目前的状态能确保我不会变"胖"。
  - 这是真的，但事实上患者目前瘦骨嶙峋。保持瘦骨嶙峋是避免变"胖"的好方式吗？治疗的目标是让患者真正地控制饮食，从而控制体形和体重，至少在可控制的范围内。因此根据字面含义，患者变胖是最不可能发生的，神经性厌食的研究数据支持该观点。另一方面，继续饮食限制和维持过低的体重增加了暴食的风险，随后便是不可控制的体重增加。

- 总是要质疑患者对于"胖"这个词的使用情况。患者没有肥胖或看起来胖的风险。这一点可以依照患者的体重曲线图来强调。

- 如果改变的话，我的大腿会变得更粗。

  - 患者的大腿肌肉目前已经都消耗完了。随着体重恢复，患者的身体会从"瘦骨嶙峋"变成"骨瘦如柴"，然后到"消瘦"，接着到"比较瘦"，最终会是"瘦"或者"苗条"。会变"更胖"的观念，在通常意义上并不成立。

  - 还需要强调的是，患者"看到"的身体某些部分可能会比实际要大。正如在第8章（第133页）所说的，这是由于他看待这部分身体的方式，并且这会在之后的治疗中解决。

- 如果改变的话，人们会认为我在变胖。

  - 这是另一个患者自身观点的投射。实际上看到患者努力恢复体重，不再消瘦，其他人会松一口气。

- 如果改变的话，人们会认为我不再那么有吸引力。

  - 再一次，又是患者的投射以及未经检验的假想。几乎没有人会有可能认为瘦骨嶙峋是有吸引力的；相反，大多数人认为健康的身体更有吸引力。在这种情况下，询问患者如果被看到裸体（或穿着泳衣），他是否会舒服、自在是值得的。大多数体重过低的患者意识到自己的身体看起来不太好。再次值得指出的是，治疗的目标之一是帮助患者恢复足够的体重，达到"苗条"。就目前的情况来看，患者离"苗条"还很远。

  - 通过让患者思考产生吸引力的各种不同特征来探索"吸引力"的含义，这也是有帮助的。这些特征可能会包含外表的其他部分（例如肤色、头发）和非身体特征（如有幽默感、开朗、有趣、善于交际、健谈、放松、关心他人等）。目的是让患者清楚，关于吸引力，体形只是其中的一部分。

不应该对不改变的原因匆忙探索和检查，通常这需要几次会谈。应该鼓励患者在会谈之间更多地思考讨论的内容，并提出进一步的担忧和疑问。有些人对看重的进食问题部分具有防御性，部分原因是他已经习惯了别人对他不屑一顾。重要的是，治疗师很好地理解他的担忧，因此患者会感到被理解、重视和尊重。

> 重要的是，治疗师很好地理解患者的担忧，因此患者会感到被理解、重视和尊重。

最终，在充分讨论了所有的"患者的担忧"之后，应该制订"结论"表（表11.5）。

表 11.5	改变的利弊："结论"表

结论

- 我想变得更好并恢复体重，因为……
- 我将能够拥有完整的生活，而不是只有进食和体重。
- 我会更健康：骨骼和心脏会更强壮，不会觉得冷或感到晕眩，能睡得更好，不会生病！
- 我会和别人建立良好的关系，并有希望为伴侣和孩子树立好榜样。
- 我将能够享受工作并获得成功。
- 现在，进食问题阻止我去好好做事。当我变得更好，我就不再需要借口了。
- 恢复体重意味着我会变得苗条且健康。这并不意味着我会变胖。
- 变好并不是放弃。不变好才是放弃。变好是选择给自己更好的生活。
- 现在，不进食是最容易的事，我想要通过进食表现出自己有多强大。
- 吃足够的食物而变健康，这不是贪婪，而是变得正常。
- 保持健康的体重并且吃得足够，会帮助我真正控制进食。我将能够选择吃什么。而此时，是进食问题控制了我。变得健康能够保护我远离失控的进食和增重。
- 健康能让我发展作为个体的天赋，并发现真正的自己。
- 变好会给我生活的选择。进食问题已经让我退步了。改变只会是好的。

第四步：明确意义，准备改变

接下来，需要明确扩展的、高度个性化的讨论的全部意义。实践中，这会自然、逐渐发生，患者开始会说"**如果**我能恢复所有失去的体重……"。因为到目前为止，对患者来说很明显，目前他的情况很成问题，而治疗提供了改变的机会。刚开始，患者往往以试探性的方式作出声明，但一段时间后，他会变得更加明确，例如说"**当**我恢复体重的时候……"在某个时间点（但并非一有机会），治疗师就应该承认并确认患者说的话，可以用以下的话开始："听起来，好像你已经决定利用这个机会来解决进食问题，并创造'全新的开始'。这太好了。"像这样的确认性陈述很重要，因为体重过低的人难以抉择，因此需要帮助才能做出决定。否则，他很容易（几乎是）无限期地拖延。

值得注意的是，想要改变的动机会上下波动，并且因此也是治疗中的一个持续的问题。治疗师总是需要把动机记在心里，而且常常需要在最初的利弊讨论之外加以解决。

第五步：放手一搏

到了这一步，并鉴于患者难以抉择，治疗师应该为了患者采取下一步行动。例如，可以说：

"我建议，现在是时候放手一搏，开始行动了。越早开始，你就越早体验到改变的好处，而拖延只会延长痛苦。就像是站在游泳池的边缘，你因为水看上去冰冷、毫不吸引人而拖着不跳进去。但直接跳下去才是更好的。我们可以开始了吗？"

大部分患者会同意，并通常会感到有点轻松。偶尔，患者会想要讨论一些未解决的问题，或者想要思考更长的时间。显然这应该得到尊重，但在某一时刻，治疗师可能不得不说："我们已经把一切都讨论过了。没有更多可以讨论的了。现在，确实是时候做出前行的决定了。让我们开始吧，好吗？"这基本上是会成功的。如有必要，可以将改变作为一项实验来提出，如果患者不喜欢其效果，他可以在治疗结束后回到原来的生活方式。这并不困难，实际上这太容易了。说明一下，我们还没有遇到任何选择这样做的患者。相反，患者倾向于说希望自己能早点改变，因为他现在的生活比以前好多了。以下三位不同患者的回答强调了这一点：

"这就好像生活从黑白变成了彩色。"

"我的专注力和记忆力好太多了。就像是大脑变成了两倍大。"

"很多我认为是个性的事情，其实并不是。我不是没有安全感的人。我实际上非常正常！"

实行"第二阶段回顾"

如前文所述，20次会谈版本CBT-E的治疗阶段和40次会谈版本的治疗并不完全吻合。然而根据第7章描述的指导，在4周后实行"第二阶段回顾"是非常有价值的。然而，不同的是，同样的回顾应该每隔4周左右进行一次，因为特别密切关注此类患者治疗过程中的依从性和进展是非常重要的。这是因为依从性和进展经常是不稳定的，可能一次停滞数周的时间。治疗师需要注意这种停滞，如果出现，要找出原因并解决。

处理体重过低并达到体重恢复

就恢复体重对患者进行教育

大部分患者对于恢复体重有大量的担忧，其中许多是不攻自破的。最重要的是让患者理解这个过程包含了什么，从而知道要期待什么。以下是主要需要强调的要点。

恢复体重的过程
- 恢复体重有两个阶段。
  - （1）体重恢复：这涉及患者设置每日热量盈余，足以以合理的速度恢复体重，目标BMI"大约"是20。最好避免指定特定的体重。
  - （2）体重维持：这涉及患者学会维持稳定的"大约"20的BMI（典型的

是19.0～19.9）。这是治疗中最重要的阶段，理想的话，至少要对此花6～8周时间。因此，患者越快着手恢复体重，就越快达到大约20的BMI，也就能够练习维持新体重。事实上，体重维持阶段是很受患者欢迎的。其实，这有助于激励患者保持理想的体重恢复率，以便有足够的时间用于维持期。

- 如果有进食障碍并且体重过低，恢复体重是极其困难的。对于大部分担心体重会失控猛增的患者来说，这是个惊喜。因为体重猛增是不会发生的。

- 平均每周恢复体重0.5千克（大致是每周1磅），这个速度对门诊治疗来说是种选择。假设患者的体重稳定，在目前的摄入量之外，平均每天需要额外摄入500千卡的热量（即每周额外3 500千卡）。需要这么多额外的热量让大多数患者感到吃惊。

- 在尝试恢复体重的一两周，体重增长的速度可能会比这个快。这是由于再水合作用。因为饮食过少的人通常会脱水。最初体重的增加会吓到患者，导致他减少热量摄入。这显然是没有帮助的。因此，需要预先提醒患者这种可能性。

- 如果患者增加活动量，将需要相应地摄入更多热量。

恢复体重的心理

- 患者需要重新调整饮食习惯，下定决心从饮食限制转向恢复体重。这需要持续数月的努力。

- 恢复体重是困难且有风险的，但收获是巨大的。远离体重过低的影响和进食障碍思维模式（参见第8章）会带来异乎寻常的自由。这真的是关乎**活出自我**。

- 患者需要花很长的时间得到恢复体重的所有益处。在我们的经验中，只有当患者的BMI达到19.0或以上时，好处才能完全展现出来。在此之前，收益相对较少，而

> 只恢复部分体重的价值是有限的，因为"有痛苦，但没有收获"。

付出的努力是巨大的。这是需要强调的重点。只恢复部分体重的价值是有限的，因为**有痛苦，但没有收获**。

计算BMI和目标体重

在会谈之间，治疗师要计算患者BMI达到20.0时相对应的体重数（任何患者用的体重单位），以及达到目标BMI所需要增加的体重（千克或患者使用的单位）。然后治疗师应该在体重图上画一条斜线，从患者最近的体重（预计到下一次治疗）向上到BMI　19.0（对应的体重），斜率代表每周平均增重0.5千克。典型的体重图如图11.3所示（某位已经恢复体重的患者）。

在下一次会谈时应讨论这些数字，并解释代表预期体重恢复率的斜线。

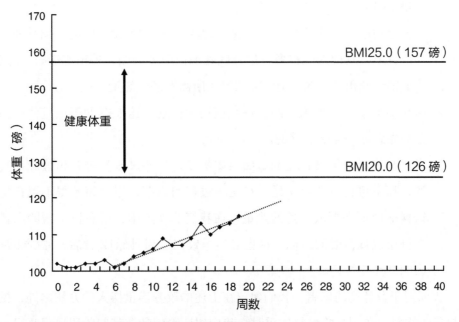

图 11.3　画上体重恢复轨迹的患者 B 的体重图

如何恢复体重

接下来要讨论恢复体重的各种方式。这里提供三种。

1. 通过食物和饮料摄入更多热量。这可以以下列方式实现。

  · 进食更多数量的同一食物（即更多的配额）。很普遍的情况是如果患者吃的是低热量的食物（如沙拉），该方法就没那么有效。因为它不会有热量摄入的显著增加。

  · 进食次数更多。这种情况很可能已经发生了，因为规律进食模式已增

加了进食次数。就像吃大量相同的食物一样，只是增加次数相对没那
么有效。

- 将食物的选择改为高热量的。这通常涉及食物选择的彻底改变，包括
不再食用减肥食品和饮料。只要吃得够多，这个方法就有效。它还有
一个优点，就是不需要患者摄入大量的食物和饮料，从而最大限度地
减少饱腹感。

- 停止呕吐（如果有的话）。这是有帮助的，但对于体重过轻的患者，这
是不够的。

- 充分利用"吃的机会"。这包括患者将自己的饮食"映射"到其他人的
饮食上，其他人吃得多，患者就吃得更多（例如，外出吃饭时）。这是
值得钦佩和鼓励的，但它无法产生所需的额外热量。

2. 减少活动量。如果患者的锻炼强度很大的话，这能有助于恢复体重，但
是只做到这一点是不够的。

3. 食用高热量的膳食补充剂。如果体重恢复是通过改变进食和锻炼来实现
的，那不可避免的事实是，在这一过程的后期，患者将不得不以食物和
饮料的形式来摄入大量的热量。在我们的观点中，这有悖于帮助患者建
立健康进食习惯的目标。这也必然导致在达到目标BMI后，减少热量摄
入的过程变得复杂。

因而对于有意愿的患者，我们建议在上述的改变热量摄入的方法之外，摄入
高热量的饮料。在刚开始恢复体重时，我们建议治疗师在某些阶段只提及摄入高
热量饮料，也许就会很有帮助并且有必要。但是现在，患者应当专注在通过食物
和饮料的方式增加热量摄入。

接下来，治疗师应该让患者找出增加热量摄入的方法，目标是让他每天多摄
入500千卡的热量。患者应该制订一个他认为既可行又有效的计划。理想的话
应该包含上述第1点下的大部分元素，尤其是高热量食物和饮料以及放弃减肥食
品。然后患者要执行这个计划。几乎无一例外的是，患者回去后都做了他认为是
重大的改变。但实际上这些改变还远远不够，这样的话患者的体重几乎不会有改
变。这一发现佐证了治疗师的观点，即增重是非常困难的。这与患者的预测——
一旦开始吃得更多，他的体重就会飙升——相悖（**注意**，然而治疗师还是应该提

醒患者，一开始会有受再水合作用影响的可能）。

　　一旦患者试图以自己的方式恢复体重，治疗师就应该与他一起制订计划，包括食用患者可以接受的食物，并能产生每天所需的额外热量。一般来说，如果把计划订得非常具体且写下来，会是最好的。特别重要的是，要密切注意分量。一些患者发现纳入超市买的现成食品很有帮助，因为它们有具体的热量，而且不需要仓促决定。然后在接下来的几周内，帮助患者实施计划，包括任何看起来必要的修改。在这方面，给患者提供一份500千卡热量食物（或食物组合）清单很有用，最好包括他过去喜欢的食物。然后，患者可以选择在日常饮食之外，每天食用清单上的一种食物。

　　这些策略将导致在一段长短不一的时间内体重能恢复。对一些患者来说，措施足以使他达到目标BMI范围，但对大多数患者，体重恢复会越来越少（即体重曲线图会变得渐趋平缓）。这可能是由于患者对约定计划的依从性降低，活动量增加，也可能是由于患者的体重不再像原来那样过低，因此热量需求增加。不管是什么原因，患者都需要增加热量摄入，并可能降低活动量。如果有效的话，那么整体策略可能可以继续。另一方面，如果患者已经尽了最大的努力，但进一步的体重恢复似乎极为困难，那么应该强烈建议患者开始饮用高热量饮料。

高热量饮料及其使用

　　如果使用得当，高热量饮料有许多优点。第一，它提供所需的额外热量，而不需要患者吃得过多。第二，一旦患者达到目标BMI范围，就可以停止摄入，而不需要减少进食量。第三，它使用起来相对简单。关于它的使用要点如下。

- 有些患者不愿喝人工饮料。其中一个原因是它"不健康"。事实并非如此。许多饮料是被明确设计用于医学治疗，因此是经过严格安全测试的。无疑，体重过低才是不健康的。另一个争议是它不适合素食者。事实也并非如此。还有一个原因是不好喝。在我们看来，这根本不是问题。绝大多数患者都能找到一个或多个喜欢的饮料。并且，即便它真的不好喝，患者要权衡摄入不好喝的饮料（可以当作是"药"）和吃更多或是继续患进食障碍之间的利弊。

■ 一般来说，最好使用商品化的高热量饮料，它是为医疗目的设计的，因为特别富含热量，所以在摄入量上会比较轻松。这类饮料的大多数制造商会生产各种各样的规格和口味。有些饮料每盒或每瓶含有大约250千卡的热量。有了这些饮料，患者除了维持体重所需的食物和饮料，只需每天喝两份。这通常很清晰，因为患者的体重已经达到稳定。

■ 在患者开始饮用饮料前，我们会进行"口味测试"，以确定一种或两种可接受的口味。我们和患者一起品尝饮料，为他做示范。

■ 这些饮料饱腹感很强。因此，应该在餐后喝，而不是在餐前。好的计划是在早餐后食用一份，晚上吃点心后再用一份。也有些人觉得冰镇后更美味。

■ 如果每天喝两杯250千卡的饮料，那么患者的体重应该以平均每周0.5千克的速度稳步上升。如果患者确实有在喝饮料，但没达到上述体重增长速度，那说明以食物和日常饮料形式摄入的热量不足。如果患者在引入高热量饮料后，因为认为自己不再需要注意饮食，或者担心体重会突然增加，而减少食物摄入，就会出现这种情况。应该预先提醒患者这种可能性，因为这与补充高热量饮料的理由背道而驰。如果体重增长仍然微小或停滞，则应放弃饮用，因为患者一定进食不足。

维持动机

在治疗过程中，动机应该是始终需要工作的议程。每隔一段时间，我们都有必要回顾"结论"表（表11.5）。治疗师应该定期要求患者重申希望好转的原因，因为这有助于保持专注。一些患者发现，"结论"表随手可得，或者至少让关键点非常容易见到（例如，放进计划表里或把便签贴在卧室四周），是很有帮助的。对病情好转的担忧也需要反复评估和处理。与以往一样，我们既需要从短期角度看问题，也需要从长期角度看问题。重要的是让患者时刻将进食障碍对生活的损伤程度放在最先考虑。关于这部分，间歇填写CIA会有所帮助。这种意识还可以通过询问与同龄人相比，患者在做事时遇到的困难来增强。相反，一旦患者做出了持续的改变，可以问一下是否有任何继发效应在严重程度上有所减轻。

随着治疗继续，应该越来越多地间歇性的询问患者未来的计划，以及计划是否可以与进食问题并存。

帮助患者在改变的动机和行为之间建立联系是很重要的。应该指出的是，患者实际上是在选择是否每天做6次改善（即在计划的正餐和零食之前）。如果患者挣扎是否按计划进食，应该鼓励他在正餐和零食之前回顾改变的理由。此外，患者应该实时记录下对进食的担忧（在监测记录的右栏），然后即刻分析（例如，担忧是"我感觉贪婪"，回应是"相对体重，我吃得并不过量。我进食的方式没可能被认为是贪婪的"）。在随后的治疗中，应帮助患者调整回应，并根据回应采取行动。

治疗师还应该探索动机的波动及其原因。间歇性询问患者这周他的动机是如何改变的，以及是什么影响了它。这种提问有助于确定促进变化的因素（并加以提升）以及阻碍变化的因素（并加以解决）。

BMI在17.5 ～ 19.0的患者

正如在第6章提到的，略有体重过轻的进食障碍患者也应该被鼓励恢复体重。可以对这类患者使用和其他体重过低的患者相同的治疗策略和程序。一般情况下，患者的BMI可以达到19.0 ～ 19.9，而不需要喝高热量饮料，但通常需要延长治疗时间。

纳入其他人

让其他人加入恢复体重的过程是很有帮助的，并且是和青少年工作的常规（参见第14章）。其他人在CBT-E中的作用是促进患者的努力。

> 其他人在CBT-E中的作用是促进患者的努力。

如果患者和父母或伴侣住在一起，治疗师应该增加将他们纳入体重恢复过程的可能性。一般来说，只要两者的关系是健康的，参与就是有益的。第三人介入的性质根据患者的意愿、治疗进展以及第三人的观点而不同。它可以有以下一种或多种作用。

- 确保有足够类型的食物和饮料供患者食用。

- 和患者一起工作，决定一同用餐的性质和量。
- 和患者一起烹饪。
- 和患者一起进食，帮助他以正常的方式进食。
- 帮助患者抵制暴食或清除的冲动。

年纪小的患者的父母通常承担所有的角色，而这样的努力对于年纪大些的患者不太合适。伴侣最好不要太过投入，否则会影响关系的平衡。当然，他人最重要的作用是鼓励和支持。

如果要让其他人参与进来，需要对他进行教育和指导。应该安排初始会面，类似20次会谈版本的治疗，让他接受有关问题和CBT-E方法的教育。应当给予他充足的时间来表达担忧并提出任何问题。然后应该讨论他参与的性质，并就潜在角色与患者达成初步一致。此后，应要求他每隔一段时间就参与会谈，通常是在定期的回顾性会谈时。会谈让患者、治疗师和其他人有机会重新审视对方的角色，找出成功和问题，并做出必要的调整。

如果其他人参与了体重恢复的过程，那么他应当在治疗后期阶段逐渐减少参与，并且在体重维持时不再参与，这应该让患者自己掌握。

恢复体重的普遍困难

帮助成年患者恢复体重不是件容易的事。对于患者和治疗师来说，一直都是场艰苦的斗争。它需要几个月持续地努力，患者经常在达成目标前就想放弃这个过程。由于中断治疗是最不可取的，治疗师应该尽其所能帮助患者达到目标BMI范围。下面是常见问题以及如何处理的列表。

1. 患者做出的改变太小。这很常见。必须绝对明确地告诉患者，他需要每天平均500千卡的额外热量。少于这个值是不够的。

> 患者需要每天平均500千卡的额外热量。

但也应该指出，小改变和大改变需要患者付出同样的努力。患者做出小改变的原因之一是想要"安全"（即不要做得太多，否则会有体重迅速增加的风险）。事实上，吃得不够是**不安全**的，因为可能

> 小改变和大改变需要付出同样的努力。

会导致他无法克服进食障碍。如果吃的是不熟悉的食物，或者是难以估计热量值的食物，患者特别容易在"安全"方面犯错误（即进食过少）。在这种情况下，他倾向于高估食物的热量（卡路里）并因此吃得过少。对他说再多，他对于"做过头了"或"吃得太多"的恐惧是没有根据的，也是不过分的。患者体重过低，需要吃得**更多**。应该鼓励患者充分利用比平时吃得多的正常情况（例如，外出就餐、生日、其他庆祝活动），并把它标记为"进食机会"。探索和询问患者对于恢复体重的犹豫也很重要。如果他的真实目标是获得健康的体重，为什么要如此小心？

> 打"安全"牌是危险的。

2. 患者的努力逐渐减弱。如果是这种情况，治疗师应该承认这个过程有多艰难，同时还要鼓舞士气。在这方面，"独木舟"的类比（见下文）可能会有所帮助。

　　治疗师必须在共情、鼓励和支持以及保持明确的压力以促进改变之间获得平衡，要明确需要做什么。努力需要强大且互相信任的治疗联盟。"友善而坚定"通常是最好的方式。

　　对于特别难集中注意力在手头工作的患者，一周两次以上的更频繁的接触在短时间内是有帮助的。例如，有些患者每天给治疗师发电子邮件，描述未来一天的计划，以及自上一封邮件以来已经完成了什么，这对他有好处。原则上，这是可以的。我们建议与患者达成共识，治疗师不会对任何细节给出回应，也不总是立即作出回应。

> 治疗师必须在共情、鼓励和支持以及保持明确的压力以促进改变之间获得平衡。

　　正如前面提到的，间歇性回顾性会谈（比如每4周1次）有助于保持动力。如果有积极参与的重要的其他人，应该邀请他们（年纪小一些的患者总是有的）。通过建立体重恢复"契约"来正式地给予压力以促进改变，这是否有用尚有争议。这样做的好处是将预期的东西操作化，并附上实现特定目标中的意外事件，但它的缺点是僵化，有时会迫使治疗师以反治疗性的方式行事。

"独木舟"类比

恢复体重就像划独木舟逆流而上，目的地是美好的，但你并不确定。之前你顺流而下去到想去的地方。现在你要调转独木舟的方向（即停止进食过少），并划桨逆流而上（即开始增加热量摄入）。你知道，如果想要到达目的地（即要恢复的体重数是巨大的），你将不得不在很长一段时间内每天做这件事。如果停止划桨，你就会由于水流而后退（即你需要每一天都额外多进食500千卡，并且如果某天没有做到，在接下来一天你就需要额外的1 000千卡，以此类推）。同时，只到半路就停下是没有价值的，因为你永远不会到达美好的目的地（即恢复体重的益处只有在BMI达到19.0后才会显现出来）。

3. 患者由于饱腹感而不能维持进食增长的水平。"饱腹感"以及如何处理在第6章有详细的讨论（参见第104页）。由于胃排空延迟而导致体重过低的患者，更容易产生饱腹感。这种延迟会被恢复健康的进食习惯所逆转。在我们的印象中，有规律地进食对此特别有帮助。

4. 一旦离开治疗师的办公室，患者就不能记起恢复体重的原因了。我们称之为"停车场症状"，指的是患者在离开会谈的几分钟内就回到进食障碍思维模式中的事实（即播放"进食障碍"碟片；参见第147页）。为了帮助解决这个问题，让患者随时可以看到他想要恢复体重的原因是很重要的（见下面的小片段）。

小片段

为了维持动机，一位患者写下了下面这段内容：

"我需要专注地想象自己有健康的体重、苗条的体形和贴合曲线的衣服，不是一具有以下特点的骷髅：

- 手臂上静脉突出
- 肩膀骨头突出
- 髋部突出
- 腿像棍子一样没有形状
- 心悸
- 停经
- 骨消融
- 强迫行为
- 没有社交生活……实际上是没有生活
- 不自信
- 亲密问题（对性没有兴趣）
- 不能专注
- 大部分时间都在挨饿
- 强迫性地要感觉衣服紧，等等

所以这场持久战是值得的！ 我只需要保持战斗，并且在不想继续的时候阅读这些内容。"

正如之前提到的，我们鼓励患者把"改变的理由"清单一直放在随手可得的地方。一些患者发现定期读一遍清单会有帮助，尤其是在餐前或作为每天早晨的第一件事。

5. 患者对变化的阻抗。体重过低的患者中，一定程度的固执和僵化并不少见。僵化有时反映了一种病前的性格特质，并且它由于体重过低的影响而被夸大了。消除患者的反对态度的方法之一是识别他所面临的任何无关的困难，并帮助他克服困难。例如某患者在视力方面有很大的困难，我们安排他去看专家。这不仅改善了他的视力，而且让她更有依从性了。

6. 患者想要停止恢复体重，因为他正在变"胖"。对于患者以该方式对自己贴标签，是需要被挑战的。如前所述，这并不符合现实（他是从"瘦骨嶙峋"变得"苗条"）。然而，治疗师应该承认患者面临的困难。也就是说，按患者的经验，他身体的一部分（例如，大腿）太大，并且正在变胖（参见下面的第8点和第9点）。治疗师的工作是帮助患者理解、重新解读并克服目前对身体的体验，这样他才更加能接受恢复体重。治疗还包括解决患者对体形和体重的过度评价（参见第8章）。

7. 患者表示"吃这些高热量的食物是不健康的"。关于这点，有两个要点。第一，对于患者目前的状态来说，真正不健康的是低体重，而吃一段时间的高热量食物对于纠正低体重是有必要的。"健康饮食"并不是为了显著体重过低又患有进食障碍的人设计的。第二点是一旦患者达到目标BMI范围，他就能自己选择吃什么，只要饮食足够且不限制即可。

8. 患者想要停止恢复体重，因为胃（腹部）突出来了。有一部分是事实，但这是临时的。在体重恢复期间，胃有时会不成比例地突出。在某种程度上，这是消瘦状态被逆转时的身体自然改变，也是显著消耗腹部肌肉（所以没办法托住胃）和背部肌肉（不再帮助扩展身体，导致腹部的任何突出都更加明显）的结果。因此在体重恢复的一段时间内，胃可能会突出，但这不会持续。对于这一现象的担忧会在低头看肚子的时候被夸大，尤其是在刚吃完东西的时候（以下是很好的例子，在这种情况下患者对自己的外表做出苛刻的判断，却从未以相同的角度研究过任何其他人；参见第137页）。突起的肚子也会被某些风格的服装（例如低腰裤）和吃大量高纤维饮食或喝含大量气体的饮料而夸大。

   对这种现象的讨论应该聚焦在帮助患者避免将之等同于吃得过多或肥胖。如第6章所述，常识性应对措施可以帮助减轻，包括选择高热量而不是高纤维的食物，限制喝含气饮料，控制自我检查，穿不会夸大这部分的衣服。

9. 患者想要停止恢复体重，因为他的衣服变紧了。解决这个担忧的方法包括：教育患者进食后自然会出现临时的体形改变，它会过去并且不意味着进食过多或"肥胖"；特别关注平时不会注意的躯体感受；在此期间避免穿紧身衣服（有潜在帮助）。

   因为变得不那么消瘦，恢复体重（和体形）的患者的衣服很可能会变得太小。这可能是继续恢复体重的主要障碍。因此，在体重恢复的过程中，患者最好选择穿宽松的衣服，或者定期购买新的"没那么小的"衣服。一般来说，后者更现实。对此，应指出以下几点。

- 最好是患者始终能够在体形改变之前，并且在旧衣服变紧之前买好新衣服。

- 患者通常需要帮助以接受将需要更大的（没那么小的）衣服作为成功的标志，而对于减重（或者说，体形），成功的标志是衣服尺码变小。对于体重（或体形）恢复，他不得不走向相反的路。很多人对此是有困难的。这有两个积极的部分：首先，他会发现对于衣服，有了更大的选择范围；其次，他会发现穿上这些衣服更好看了。指出为了穿进现在的衣服，患者必须保持病态，这一点会有帮助。在一开始患者就不应该穿这些衣服。

- 有些患者的衣服相当单调、陈旧。如果能帮他买到更像同龄人的衣服，会对他有发展性的帮助。

- 对此，重要的其他人可以通过提供买新衣服的钱来给予帮助。买新衣服可以帮助抵消患者的节俭性格。

- 和没有进食障碍的朋友一起购物很有帮助，它可以提高患者对外形的接受度。

- 有些患者想要保留他的旧衣服。这应该被阻止。事实上他应该通过扔掉旧衣服来切断和过去的连接。

10. 患者恢复体重的努力受到他人评论的负面影响。通常其他人为患者的进食更正常、看起来有好转感到高兴。然而，这样的评论可能会被误解。关于进食的评论会被认为是在说患者吃得过多和"贪婪"，而关于外表的评论（例如，你看起来好多了）会被解读为和患者现在看起来"很胖"的意思一样。

　　需要帮助患者认识到，进食障碍思维模式或碟片正导致他误解其他人的陈述（参见第147页）。那些积极和鼓舞人心的话变成了批评。患者需要在会谈中理解这一点，然后在听到这些表述时"活"下来。

11. 患者认为他已经恢复了足够的体重，尽管仍然处于体重过低。我们通常会遇到，需要达到目标BMI范围（19.0 ~ 19.9）的患者，其动机会在接近目标时减弱。他通常认为BMI 17.0～18.0的对应体重已经足够了，而且不可否认的是，这确实比开始治疗时的体重要健康得多。尽管称赞患者为恢复体重所做的努力很重要，但特别重要的是要指出，如果此时停止恢复体重，他将很难获得恢复体重所带来的好处。这就像爬山，在接近山顶的地方停了下来，所以无法看到山顶风景。此外，将BMI维持在该水平是有问题的，因为进食障碍思维模式或碟片将仍在"播放"，所以他会很容易复发。此外，没有缓冲地带来保护患者不受无意的体重减轻（例如生病）的影响，这将导致一旦BMI远低于18.0，进食障碍思维模式又会激活。将BMI保持在19.0以下就像走在悬崖的边缘（即这是有勇无谋的）。

> 将BMI保持在19.0以下就像走在悬崖的边缘（即这是有勇无谋的）。

从体重恢复到体重维持

相比于恢复体重的过程，维持稳定的体重会相对简单、直接一些。这与住院治疗形成了鲜明的对比，也是鼓励门诊治疗的主要论据之一。对于一直饮用高热量饮料并以适当速度增重的患者，只需一个个减掉饮料。在我们的实践中，当患者的BMI明确超过19.0时可以减掉第一瓶饮料，然后在达到19.5时减掉第二瓶。同时患者应当继续之前的进食。对于仅通过饮食来恢复体重的患者，这一过程更为复杂，因为它涉及患者要减少进食量。这需要谨慎行事，因为会有"减肥风险"。这会是一个试错的过程。

帮助患者达到合理、稳定的体重，也是反复试错的问题。目标是维持住体重，使患者的BMI在19.0～19.9波动。可以在体重图中BMI为19.0的地方添加水平线（图11.4）。患者还需要学习如何平衡活动水平和热量摄入。大多数人对在不增加体重的情况下能吃多少感到惊讶。与此同时，治疗师应该专注于帮助患者接受和享受他的新面貌，并适应新个性，因为大多数人会发现自己并不是

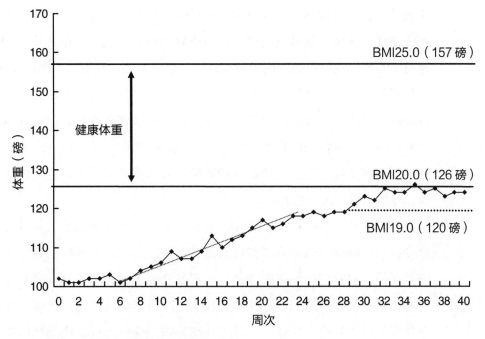

图 11.4　患者 B 体重维持阶段的体重图

以前认为的那个自己。

　　在这个阶段，患者和治疗师有相反的担忧。患者担心体重会继续上升，而治疗师则担心体重会下降。治疗师的恐惧更现实。应该与患者公开讨论减肥的风险，以及由此带来的危险。

　　在体重维持阶段，治疗师还将继续处理进食障碍的其他特征（参见下一节）。在进入体重维持阶段时，对进食障碍和继发性损害（分别使用 EDE-Q 和 CIA）进行进一步评估，以确定仍然存在的特征，这是有用的。

处理进食障碍的其他方面

　　在体重恢复的过程中，要协同处理进食障碍的其他部分。我们建议治疗师遵照下面的指导，同时注意，此时体重恢复是最优先的。它应该排在每次会谈议程的首要位置，并且所需的策略和程序也优先于其他方面。

- 饮食节制。处理饮食节制（如第9章所描述的）通常要推迟到接近体重恢复过程的尾声，除非它造成了体重恢复的障碍。因此，正式处理食物回避和其他饮食规则的时间会被推迟。这意味着，在恢复体重的过程中，治疗师可能会对增加体重的特殊方法视而不见，只要这些方法被证实是有效的。很明显，大多数患者将不得不打破许多饮食规则，以实现体重恢复。因此，尽管他的规则可能并没有得到正式的解决，但有一些在一定程度上将得到解决。在体重维持阶段，特别重要的是帮助患者灵活饮食，并练习与他人一起进食。

- 暴食。有一部分体重过低的患者会暴食，更多的是主观暴食，并且大部分会在事后清除。这些患者被认为尤其难治。我们没有足够的数据对此进行评论，但我们的临床印象是，与不暴食的患者相比，暴食者并没有更难治疗（使用CBT-E），在某些方面，反而更容易治疗。这是因为患者发现暴食非常令人厌恶，所以更有动力去改变。此外，因为经历过暴食，所以通常不需要去说服患者：他的饮食方式和极低的体重都会使他面临暴食的风险。处理暴食可以按照通常的方式进行［即首先是"规律饮食"措施（参见第93页），然后进入详细的"暴食分析"（参见第170页）］。对于这些患者，低体重和暴食在会谈议程中共居首位。

- 清除。与其他患者一样，体重过低的患者可能会进行补偿性或非补偿性清除。如第6章所述，补偿性清除一般不需要处理，而非补偿性清除的功能则需要识别和处理。

- 过度锻炼。这在体重过低的患者中并不少见。如第6章所述，在住院患者中，这是特殊的问题，因为患者往往被关在病房里，因此无法进行锻炼。有趣的是，在"开放式"住院环境中，问题似乎更小（参见第15章）。第6章讨论了过度锻炼的问题（参见第106页）。它可能是导致体重恢复失败的原因之一，因此应该作为常规的询问内容。体重极低的患者不宜进行剧烈运动，因为心脏状况不佳，而有骨质疏松症的患者必须牢记骨折的风险。说起来，我们鼓励体重过低的患者进行健康的锻炼，因为根据经验，这有助于他接受体重恢复。

- 过度评价体形、体重和控制它们的能力。对于"核心精神病理"的处理及其表达需要被整合进体重恢复。对于大部分患者来说，在体重恢复的早期阶段，体重和进食是主要的担忧。在开始治疗之前，他可能已经根据限制食物摄入和减肥的能力来判断自我控制能力。因此，多吃和增重对他来说是诅咒，因为他必须放弃关于吃多少的目标，并在恢复体重时越过非常重要的体重阈值。通常体重阈值是整数，根据患者使用的单位不同而有所不同。在美国，可能是100或110磅；在英国，往往是7或8英石，等等；而在欧洲大陆就是40或50千克等。服装尺码的门槛也必须被打破。之后，尤其是一旦患者的BMI超过17.0时，体形往往成为更主要的问题。处理过度评价体形和体重及对它们的控制在第8章和第9章中有描述，对进食的控制在第9章中有描述。

■ 在自我评价中边缘化其他领域。无论怎么强化自我评价中的其他领域的重要性（参见第126页）都不过分。大多数患者需要相当多的帮助才能**获得新生**。

好的结束

　　此40次会谈版本治疗的最后阶段遵循20次会谈版本的相同原则（参见下一章）。因此焦点在于维持已做出的改变和尽可能减小复发的风险。唯一显著的区别是，对于不暴食的患者来说，发现复发的早期预警信号不那么容易。因此，确定患者可能的复发特征（例如，推迟或不吃正餐或点心、增加锻炼、恢复以往的身体检查模式）是很重要的，尤其是最近才恢复体重的患者特别容易出现退步。作为额外的预防措施，明智的做法是要和患者就其体重应该保持稍高于某个体重（"危险体重"）这一点达成一致。如果他的体重下降到该水平（一般相当于BMI 18.5），应建议敲响警钟，因为进食障碍思维模式很快就会被激活，他很快就会开始体验体重过低的影响。

　　应该建议患者，如果发现了早期预警信号，或者如果体重下降到危险体重，要制订应对挫折的计划。然而一般来说，目标应该是保持BMI在19.0～19.9

所对应的体重，这样新体重和危险体重之间就有缓冲地带。从长远来看，有些患者允许体重进一步增加一些，可能是明智的。这表明，他意识到维持体重在BMI 19.0～19.9涉及饮食节制和限制。如果是这样的话，他应该考虑将体重增加到BMI 20.0～21.0，甚至更高一点。这是需要在最后的治疗过程中讨论的主题，也是在治疗后20周的回顾性会谈中的主题。

推荐阅读

第5～12章的推荐阅读可以在第12章的末尾找到。

第 12 章

好的结束

第四阶段是治疗的最后一个阶段。在该阶段需要关注的就是好好结束治疗。就像好的开始很重要一样（参见第5章），恰当的结束也很重要。在常

规临床实践中，单纯的治疗失败并不罕见。这是令人遗憾的，因为在治疗的最后几周有重要的任务要进行。除非有正式的结束，否则患者不会从中受益。两项主要任务是：

1. 确保治疗所取得的进展能在治疗结束后维持。

2. 在长期内尽量减小复发的风险。

此外，还需要处理患者对于结束治疗的担忧，并逐步停止某些治疗规程。

在CBT-E主要的20次会谈版本中，第四阶段包括3次会谈，每次会谈间隔2周（会谈18、19和20）。在40次会谈版本中，第四阶段包括4～5次会谈，间隔2～3周。在整个过程中，保留了一贯的会谈结构，但是内容越来越面向未来，越来越没那么关心现在。

在某些情况下，提供更多的治疗或延长治疗是合适的（参见第3章，第40页；第232页）。但根据我们的经验，这种情况并不常见。在绝大多数情况下，治疗可以而且应该按计划按时结束。只要患者已经到了主要的维持机制被破坏、"纸牌屋"开始倒塌的程度（即进食障碍精神病理正在瓦解），他在治疗结束后就

会继续改善。在这种情况下，治疗可以结束，这样做符合患者的利益。否则，患者（和治疗师）会倾向于将持续的改善归因于正在进行的治疗，而不是已经取得的进展。在实践中，这意味着即便患者在

一定程度上仍在节食，可能偶尔会暴食和呕吐，对体形和体重仍有顾虑，依然是可以接受结束治疗的。

处理关于结束治疗的担忧

患者对结束治疗的前景看法不一。如果接受了推荐的有时限的 CBT-E 治疗，患者将从一开始就知道治疗将在固定的几周后结束。尽管有预先告知，仍有一些患者预计自己将是例外，治疗将继续下去。为了反驳这一假设，在每次会谈开始时，都要告知患者会谈次数和剩余的次数。

大多数患者并不过分担心结束治疗，特别是如果他已经取得了良好进展。另一些患者则担心无法独自应对。询问患者对结束治疗的感受并处理担忧是很重要的。例如，如果患者表达出对结束治疗的悲伤和忧虑，可以正常化这些感受。我们会告诉所有患者以下信息：

- 尽管治疗已经结束，但它并不是克服进食问题的终点。
- 治疗结束后，通常会继续改善。这尤其适用于对体形和体重的关注。
- 尽管这似乎很奇怪，但在治疗结束时，不可能衡量你所取得进展的全部程度。
- 从治疗中休息一下通常是个好主意。
- 这是个很好的时机，在没有外在帮助的情况下练习治疗中学到的所有东西。
- 接下来的几个月是重要的时刻。即使不再参加治疗，你继续努力取得进一步的进展，保持已经做出的改变，这是至关重要的。

驾驶的类比

这里可以使用学习驾驶的类比。你已经学完了所有关于驾驶的课程并进行了一些练习。现在，你需要自己去学着做了。除非去实践，否则你会忘记所学的内容。

———————————

　　我们也会提醒患者，在治疗结束后20周会有一次回顾性会谈，这是理想的评估时间。在这段时间发生的任何问题都可以在该会谈中讨论。

确保进展维持

　　如上所述，CBT-E的目标是帮助患者达到：进食障碍维持的主要机制被破坏、"纸牌屋"开始倒塌。为了确定情况是否如此，治疗师需要评估已经取得的进展。这种评估可以通过询问患者什么改变了，什么没有改变来非正式地进行，但是最好辅

> CBT-E的目标是帮助患者达到：进食障碍维持的主要机制被破坏，"纸牌屋"开始倒塌。

以更系统的评估，使用EDE-Q来测量进食障碍的特征，使用CIA来测量继发性社会心理损害。这样也许能检测到任何残余的进食障碍精神病理的本质和范围及其对患者生活的影响。重要的是，应以积极的方式共同进行回顾，突出已取得的成就，并将变化归因于患者的努力。

> 治疗师和患者需要考虑在20周内，也就是直到回顾性会谈之前，应继续解决哪些进食障碍特征。

　　然后，通常在下一次会谈中，根据患者的范式，治疗师和患者需要考虑在20周内，也就是直到回顾性会谈之前，应继续解决哪些进食障碍特征。这些将是残留的维持机制，也一直是治疗的重点。可以准备好个性化的短期维持计划。我们通过表12.1所示的模板（特意包含过多内容）来做到这一点。典型的目标特征所包含的示例如下。

- 饮食限制。
  - 食物回避：患者可能会需要处理残留的食物回避的情况。
  - 社会性进食：患者可能需要继续练习在外面吃饭和吃不确定成分的食物。

表 12.1	短期维持计划模板（需改编以适用于个体患者）

聚焦的问题	如何处理
过度担忧体形和体重	■ 留意无益的体形检查（频繁使用镜子、不合适的衣服检查、摁／触摸身体，与他人作比较），思考是否是有益的、准确的信息，减少／停止讨论
	■ 确保没有体形回避；如果有，试着加强觉察身体（例如穿不同的衣服，做按摩）
	■ 谨慎使用镜子
	■ 留意"感觉胖"，并识别触发点和标签
	■ 避免超出设定的每周一次的称重；不要单一地解读
	■ 不要仅仅根据体形和体重来评判自己
	■ 维持和发展其他的生活兴趣（例如，＿＿＿＿＿＿）
饮食节制和限制	■ 尽量有灵活多变的饮食
	■ 练习社交性进食（例如，与他人一起进食，去餐厅）
	■ 注意不要回避特定的食物
	■ 尽量吃"足够"的食物，避免吃得过少
	■ 规律进食（至少每 4 小时 1 次）
	■ 避免严格的（僵化而极端的）饮食规则［如关于吃的数量（热量）、什么时候吃、吃得比别人少、对已经吃的食物进行补偿、通过在进食前少吃来补偿］
	■ 饱腹感是一种正常而短暂的感觉。如果被反复发生的饱腹感困扰，识别触发点（如不习惯吃正常的量、体重过低、进食不规律、穿太紧的衣服、吃了"要回避"的食物），并对其进行处理
暴食	■ 进行"暴食分析"，如果需要的话，识别触发点（进食过少、体重过低、太久不进食、打破进食规则、酒精放松了饮食控制、应对生活中的问题），并对其进行处理
	■ 对触发点练习问题解决法
其他体重控制行为	■ 避免呕吐／服用泻药／过度锻炼，因为它会使进食问题持续（并且是相对无效的）

（续表）

体重恢复和维持	■ 其他：＿＿＿＿＿＿＿＿＿＿＿＿＿＿＿＿＿＿ ■ 每周称一次体重是非常重要的 ■ 保持体重在目标体重范围内（即从＿＿＿＿＿到＿＿＿＿＿） ■ 如果体重低于这个范围——警铃！回顾从长远角度看恢复体重的优缺点。记住，需要每天额外多摄入 500 千卡才能每周平均增重 0.5 千克
体重减轻	■ 如果有进食问题，试图减肥是有风险的 ■ 只有当在医学上超重时，减肥才是合适的 ■ 记住，不要试图在接下来的 20 周减肥 ■ 避免严格和极端的饮食规则 ■ 如果在医学上超重，可以在 20 周后的有限时间内使用"防暴"节食（即适度的减肥，灵活的饮食指导） ■ 有不用严格节食就有可能达到的理想体重范围 ■ 记住，一周减重多于 0.5 千克是不现实也不健康的
疏忽和失误	■ 小的失误是可以预料的 ■ 尽早指出疏忽并通过① 尝试理解触发点和② 尝试尽快回到正轨，来积极反应（见长期计划） ■ 如果对于回到正轨困难、挣扎，联系＿＿＿＿＿＿＿＿ ■ 变得体重过低是尤为严重的。如果连续两次 BMI 低于 18.5（＿＿＿＿＿磅），联系＿＿＿＿＿＿＿＿
其他	■ ＿＿＿＿＿＿＿＿＿＿＿＿＿＿＿＿＿＿＿＿＿

注：引自 Christopher G. Fairburn 主编，陈珏主译的《进食障碍的认知行为治疗》。英文版版权所有 © 2008 The Guilford press。简体中文翻译版版权所有 © 上海科学技术出版社有限公司。原表格可从 www.credo-oxford.com/4.4.html 获取。

■ 过度评价体形和体重。

· 其他生活领域的边缘化：患者可能需要坚持尝试新活动，并坚持已经开始的活动。

· 体形检查：患者可能需要继续以不同的方式使用镜子，并减少其他形式的检查，同时仍然意识到进行有偏差的比较的风险。

- 体形回避：患者可能需要进一步练习身体暴露。
- 感觉胖：患者可能需要不停地问，当"觉得胖"时，自己还有什么感受。

■ 事件引发的进食变化。

- 残留的暴食：患者可能需要继续主动解决问题。
- 情绪不耐受：患者可能需要练习情绪调节的功能性方法。

■ 思维模式。

- 患者可能需要练习一旦出现复发迹象，就要识别并使用两步法来把进食障碍碟片"退回"（参见第150页）。

目标是与患者确定在未来20周内应该参与的有限数量的关键性活动。重要的是要现实，不要让患者负担过重。应该强调主要任务。

> 强烈建议患者"做正确的事"。

除了制订针对患者的短期计划外，还应该给患者以下常规禁令，要强烈建议患者**做正确的事**。这意味着患者应该继续表现出和治疗中一致的行为（例如规律进食、控制体形检查），否则他将不会获得全部的好处。

治疗结束时，患者会得到一份个性化的维持计划。建议他将这个计划放在随手可得的地方，并定期查阅。注意，如果临床完美主义、核心低自尊或人际关系困难（参见第13章）已经在治疗中得到解决，那么维持计划也应该包括与这些方面相关的任务。

停止治疗规程

自我监测

应要求患者在治疗结束前的两次会谈时（即在20次会谈版本的会谈18）停止自我监测。期望患者无限期监测显然不恰当、不现实，如果在治疗期间就习惯不监测是最好的。

对于被要求停止记录，患者的反应各不相同。有的人松了一口气，而有的人则担心不再能够观察和分析正在做的事。可以提醒他，记录是用来帮助他意识到自己的行为、想法和感受的，但是现在他已经发展了这种技能，就不再需要监测了。然而，应该鼓励患者对进食和治疗期间的其他目标点（例如，体形检查、饮食回避）保持警惕。在最后的会谈时，应该询问患者在没有监测的情况下是如何管理的。任何由此产生的问题（例如，不吃正餐或零食的诱惑）都应该得到解决。

会谈中称重

在治疗结束时，需要停止会谈中称重，患者需要开始在家里称重。这种过渡可以在第三阶段结束时实现，最迟也可以在第四阶段开始时实现。

在家中称重的方法应与在会谈中称重相同。也就是说，每隔一周，在固定的一天称重，而不是作为对事件的反应。应该帮助患者选择特定的日子。一般来说，工作日的早晨是最好的（因为如果患者感觉体重令人不安，通常在工作日会有更多的事让他分心）。还需要提醒患者如何解读体重数据，重点是不要过度解读最新数据。为了帮助解决这个问题，应该鼓励患者继续把体重画在图表上。在数周的时间里，在家称重应该与在会谈中称重同时进行，因为这样患者可以"校准"（即检测和量化自己的体重秤与诊室的体重秤之间的差异）。患者应继续每周称一次体重，直到20周的回顾性会谈，届时需要对持续称重进行回顾。

将长远的复发风险降至最低

第四阶段的另一个重点是将长远的复发风险降至最低。这包括六个要素。

> 第四阶段的另一个重点是将长远的复发风险降至最低。

1. 确定要继续的策略和规程。

2. 有现实的期待。

3. 将"失误"和"复发"区分开。

4. 确保将挫折的风险降至最低。

5. 有具体的计划来处理挫折。

6. 拟定长期维持计划。

重要的准备工作将在第三阶段的后半段进行，和患者讨论思维模式如何影响他时（参见第146页）。

确定要继续的策略和规程

应要求患者考虑，是否有任何治疗元素是他应该长期持续以尽量减少复发风险的。为了达到这一目的，如果患者能够识别出他认为有助于克服某些方面精神病理的治疗方法，将是很有帮助的。这可以加强它们的重要性。典型的例子包括规律饮食、每周称重、解决问题和暴食分析。

有现实的期待

对于在治疗中表现良好的患者，会有希望永远不再出现进食问题的倾向。在不过度消极的情况下，治疗师应该确保患者的期望是现实的，否则他会倾向于对任何挫折做出消极的反应。患者应该把进食障碍看作阿喀琉斯之踵：它可能会保留患者对困难时期的反应和对某些触发点的反应。正如有些人对压力的反应是变得抑郁、易激惹或酗酒一样，进食障碍患者也容易开始改变进食。这是因为进食障碍思维模式（或DVD）在特定情况下会回来。但是，正如患者在第三阶段（参见第146页）学到的，这种思维模式是可以被影响的。

将"失误"和"复发"区分开

同样重要的是要强调，患者对任何挫折的态度对于决定随后发生的事情是至关重要的。将任何挫折视为全面"复发"，可能创造出自我应验的预言。采用这样的观点只会鼓励无望的、消极的态度，而如果挫折被视为"失误"，患者更有可能面对问题并解决它。

将受挫风险降至最低

患者需要尽量减少发生挫折的风险。因此，他需要了解可能的触发点。这些触发点往往具有以下性质。

- 体形或体重相关的事件：例如体重增加，"肥胖"的表现增多，他人挑剔的评论，怀孕带来的体形和体重改变，生病造成的体重减轻。
- 进食相关的不良事件：例如重新开始节食，打破主要的残余饮食规则，暴食发作。
- 其他突出的个人不良事件：例如普遍的负面事件，尤其是威胁到自尊的。
- 临床抑郁的发展：这很可能引发挫折。

有应对挫折的计划

患者需要制订个性化的计划来应对任何可能出现的挫折。基本上，计划包括两个部分。

1. 尽快把进食障碍思维模式"推出去"。
2. 处理引发挫折的原因。

要摆脱进食障碍思维模式，患者必须首先认识到它会回来。正如第8章所讨论的，当患者开始"播放"进食障碍碟片时，他需要知道"屏幕"上出现了什么。换句话说，需要识别出"早期预警信号"。接下来，他需要替换思维模式。如果做得早，这相对直接、简单。但思维模式存在的时间越长，即更多的维持机制开始运作并使得碟片锁定的时候，这会变得越来越困难。原则上，要替换思维模式，患者需要确保**做正确的事**，并投入分散注意力的人际活动（参见第150页）。前者涉及实施在治疗中学到的东西（例如，规律进食，避免无益的身体检查），而后者则需要参与一些有吸引力的活动，这些活动可能会用健康的心态取代新植入的进食障碍思维模式。最好的活动就是自然的人际交往，尽管投入其中可能很困难（因为这很可能与患者想要做的事情背道而驰），但如果要稳步逐出思维定式，这样做是很重要的。

处理挫折的第二个方面涉及确定和处理挫折的触发点。患者需要"暂停"思考可能的原因，然后使用治疗中学到的问题解决法来处理（参见第167页）。

拟定长期维持计划

最后，治疗师应该制订个性化的长期维持计划。可以通过编辑包含扩大内容的模板来为患者量身定制（表12.2）。计划的目的是为患者提供个性化的建议：如何长期将复发的风险降到最低。

治疗后的回顾性会谈

治疗后的回顾性会谈是为了给患者机会检查和报告过去20周的进展情况。我们发现，20周的时间长度是合适的。它足够长，对于治疗是否结束没有留下任何含糊不清的地方，确保有足够的时间让患者实施短期维持计划，并处理几乎不可避免的挫折。另一方面，它并不是太久：足够近，让患者能朝着它努力。

这次回顾性会谈有几个其他目的。

- 再次评估患者的状态以及是否需要进一步治疗。这应该以通常的方式：使用EDE-Q和CIA。如果有残留的进食障碍特征严重干扰患者的功能，那么应该考虑进一步治疗。如果出现了挫折，只需进行少量的短会谈，患者就可以回到正轨。这些建议应包括在回顾如何应对未来出现的挫折中。应该指出的是，临床抑郁症的发展（或回归）会带来一些挫折。如果是这样的话，抑郁症需要首先得到治疗。一旦它解决了，患者通常能够自行处理挫折。

- 回顾患者对短期计划的实施情况。治疗师应该审查短期计划的每一个要素，目的是察看患者是否需要继续处理任何残留的进食障碍特征。

- 讨论是否需要持续每周称重。如果体重仍然是重要问题之一，每周称重

应该继续。如果不是，那么应该采取更灵活的方法，每隔几周称一次
体重。

■ 讨论患者是如何处理任何挫折的。这很重要；应该详细评估应对挫折的
策略。

■ 回顾，如果有必要的话，修订长期维持计划。这也很重要；可能已经出
现了一些新的"早期预警信号"。

表 12.2	长期维持计划模板（需编辑，以适用于个体患者）

如何将挫折的风险降到最低

■ 维持规律进食模式

■ 避免节食，尤其是僵化而极端的节食，避免回避很多食物

■ 将体重维持在目标范围内

■ 警惕投入无益的体形检查或体形回避

■ 维持和发展其他的生活兴趣

■ 使用问题解决法来处理生活问题

可能会增加挫折风险的情况

■ 生活的改变和困难；日常规划的改变（如旅行，感恩节）

■ 体重的减少或增加

■ 怀孕和孕后

■ 心境低落和／或临床抑郁的发展

■ 婚礼日（成为注意焦点；要漂亮的压力）

失误的"早期预警信号"

时刻监视"进食障碍碟片"是否回来了。下面的早期预警信号构成了部分最初的
"踪迹"：

■ 进食的改变，尤其是进食减少，跳过正餐或零食，延迟进食，吃"减肥食物"

■ 重新开始阅读节食或时尚杂志和/或访问相关网站

■ 重新开始或增加体形检查或回避

■ 重新开始或增加体形比较

（续表）

- 在设定的时间外称重
- 增加锻炼
- 有呕吐或使用泻药的冲动
- 有暴食的冲动
- 增加对食物和进食的关注
- 对体形和体重的不满增加，以及改变体形和体重的强烈愿望
- 体重降至BMI 19.0（＿＿＿磅）以下

如果发现了预警信号，迅速、积极地做出反应，抽出"时间"思考正在发生的事情，并制订行动计划

处理触发点和挫折

- 识别触发点
- 通过问题解决法来处理外在（生活）触发点（参见《战胜暴食的CBT-E方法》）
- 提防将挫折贴上"复发"标签（一个人回到起点时）
- 根据治疗指南（见《战胜暴食的CBT-E方法》）将挫折扼杀在萌芽状态。例如，重新开始监测，采用规律进食模式，提前计划饮食，回顾进食模式，每周自行称体重并仔细解读，避免遵循严格和极端的饮食规则，质疑"感觉胖"，分析暴食，使用分散注意力的活动和问题解决法，减少问题性的体形检查或回避
- 如果怀孕／怀孕后，向专业人士咨询关于什么是正常的体重和进食以及减掉怀孕时增长的体重需要多久
- 作为普遍的指导，要做与进食障碍思维模式（或"DVD"）想让你做的相反的事（即做正确的事）。参与生活的其他方面，比如社交活动（这样就能放入更健康的DVD）
- 其他1：＿＿＿＿＿＿＿＿＿＿＿＿＿＿＿＿＿＿＿＿＿＿＿＿＿＿＿＿＿＿
- 其他2：＿＿＿＿＿＿＿＿＿＿＿＿＿＿＿＿＿＿＿＿＿＿＿＿＿＿＿＿＿＿

如果以上内容在4周内没能奏效，考虑寻求帮助

如果BMI连续两周低于18.5（　　　磅），寻求帮助

注：引自Christopher G. Fairburn主编，陈珏主译的《进食障碍的认知行为治疗》。英文版版权所有 © 2008 The Guilford press。简体中文翻译版版权所有 © 上海科学技术出版社有限公司。原表格可从www.credo-oxford.com/4.4.html获取。

对于绝大部分患者来说，回顾性会谈是一次积极的会谈，并且是患者和治疗师最后一次会谈了。

第 5 ～ 12 章推荐阅读

预测预后的早期改变

参见第 3 章。

进食障碍的教育

[1] Fairburn, C. G. (1995). *Overcoming binge eating*. New York: Guilford Press.

[2] Garner, D. M. (1997). Psychoeducational principles in treatment. In D. M. Garner & P. E. Garfinkel (Eds.), *Handbook of treatment for eating disorders* (2nd ed., pp. 145–177). New York: Guilford Press.

[3] Lucas, A. R. (2004). *Demystifying anorexia nervosa*. Oxford: Oxford University Press.

CBT-E 的有效性

[1] Byrne, S. M., Fursland, A., Allen, K. L., & Watson, H. (2011). The effectiveness of enhanced cognitive behavioural therapy for eating disorders: An open trial. *Behaviour Research and Therapy, 49*, 219–226.

[2] Fairburn, C.G., Cooper, Z., Doll, H.A., O'Connor, M.E., Bohn, K., Hawker, D.M., Wales, J. A., & Palmer, R.L.(2009).Transdiagnostic cognitive behavioral therapy for patients with eating disorders: A two-site trial with 60-week follow-up. *American Journal of Psychiatry, 166*, 311–319.

参与和动机

［1］ Vitousek, K., Watson, S., & Wilson, G. T. (1998). Enhancing motivation for change in treatment-resistant eating disorders. *Clinical Psychology Review, 18*, 391–420.

［2］ Wilson, G.T., & Schlam, T. R. (2004). The transtheoretical model and motivational interviewing in the treatment of eating and weight disorders. *Clinical Psychology Review, 24*, 361–378.

CBT 的实践指南

参见第 1 章。

对体形的关注及其修正

［1］ Cooper, M. J., Deepak, K., Grocutt, E., & Bailey, E. (2007). The experience of "feeling fat" in women with anorexia nervosa, dieting and non-dieting women: An exploratory study. *European Eating Disorders Review, 15*, 366–372.

［2］ Cooper, Z., Fairburn, C.G., & Hawker, D. M. (2003). *Cognitive-behavioral treatment of obesity: A clinician's guide.* New York: Guilford Press.

［3］ Delinsky, S. S., & Wilson, G. T. (2006). Mirror exposure for the treatment of body image disturbance. *International Journal of Eating Disorders, 39*, 108–116.

［4］ Farrell, C., Shafran, R., & Fairburn, C. G. (2004). Mirror cognitions and behaviours in people concerned about their body shape. *Behavioural and Cognitive Psychotherapy, 32*, 225–229.

［5］ Farrell, C., Shafran, R., & Lee, M. (2006). Empirically evaluated treatments for body image disturbance: A review. *European Eating Disorders Review, 14*, 289–300.

［6］ Jansen, A., Nederkoorn, C., & Mulkens, S. (2005). Selective visual attention for ugly and beautiful body parts in eating disorders. *Behaviour Research and Therapy, 43*, 183–196.

［7］ Jansen, A., Smeets, T., Martijn, C., & Nederkoorn, C. (2006). I see what you see: The lack of a self-serving body-image bias in eating disorders. *British Journal of Clinical Psychology, 45*,

123–135.

[8]　Mayer, L., Walsh, B. T., Pierson, R. N., Heymsfield, S. B., Gallagher, D., Wang, J., et al. (2005). Body fat redistribution after weight gain in women with anorexia nervosa. *American Journal of Clinical Nutrition, 81*, 1286–1291.

[9]　Reas, D. L., Whisenhunt, B. L., Netemeyer, R., & Williamson, D. A. (2002). Development of the body checking questionnaire: A self-report measure of body checking behaviors. *International Journal of Eating Disorders, 31*, 324–333.

[10]　Rosen, J. C. (1997). Cognitive-behavioral body image therapy. In D. M. Garner & P. E. Garfinkel (Eds.), *Handbook of treatment for eating disorders* (2nd ed., pp. 188–201). New York: Guilford Press.

[11]　Wilson, G. T. (2004). Acceptance and change in the treatment of eating disorders: The evolution of manual-based cognitive-behavioral therapy. In S. C. Hayes, V. M. Follette, & M. M. Linehan (Eds.), *Mindfulness and acceptance: Expanding the cognitive-behavioral tradition* (pp. 243–266). New York: Guilford Press.

第 5 ～ 12 章的其他相关资料

[1]　Fairburn, C. G., Shafran, R., & Cooper, Z. (1999). A cognitive behavioural theory of anorexia nervosa. *Behaviour Research and Therapy, 37*, 1–13.

[2]　Herrin, M. (2003). *Nutritional counseling in the treatment of eating disorders*. New York: Brunner- Routledge.

[3]　Linehan, M. M. (1993). *Cognitive-behavioral treatment of borderline personality disorder*. New York: Guilford Press.

[4]　Mitchell, J. E., Halmi, K., Wilson, G. T., Agras, W. S., Kraemer, H., & Crow, S. (2002). A randomized secondary treatment study of women with bulimia nervosa who fail to respond to CBT. *International Journal of Eating Disorders, 32*, 271–281.

[5]　Ohanian, V. (2002). Imagery rescripting within cognitive behavior therapy for bulimia nervosa: An illustrative case report. *International Journal of Eating Disorders, 31*, 352–357.

[6]　Soh, N., Surgenor, L. J., Touyz, S., & Walter, G. (2007). Eating disorders across two cultures:

Does the expression of psychological control vary? *Australian and New Zealand Journal of Psychiatry, 41*, 351–358.

[7] Steffen, K. J., Mitchell, J. E., Roerig, J. L., & Lancaster, K. L. (2007). The eating disorders medicine cabinet revisited: A clinician's guide to Ipecac and laxatives. *International Journal of Eating Disorders, 40*, 360–368.

[8] Tareen, A., Hodes, M., & Rangel, L. (2005). Non-fat-phobic anorexia nervosa in British South Asian adolescents. *International Journal of Eating Disorders, 37*, 161–165.

[9] Teasdale, J. D. (1997). The relationship between cognition and emotion: The mind-in-place in mood disorders. In D. M. Clark & C.G. Fairburn (Eds.), *Science and practice of cognitive behaviour therapy* (pp. 67–93). Oxford: Oxford University Press.

[10] Teasdale, J.D. (1999). Metacognition, mindfulness and the modification of mood disorders. *Clinical Psychology and Psychotherapy, 6*, 146–155.

CBT-E 的改编

第 13 章

临床完美主义、核心低自尊和人际关系问题

Christopher G. Fairburn, Zafra Cooper, Roz Shafran, Kristin Bohn & Deborah M. Hawker

大家记得，CBT-E主要有两种形式。聚焦版本适用于大多数患者，是默认版本。它完全聚焦于进食障碍的精神病理，在前八章中已有描述。这一

> CBT-E的聚焦版本应当被看作是默认版本。

章主要讲述CBT-E的另一种形式——扩大版本。它适用于一些特定的患者，在这些患者中，除进食障碍的精神病理外还存在一些特定的机制，它们维持着这种精神病理并阻碍改变。扩大版本有新增的模块以应对上述额外的机制，用以促进合适的患者的改变。回到纸牌屋的类比（参见第59页），策略是在移除关键的进食障碍卡片外，再拿掉一张或更多张支撑进食障碍的外围卡片（通常是一张）。

> 在CBT-E的扩大版本中，策略是拿掉一张或更多看起来支撑着进食障碍的外围卡片。

最初的扩大版本CBT-E包括四个治疗模块，分别用于改善情绪不耐受、临床完美主义、低自尊和人际交往困难。最近，上述模块中的第一个，即关注情绪不耐受的模块，已经被纳入聚焦版本（参见第10章，第173页）。

决定是否使用扩大版本CBT-E

扩大版本CBT-E适用于存在显著的临床完美主义、核心低自尊或明显的人际关系问题，并且这些问题维持着进食障碍的患者。对于临床，决定是否采用扩大版本的治疗非常重要，因为这决定了第二阶段之后的

> 扩大版本CBT-E是专为存在显著的临床完美主义、核心低自尊或明显的人际关系问题，而且似乎这些问题维持着进食障碍的人设计的。

治疗内容和形式。而且，这一决定会对患者的结局，变得更好或更坏产生影响。幸运的是，研究的依据可以指导决策，因为聚焦版本和扩大版本的相对效果已经在大型双中心治疗试验中测试过（见Fairburn，et al.，2009）。简而言之，人们发现这两种形式的治疗总体上同样有效，但这种等效掩盖了两个重要的发现。首先，对于最初的四种外部机制中有至少两种被治疗师（在第二阶段开始时）判定为"中等"或"严重"临床问题的患者（约40%的患者），扩大版本优于聚焦版本。其次，相比之下，其余的患者（约60%）情况正好相反；也就是说，聚焦版本优于扩大版本（对于机制"复杂性"处于中等水平的人也是如此）。虽然这些发现需要被重复验证，但它们与支持CBT-E的理论和我们的临床经验是一致的。因此，我们建议将研究结果用于指导临床实践。据此，扩大版本应仅用于有本章所述的严重附加问题的患者，其余患者则应接受聚焦版本CBT-E。

　　是否使用扩大版本CBT-E的决定是在八次会谈后的第二阶段作出的。第二阶段是作决定的好时机，因为到那时治疗师已经相当了解患者，改变的障碍也越来越明显。我们建议治疗师根据以下两个指导原则作决定。

1. CBT-E的默认形式是聚焦版本。对于大多数患者，它比扩大版本更有效，也更容易实施。此外，它现在还整合了情绪不耐受模块。

2. 扩大版本CBT-E的使用只有在第二阶段才能决定，即临床完美主义、核心低自尊或人际关系问题非常显著并且看起来在维持着进食障碍时才会使用。

扩大版本CBT-E的实施

　　扩大版本CBT-E的实施分三个步骤。第一步（第二阶段）是决定要处理哪一种额外的维持机制。下面按模块提供了指导。在实践中，经常会碰到若干模块看起来都相关，而且很难决定选择哪个模块。以下是一些指导。

1. 如果只有一个模块看起来相关，那么应该选择这个模块。核心低自尊是例外，它可以通过核心低自尊模块或人际关系模块来解决。

2. 如果两个模块看起来相关。

- 一般来说，如果使用20周会谈版本，遵循节俭原则，根据目标机制阻碍改变的程度选择一个模块。
- 如果正在使用40次会谈版本的治疗（参见第11章），可能有足够的时间来处理两种外部机制。这通常是依次进行的（例如，首先解决临床完美主义，然后是人际关系）。

扩大版本CBT-E的第二步包括使用相关模块处理已确定的外部机制，同时处理进食障碍核心维持机制（如第8～11章所述）。这将持续整个第三阶段。关于治疗时间的安排，我们的惯例是将一半的核心治疗时间（即按照治疗议程分配给处理各项任务的时间；参见第90页）分配给扩大版本CBT-E的模块。由于我们坚持50分钟会谈的标准格式，这意味着每次治疗约有15分钟用于处理外部维持机制。因此，在处理核心进食障碍机制上花的时间比通常情况要少。

值得注意的是，可以以不同的方式实施扩大版本CBT-E。例如，可以增加CBT-E的长度（例如增加到30次会谈），以便有更多的时间处理外部机制。或者，会谈时间可以延长到，比如说，80分钟。我们更倾向于后者，因为临床经验表明，这样做可以保持治疗的势头，解决各种机制，同时治疗的整体时长是可接受的。如果采用这种方法，最好是在治疗过程中有短暂的休息，让治疗师和患者走一走，整理一下思绪。

扩大版本CBT-E的第三步发生在第四阶段（参见第12章）。它涉及像通常一样制订"维持计划"，但是要包含在第三阶段中使用的附加模块元素。

现在将介绍扩大版本CBT-E的三个模块。对此本书只是提纲挈领地进行了描述，因为每一个模块都可以单独写成一本书。实际上确实已经有这类书了。

临床完美主义

背景

临床经验和研究证据表明，完美主义特质在进食障碍患者中很常见，而且往往在进食障碍发作前就很明显。尚未确定的是它是否会影响治疗结果。这种特质的最极端表现就是所谓的"临床完美主义"（Shafran，Cooper & Fairburn，2002）。在这种状况下完美主义特质是如此显著，以至于生活也受到负面影响。我们强烈认为临床完美主义会干扰治疗反应。

> 临床完美主义的精神病理在形式上与进食障碍类似。

临床完美主义的精神病理在形式上与进食障碍类似。其核心是对收获和成就的过度评价。临床完美主义者的自我评价极大程度上，甚至完全取决于是否达到生活中重要领域的个人高标准，以及是否朝着这一标准努力。如果他同时患有进食障碍，也会用极端的标准来衡量饮食、体重或体形以及对它们的控制，所以患者的节食特别严格，在锻炼、体形检查等方面也同样严格。因此，临床完美主义的精神病理强化了进食障碍的某些方面，使其更难治疗。

临床完美主义的主要特征如下，但并非所有特征都在同一个个体上有所表现。

- 过度看重生活中重要领域（诸如工作、运动或音乐等领域，以及进食障碍方面）的收获和成就。
- 将生活的其他方面边缘化。
- 严苛地追求个人高标准，而不顾标准对实际表现的不利影响及由此引发的对生活其他方面的损害。
- 在达到目标后没有强烈的成就感并重新设置标准（例如，如果达成某个工作目标，立即就会立新的，要求更高的目标来替代已达成的）。
- 重复检验自己的表现（比如，检查自己的表现是否达到了个人标准，并与他人进行比较）。
- 对达不到个人标准感到害怕。
- 回避有关表现的重要测试（例如，不提交工作），因为担心自己表现不够好。
- 关于表现的先占观念。

与谁一起使用该模块

临床完美主义通常在治疗早期就很明显。这可以从患者过于详细的记录中看出端倪，并且患者的饮食控制也往往是极端和严格的。因此，"规律饮食"干预可能会遭到抵制，因为它与患者的标准有冲突。临床完美主义也可能表现在患者在治疗过程中的行为上，一些患者会因为对治疗细节有无数疑问而拖延治疗。

存在这些特征的情况下，治疗师应直接就临床完美主义进行询问。这是在第二阶段完成的（参见第7章）。下面是一些有用的问题：

- 有些进食障碍患者可以被称为"完美主义者"。也就是说，他给自己定了很高的标准，并一直在努力达到标准。这适用于你吗？别人会这样说你吗？

- 你会说自己的标准比别人高吗？别人同意吗？你生活的哪些方面是这样的？例如，工作、整洁、锻炼、音乐？

- 努力工作且表现好对你来说有多重要？它是很重要，甚至是极其重要的吗？

- 关于收获和成就，你思考很多吗？你是不是经常在想这些？

- 如果你实现了一个目标，你会立刻为自己设定一个更高的新目标吗？

- 你是否会反复检查自己的表现（在实现目标方面的），并与他人进行比较？

- 你是否担心过自己可能无法实现目标？

- 你是否曾经因为害怕（工作等）不够好而避免做某事？

- 你倾向于根据收获和成就来评价自己吗？

如果这些问题的部分或全部得到了肯定的回答，临床完美主义似乎是改变的障碍，那么临床完美主义应该是附加的治疗目标，应该添加到治疗方案中（图13.1）。

治疗策略及程序

治疗临床完美主义的策略跟之前用于处理过度评价体形和体重的策略很相似（参见第8章），而且两者或多或少是要同时处理的，如下文所述。[①]

> 治疗临床完美主义的策略跟之前用于处理过度评价体形和体重的策略很相似。

---

① 想要了解与临床完美主义相关的其他治疗程序，我们推荐Antony和Swinson的著作（1998）。它是为有完美主义倾向的人写的自助图书。但我们认为，对于临床完美主义者来说，它最好作为治疗师指南来使用。

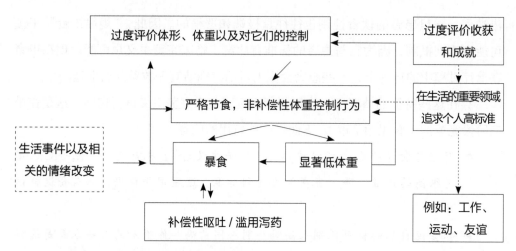

图 13.1　加入了临床完美主义的跨诊断维持范式

引自 Christopher G. Fairburn 主编，陈珏主译的《进食障碍的认知行为治疗》。英文版版权所有 © 2008 The Guilford press。简体中文翻译版版权所有 © 上海科学技术出版社有限公司。原图可从 www.credo-oxford.com/4.4.html 上获取。

识别对成就的过度评价及其后果

这最好安排在处理体重和体形的相同议题后的治疗中。你会发现，患者的自我评估系统中（用饼图表示；参见第 123 页）有占主导地位的切片，代表对收获和成就的过度评价。这个切片覆盖了体形和体重切片所占的区域以及其他区域（比如，与完美主义相关的主题，通常是工作，但也可能是患者看重的其他领域，如运动、家务、音乐等）。

<hr>

小片段

一位患者画了一张有 20 多片切片的饼图，每片都精心贴上了标签。她报告说，她的自我评价就建立在这些生活领域上。在与治疗师的（漫长）讨论中，她发现几乎所有的领域都是她拼命努力的目标，并且可以合并成一片大的"获取和成就"的切片。

<hr>

在讨论饼图时，我们应该清楚，拥有这样一个占主导地位的部分是"危险

的",是自我延续的,而且往往会缩小一个人的兴趣范围,就像过度评价体形和体重一样(参见第123页)。治疗师应该帮助患者认识到,主要从获取和成就的角度来评价自己,会导致被无情驱使的生活。在这种生活中,几乎没有自由发挥的空间,也没有与工作无关的乐趣。

之后临床完美主义的"表现"应该被识别,并在此基础上,建立扩展的维持范式(疾病模式图)。图13.2就是示例。如果使用与过度评价体形和体重相同的格式(参见图8.3)来画这个扩展范式,应该有助于让患者明白,完美主义是以类似的方式表现在进食障碍以及个人生活的其他重要领域的。

提高与自我评价有关的其他领域的重要性

过度评价收获和成就会导致生活其他领域的边缘化,就像过度评价体形和体重一样。但在临床完美主义患者中,这一点可能更加明显。处理这种边际化的

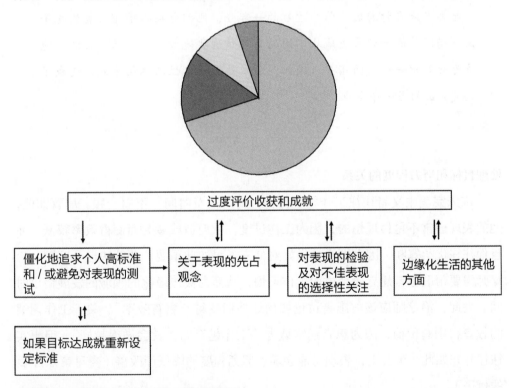

图13.2 过度评价收获和成就:扩展的范式

引自Christopher G. Fairburn主编,陈珏主译的《进食障碍的认知行为治疗》。英文版版权所有 © 2008 The Guilford press。简体中文翻译版版权所有 © 上海科学技术出版社有限公司。原图可从www.credo-oxford.com/4.4.html上获取。

策略已在第8章（参见第126页）阐述过。对于这些特殊患者，鼓励他单纯为了享受而参加一些活动是很重要的，尽管根据经验，这对他很难（见下面的例子）。让重要的其他人参与进来会有帮助。与患者一起找出一些通常有价值，只是其价值无法通过表现的好坏来衡量的活动是很值得的，虽然这些活动被患者视作是"浪费时间"。活动可以包括读书或读报、听音乐、与朋友保持联系等。同样应该鼓励患者顺其自然，他难以忍受不可预知性，而且这干扰了他的社交能力。我们的一位患者试图通过计划"自然的"社交事件来克服这个困难。治疗师可以通过改编第11章（第163页）所描述的掷骰子策略来增加（患者的）灵活性。

小片段

为了强化与自我评价有关的其他领域，一名患者选择周末和女朋友一起去当地乡村游玩。作为过程的一部分，他们会在咖啡馆或餐馆吃午饭或喝茶。他开始系统地从不同的角度对这些地方进行评估，目的可能是为此写出一份书面指导。因此，原本是非评价性的休闲方式，变成了完美主义的另一个焦点。

处理目标和努力程度的关系

临床完美主义者往往工作特别努力，对"浪费时间"不屑一顾。尽管如此，他的表现通常不是最理想的，因为工作过度，从而造成疲劳而使得效率较低，而且他往往优柔寡断，因为把事情做好对他来说是如此重要。要解决这个问题，治疗师需要帮助患者建立更合适的工作习惯，从而为被边缘化的领域的发展留出时间。为此，治疗师应该与患者讨论如何让他们变得"更有效率"。关于工作习惯的教育特别有价值，因为患者通常认为"工作越努力，就会做得越好"。但事实往往并非如此。事实上，表现可能会随着努力程度的降低而改善（参见第251页的例子）。

讨论患者在生活中真正想要达成的目标（长远抱负和真正的目标）也是有帮助的。接受稍微低一点的表现水平可能是"享受生活"的必要条件，而且这反而

可能会带来更好的表现。理想情况下，患者
应该决定这样做，但建议他降低标准是极其
不受欢迎的，更好的方法是谈论如何让他变
得"更有效率"。为了达到这个目的，让患

> 建议患者降低标准是非常糟糕
> 的。相反，更好的方法是讨论
> 如何变得"更有效率"。

者详细说明生活中实行完美主义的各个领域的目标以及为了达到目标要做些什么
是有帮助的。通常明显不可能做到的目标清单会浮出水面，而他正在努力同时实
现这些目标（表 13.1）。

表 13.1	患者在生活的三个方面的目标

工作（作为一名老师）

- 别人认为我比同事工作更努力
- 早上第一个到学校，最后一个离开
- 要做得比别人对我的期望更多
- 很早于最后期限就完成工作
- 确保教室始终保持整洁
- 被视为本学年最好的老师
- 在会议上提出新的想法和政策
- 自愿承担额外的工作

锻炼

- 进行日常锻炼，无论我感觉多么不舒服或不便
- 设定新的短期和长期的挑战和目标（例如，更快的圈速，更长的跑步距离，更激烈的
  比赛）
- 成为俱乐部最好的跑步者之一
- 永远不要比上次表现得差
- 锻炼到别人认为是非常了不起的程度

饮食、体形和体重

- 坚持关于吃什么以及什么时候吃的规定
- 永远不要吃"坏"食物

（续表）

- 总是比周围的人吃得少
- 当有选择的时候，总是选择脂肪含量最低的
- 确保腹部平坦
- 不要让体重增加
- 成为朋友和同事中最瘦的

处理对表现的检验

在强化其他领域对自我评价的重要性的同时，治疗师应直接以患者对收获和成就的过度评价为目标。通常，最好先处理它的表现形式之一，即对表现的检验。因为它往往在维持过度评价上发挥了特别大的作用。这是因为它凸显了患者没有达到的目标，从而鼓励了进一步的努力。应该讨论这个恶性循环，以确定患者是否认同这一点。对表现的检验在临床完美主义者专注的生活各个方面都很明显，体形、体重以及饮食控制自然也包含其中。因此，对表现的检验应该在普通的方面和体重（称重或体重检查）及体形（体形检查）方面都得到处理。在实践中，这意味着在不同的生活领域中识别出表达。

与体形检查一样，第一步是确定对表现的检验的呈现形式。2个24小时的记录通常就足够了：一个是工作日（如果适用），另一个是休息日。完成后，治疗师应该与患者讨论特殊形式的检验的后果，重点是对表现的检验常常是由对失败的恐惧驱使的，患者始终聚焦于还没有达到什么而不是已经完成了什么。此外，探讨任何负面的影响都是有帮助的。例如，反复检查会降低工作效率。接下来，治疗师和患者应该继续将各种形式的检查分为两组：最好停止的检查形式（例如，偷偷地看别人的工作）和需要节制的行为（例如，反复测试某个人的工作表现）。在维持范式和心理教育的背景以及治疗师的帮助下，患者通常可以沿着这些方向做出改变，同时探索这样做的结果。应该预先告诫患者，在短期内做出这样的改变会导致他更专注于自己的表现（就像在第一阶段治疗中的称重干预一样，参见第78页），但在几周内就会缓解。

对表现的检验的一种特别形式是反复与他人的表现作比较。患者对自己表现

的评价通常是吹毛求疵的，特点是选择性地关注没有成功的事情。相比之下，患者对他人的评价通常基于表面并且是非批判性的。治疗师应该强调这种不利的偏见，并设计出家庭作业来强调和克服它（与对体形的评价的处理原则一致；参见第 137 页）。

临床完美主义者也倾向于选择表现最好的人作为比较对象。这种情况通常发生在所有受完美主义影响的领域，因而这种多领域的同时比较更加不切实际（例如，同时把自己跟顶级执行官、职业运动员、超级妈妈和顶级厨师比较）。例如，我们的一位患者试图在 10 个不同领域成为"女超人"，并对她在每一个领域的表现都有极端的标准。强调这一点并指出不可能达到标准，这本身就是有帮助的。然后可以就需要在接受和改变间获取平衡与患者进行一般的讨论，也会有帮助（参见第 261 页）。

处理回避问题

回避可以有两种形式。首先，患者可能会回避测评自己的表现。这将导致他对自己的真正进步或能力知之甚少或一无所知：他"担心最坏的情况"。与进食障碍精神病理有关的例子是回避称重（参见第 78 页）。第二，患者可能会回避重要的对于表现的外在测试：例如，不参加工作面试、不交功课或者不参加体育竞赛。这是由于担心自己会失败或被认为不够好。这两种类型的回避都需要解决，前者通过引入规范的、对当前表现的测评来解决，后者通过帮助患者平衡完成测试的当前和长期利弊来解决。

小片段

虽然这位患者把自己描述成"软弱的完美主义者"，但事实远非如此。她在工作中表现出极端的临床完美主义。她早上第一个到办公室，晚上最后一个离开，晚上大部分时间都在工作。这也体现在锻炼中——不管天气如何，早饭前她都要跑 6 英里（1 英里≈1.61 千米）——以及节食和体形检查中。

临床完美主义使治疗复杂化。她带着一长串问题来参加治疗，并且记录得过于详细。治疗的每一个细节都必须细致地描述，她发现无论如何都很难改变自己的行为。

在第二阶段，她同意自己的"标准"应成为治疗的另一个重点。患者逐渐明白，她对自己所做的几乎每件事都有极端的标准，而这些标准会导致事与愿违，因为它们会损害她在一系列领域的表现。在识别了常见的各个受影响的生活领域中的过程后（例如，重复对表现的检验、回避对表现的测评、极端的努力、如果达到标准就重新设置目标），她开始艰难地处理这些问题。与此同时，治疗师努力帮助她发展被边缘化的生活领域，并从事新的不评价表现的活动（如听音乐）。

治疗结束时，她有了改善，但仍然倾向于限制饮食。临床完美主义也仍然很明显，但造成的损害减少了。实际上，她可以发现，通过调整自己的标准，她取得了更多的成就。

以上和其他认知行为干预的效果

随着对过度评价体形和体重问题的工作，这些策略和步骤逐步渗入了过度评价的主要表现领域。通过消除其强化作用，这些工作对过度评价本身产生了渐进但深刻的影响，这种影响甚至在治疗结束后仍继续存在。通过增加生活中其他领域的重要性（例如增加饼图中其他部分的面积和数量），这种影响被进一步放大。在患者的饼图中，这些切片的数量和大小都有所增加。与CBT-E的所有工作一样，这是与其他认知行为干预措施结合在一起的。

对于治疗本身的完美主义行为也需要被处理。记录只需要"足够好"；过于详细的记录往往会分散患者和治疗师对当下主要问题的注意力。同样，在治疗中进行冗长的提问会使治疗陷入僵局，并妨碍进展。两者都可以作为极端努力反而降低成效的例子。

两种附加的策略补充了这项工作，它们在治疗结束时使用效果最好。这两种策略是探索过度评价的根源以及学习如何控制完美主义的心态（比如对过度评价体形和体重问题的处理；参见第8章）。

探索过度评价的根源

让患者思考其对表现担忧的根源通常是有帮助的。这可以帮助理解完美主义是如何发展和演变的，最重要的是，它可以凸显完美主义在变得如此极端之前是如何发挥有益的作用的。通常很难找出临床完美主义开始的时间，相比调查它们在问题发展的不同阶段所起的作用（就如同对体形、体重以及进食问题的思考那样；参见第144页），仅可能找出使患者对自身的表现变得敏感的事件或环境。致敏事件和环境可能包括临床完美主义的家族史，与成就有关的家庭价值观，成功的压力，早年的"成功"和"失败"，重要的他人的反应，以及患者所受教育的影响。

学会控制完美主义的心态

就像进食障碍核心精神病理那样，临床完美主义的核心可以被视为一种"心态"或思维框架（参见第146页），正如CBT-E逐步削弱维持进食障碍的机制那样，针对临床完美主义的治疗具有同等效果。治疗方法引入更为合适的心态并发挥作用。起初，这只是短暂的，但随着维持机制进一步被削弱，这种情况会越来越多。

正如患者学习调整对进食障碍的心态很重要（参见第150页）一样，他在对待临床完美主义方面也应该这样做。为此，治疗师应该采用相同的策略和步骤，目标是让患者学习三件事：第一，识别容易使完美主义心态（或DVD）回归的刺激因素；第二，认识到它正在"活动"的最初迹象；第三，替换它。

维持已作出的改变，并尽量减少复发的风险

用于维持取得的进步并将复发风险最小化的策略和步骤，与更普遍地用于进食障碍的策略和步骤相同（参见第12章）。治疗师应该找出仍然存在的问题，并设计针对完美主义的具体"维持计划"，让患者在接下来的几个月里执行。这同样适用于在更长时期里的预防复发，需要特别注意识别可能的复发征兆，以及在遇到挫折时应采取什么行动。

小片段

一位患者在治疗结束时写道：

"能够放松是个很大的变化。我在平衡工作和生活方面做得比以前好多了。我仍然很有竞争力，但是我知道追求完美只能适得其反。工作更多的时间，跑更多的步，吃更少的食物并不意味着正在迈向成功。艰难的道路并不总是正确的道路。现在我的生活好多了。"

核心低自尊

背景

> 低自尊并不一定要被处理，因为它不一定会阻碍改变。

临床经验和研究证据表明，低自尊在进食障碍人群中很常见，就像临床完美主义一样，可能早于进食障碍发生。对神经性贪食的研究表明，低自尊与不良的治疗反应相关。尽管如此，低自尊并不一定要被处理，因为它不一定会阻碍改变。此外，自尊通常会随着进食障碍的成功治疗而提高，即使这并非明确的治疗目标。然而，有部分患者存在极度的低自尊，或者说"核心低自尊"，他们的进食障碍改变尤其难以实现，这主要有两个原因。

1. 核心低自尊导致这些患者特别努力地控制饮食、体形和体重，以获得某种自我价值感。这使得他很难减少节食、锻炼、体形检查等。因此此时，有额外的机制在驱动进食障碍。

2. 这些患者对自己绝对的、普遍的负面看法导致其看不到康复的希望。基本上，他一开始就把自己"除名"了，因而没有充分参与治疗。

在这一特定的低自尊患者亚群中，除非自尊问题得到解决，否则治疗成功的机会很小。这个模块就是为这些患者设计的。

核心低自尊的主要特征如下。

- 对自我价值绝对的、普遍的负面看法。这种看法长期存在，不能用存在临床抑郁症来解释（参见第300页，了解共病进食障碍的抑郁症患者特征）。患者认为自己作为人的价值很小或根本没有价值，用"没有价值的""没用的""愚蠢的""不可被爱的"或"失败的"等词来描述自己。
- 对未来和改变可能性的消极看法。
- 明显负面的认知加工偏倚。

对谁使用该模块

核心低自尊通常从治疗开始就很明显，可以从病史加以明确。关键是，这是一种长期且普遍存在的对自我的消极看法，是无条件的。它不基于患者当前对取得成就的能力的评估；相反，它是对自我持久而深刻的负面看法，在很大程度上与当前的环境和表现无关。在存在抑郁症的情况下，很难去确定核心低自尊，因为抑郁症也会导致患者对自己产生非常负面的看法。因此，如果同时存在临床抑郁症，应首先进行治疗（参见第302页），并在此之后重新评估患者的自尊。

在第一阶段，患者对任何不顺的事情表现出过度自我批评的反应，从中患者的核心低自尊可能就很明显。虽然这可能不是改变的明显障碍，但这些患者中很少有人在第一阶段表现良好。

如果存在提示核心低自尊的特征，治疗师应在第二阶段进行彻底地评估。有提示作用的问题包括：

- "你如何看待自己？"
- "你会说自己是个自我批评的人吗？……极端的自我批评？"
- "其他人同意这一点吗？"
- "作为一个人，你觉得和其他人相比怎么样？"
- "你认为自己有什么积极的品质吗？"
- "你认为自己一直都是这样的吗？"

核心低自尊可以有两种处理方法：直接使用CBT的策略和技术，或通过增强人际功能来间接改善。

如果这些问题和其他问题表明患者有核心低自尊，而第一阶段的进展提示它可能是改变的障碍，那么这应该成为额外的治疗要点。它可以通过两种方式来解决：一是可以用认知行为疗法直接处理，此时，它应该加入疾病维持范式中（图13.3）；二是可以通过增强患者的人际功能来间接解决核心低自尊问题（见本章后面部分）。偶尔的情况下，如果时间允许（一般只在40次会谈版本治疗；参见第11章），这两种方法可以同时使用，因为它们可以互补。但如果患者接受20周会谈，要同时使用两种方法通常是不现实的。直接法通常对有明显认知偏差并认为自己能从治疗中获益的患者更有效（参见第261页的例子）。如果有可能创造自我维持的积极的人际互动环境，那间接法更为有效。

治疗策略及步骤

概括地讲，对核心低自尊的工作始于对它的维持过程的个性化教育。随后的工作持续聚焦于帮助患者实时识别和纠正维持消极自我评价的认知过程。这个过程与帮助患者努力找出并开始参与生活中新的、有益的方面相结合。在治疗结束时，会有"回顾历史"，旨在探索患者是如何获得对自己的负面看法的。最后，在之前所有工作的基础上，帮助患者建立、接受并带着稳定的、更加平衡的对自我价值的评价生活下去[1]。

个性化教育

首先，治疗师应该对核心低自尊及其对维持进食问题的作用提供个性化教育。需要强调的总体观点是，强大的恶性循环维持着核心低自尊和进食障碍。具体内容如下：

---

[1] 有关解决核心低自尊的进一步指导，请参阅本章末"推荐阅读"中Fennell的文章。Fennell关于低自尊的图书（2006）具有很丰富的信息来源。虽然它是一本自助书，但我们认为它最好作为治疗师指南来使用，可以用于核心低自尊的患者。

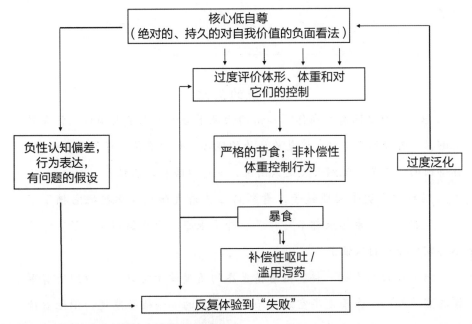

图 13.3 神经性贪食伴核心低自尊的维持范式

引自 Christopher G. Fairburn 著，陈珏主译的《进食障碍的认知行为治疗》。英文版版权所有 © 2008 The Guilford press。简体中文翻译版版权所有 © 上海科学技术出版社有限公司。原图可从 www.credo-oxford.com/4.4.html 上获取。

- 核心低自尊者从极端自我批判的角度看待自己和世界，而其他观点要么没有被注意到，要么被忽视。

- 当核心低自尊与功能失调的自我评价方案（例如不平衡的饼图，参见第123页）同时发生时。就像在进食障碍中那样，会导致患者特别努力地在（过分）重视的生活领域表现良好。

- 核心低自尊还可能（通过负性认知偏差）使患者认为自己在这方面反复失败。

- 此外，这可能会使患者从感知到的失败中归纳出自己总体上是个"失败者"的结论，从而证实对自己的负面看法。

处理维持核心低自尊的认知过程

患者需要帮助来认识到他"看待"自己和世界的方式可能存在偏差（例如，他一直在消极地过滤信息），以及事情可能并不像看上去的那样。治疗师可以使用以下类比。

太阳镜的类比

想象一夜之间有人在你不知情的情况下给你戴上了太阳镜。你在早上醒来，外面似乎很黑。这是你认为的现实：如何看待和评价这个世界。你得出的结论是：既然天气这么阴沉，就得穿暖和的衣服。

然后你去洗手间照镜子，看到自己戴着太阳镜，你就把它摘了下来。现在，一切看起来都不一样了。外面很亮。你意识到你错了。你将不再需要暖和的衣服了。

自尊心低的人也一样。他看待世界的角度过于消极。他看到所有事情的黑暗面……东西是半空的，而不是半满的……他很悲观。但他看待事物的方式也是有偏差的：就好像戴着深色太阳镜，却没有意识到这一点。生活不是他看到的那样。

自尊心低的人需要获得帮助，来认识到过滤关于自己和世界的信息时他存在的偏差，然后他需要获得帮助来克服偏差，这样他才能看到事物的本质。

下面列出了产生消极偏差的主要认知过程，每一个都是用传统的认知行为治疗处理的。

- 忽视积极的品质。最好从一开始就解决这个问题。大多数核心低自尊者注意并自我提醒消极品质，而忽视积极品质。发现积极的品质——无论看起来多微不足道——可以帮助患者有更平衡的对自我的看法。要做到这一点，患者应该列出自己的积极属性，注意技能和力量。他可能会发现这个任务很难，因此最好在治疗中开始。以下是一些有用的问题：

  • 到目前为止，你在生活中取得了什么成就？

  • 你学到了什么技能？

  • 你面对过什么挑战？

- 别人喜欢或看重你的哪些方面？
- 你看重别人的哪些品质和行为，和你有哪些共同之处？
- 你觉得自身有哪些方面是比别人做得好的？
- 哪些糟糕的品质是你没有的？

下一步是让患者记下日常生活中展现积极品质的事件，更确切地说，是积极地去发掘。例如，患者应该注意展现积极品质（比如善良和关心他人）的行为的例子（例如，打电话问候生病的亲戚）。治疗师应鼓励患者在监测记录中每天至少记录一次（越多越好）此类事件。一旦开始记录，就应该在剩余的治疗中保持下去。

此外，在每周结束时，患者应该问自己："这周有什么事情进展得比较好？"以及"为什么进展顺利？"一开始，最好是在治疗师的帮助下在治疗中完成，之后患者应该自己做，在一天的监控记录背面记下要点。

■ 选择性注意。核心低自尊者选择性注意与他对自身的负面看法一致的信息。他寻找失败。就像**如果你寻找肥胖，你就会找到它**一样，**如果你寻找失败，你就会找到它**。

应对选择性注意的第一步是教育。一般来说，我们都会注意对自己很重要的刺激。例如，如果某人买了一辆新车，他就会开始注意到

> 就像"如果你寻找肥胖，你就会找到它"一样，"如果你寻找失败，你就会找到它"。

更多类似款式的车。这并不是因为车的数量增加了；相反，这是由于他特别注意这种类型的车。同样的情况也发生在核心低自尊者身上：他寻找失败的经验，并找到它，结果对自己的负面看法被反复验证。在解释了这一点后，治疗师应该询问患者生活中类似的例子。

接下来，治疗师应该帮助患者越来越觉察实际生活中发生选择性注意的情境。这样做的目的是让他学会在该时刻扩展注意的范围，而不是对"失败"投以特别的关注。

■ 双重标准。典型的核心低自尊者对自己有一套（苛刻的）标准，对他人则有另一套（宽松的）标准。解决双重标准问题主要涉及帮助患者认识到他以这种方式运作，然后详细审查任何支持双重标准的理由。对大多

数患者来说，仅仅在治疗过程中强调这种现象，然后实时地识别它，就足以破解它了。

- 泛化。核心低自尊者倾向于把任何没有成功的例子视为失败，然后以"总是失败"来概括这种失败的经验。处理这个认知过程的方式与双重标准非常相似。治疗师首先帮助患者识别他何时这样做，然后在治疗过程中，让患者质疑自己思考的基础，目的是逐步消除这种现象。随后，应帮助患者实时地练习。

- 对自我价值的二分评价法。这种认知过程在核心低自尊者中也很常见（例如，"如果我不强壮，那我一定很弱"）。这是"非黑即白"思维的范例，可以用通常的方式进行处理。

- 非适应性信念。非适应性信念在核心低自尊者中几乎无处不在。这些观点包括"我需要非常擅长……才是有价值的"。这类信念可以用标准的认知行为疗法来处理（例如，调查、正式的认知重建、正交连续图）。

探索核心低自尊的起源

对核心低自尊患者进行彻底的"历史回顾"是有价值的，类似于在治疗临床完美主义过程中所做的。要解决的问题是患者是如何形成对自己的负面看法的。这个回顾最好是在治疗中进行，因为一些患者发现这一过程如此令人痛苦和真实，并可能陷入某些特别的负性经历。

引起注意的事件和环境通常包括核心低自尊家族史，负面的家庭环境（例如，缺乏感情或温暖、频繁地批评、过度地控制、极端的纪律、拒绝、不可预测性）和儿童期不良经历（例如，虐待、嘲笑、欺凌、缺乏稳定感、缺少朋友和其他负性生活事件）。回顾的重要组成部分是从现在的有利视角重新评估患者对过去事件和经历的看法。要做到这一点，治疗师需要帮助患者检查和质疑自身对过去的"旧"评价，并发展出"新"评价。

形成对自我价值的平衡看法

上述策略和步骤涉及改变患者对自身价值或重要性的负面看法。缓解对体形和体重的过度关注（参见第 8 和 9 章）和发展出新的与自我评价有关的领域（参见第126页）是对这项工作的补充。因为帮助患者投入新的、有益的生活领域是很重要的。

治疗核心低自尊的最后一步是帮助患者形成和接受更平衡的（并且较少负面的）自我观。应该帮助患者重新审视其对自我的判断，以对自身的品质有更现实的评估。例如，可以通过回顾强有力的时刻，以及可以被接受和理解的不坚强的时刻来质疑患者的"我是弱小的"判断，使其意识到没有人是一直强大的。尽管重新评估也许会导致患者认同选择处理的问题，但治疗师应该帮助其认识到，这并不一定会得出"弱小"的结论。

重新评估应该包括"接受"的概念，因为平衡是需要在"接受"和"改变"之间获得的。生活中有些方面是可以改变的［例如，如何（有一定限制地）进食、是否催吐、自己设定标准、如何判断自己］，如果发生了问题，那就应该认真考虑改变它。然而，生活中还有些方面是无法改变的（例如，体格和身高、早期经历）或只能在有限的范围内改变（例如，长期的体重、家庭、其他人）或改变起来会有很大的困难。一个人必须学会接受无法改变的事。正如Wilson（2004）指出的，这是力量和自我肯定的标志。这样做的目的是让患者开始按照新的平衡的自我评价方法来行事，并观察结果。相关的例子可以包括：与他人谈论自己取得的成就，无论它们多么微不足道；寻求帮助，如果以往认为寻求帮助是软弱的表现；挑战批评，如果是不恰当的批评；尝试网络约会和应聘新的工作。

小片段

这位患者在第一阶段的进步有限，很大程度上是因为他的消极想法，尤其是极端的自我批评。在第二阶段的回顾中，他对自我价值产生怀疑，认为自己永远不会改变。他意识到，正如过去其他人指出的，他的观点通常是负面的。由于他对自我的看法显然是个问题，而且影响了克服进食障碍的进程，治疗师建议把自尊作为治疗的另一个重点。患者同意了。

第三阶段的治疗包括所有常规的元素，以及对自尊的关注。治疗提供了可能影响他对自身看法的认知偏差的有关信息，并鼓励他实时关注它们。对该患者，最突出的是对于轻微的人际困难（标记为"失败"）的选择性注意以及过度泛化（"我是一个失败者"）。同样明显的是，他要么与他人进行有偏倚的比较，要么忽略或看轻了积极的体验。治疗师帮助患者实时识别和纠正认知偏差，并教导认识和接受自己的积极品质。渐渐地，患者开始质疑先前对自己的假设，因为他发现假设与现实不符。

治疗结束时，患者承认对自己真实的性格感到"困惑"。随着进食障碍在很大程度上得到解决，他认为"我长得丑""没有吸引力""不可爱"的观点似乎并不正确。患者决定回归生活，停止对自己的评判。他做得很成功。

人际关系问题

背景

大多数有进食障碍的患者在人际关系方面有问题。一般来说，问题会随着进食障碍的改善而减少。事实上，一旦患者从进食障碍的影响中解脱，他的人际交往常常会得到显著改善。然而，对于有的患者来说，这并没有发生——相反，在进食问题和人际交往之间存在有害的相互作用，如果想要战胜进食障碍，那么两者都需要在治疗中得到解决（Fairburn, Cooper, & Shafran, 2003）。本模块就是为这些患者设计的。

谁适用该模块

如果人际关系问题对进食障碍的维持起重要作用，那么这在第一阶段就会很清楚。这种相互作用可能有几种形式：人际事件和环境可能强化饮食限制，甚至患者可能会停止进食一段时间；可能诱发一次或连续多次暴食发作；可能引发呕吐、使用泻药或过度锻炼。

孤立的人际事件可以通过主动的问题解决法来解决（参见第167页），如有必要，还可以补充针对情绪不耐受的工作（参见第173页）。但如果有反复出现的人际关系问题，而且阻碍了治疗进展，就应成为另一个单独的治疗重点。很明显，需要与患者协商以做出该决定，不过在这种情况下，通常患者都会希望这样做。

该模块的本质

人际关系模块有两个互相关联的目标：一是解决已被识别的人际关系问题；二是总体上改善患者的人际功能。在CBT-E中，这两个目标是通过有争议的策略实现的：一种不同于CBT的心理治疗，即人际心理治疗，或简称"IPT（interpersonal psychotherapy）"。

> 人际关系模块有两个目标：一是解决已被识别的人际问题；二是总体上改善患者的人际功能。

IPT是一种著名的、获得实证支持的心理治疗，旨在改善当前的人际功能。它最初被设计用于抑郁症的短程治疗（Klerman，Weissman，Rounsaville，& Chevron，1984），但后来证实它对神经性贪食有特殊的有益疗效。事实上，它是除CBT外有最多实证依据的神经性贪食治疗方法。有四个理由支持我们使用IPT而不是CBT来促进人际关系的变化。

1. IPT被明确设计为在适当的时间内实现所需类型的人际关系改变。

2. 没有任何形式的CBT具有相似的目标和同等的循证基础。

3. 对神经性贪食的研究表明，进食障碍患者对于IPT的接受度很高。

4. IPT还有一个引人注目的特性，即大多数患者在离开治疗时，都深信发生的改变是自身努力的结果，如果出现其他人际关系问题，现在他可以成功地解决。换句话说，IPT引发了强烈的人际胜任感和赋权感。这是最有吸引力的特点，因为它使患者相信自己可以控制人际交往（至少达到了其他人能达到的程度），这是许多患者过去从未有过的。

> 就像油和醋可以用来给沙拉调味一样，CBT和IPT也可以在单个治疗中被结合使用。两者不能被整合，因为程序不同，但可以共存。

这种策略的困难在于，它涉及同时提供两种非常不同的心理治疗。这很难实现，而且可能是不明智的。正如Wilson（2004）所说，接受概念上和步骤上不同的治疗可能会使患者产生混淆，并可能降低各自的疗效。此外，还有一个实际的问题。因为这两种特别的治疗是"不能相互融合"的（Fairburn，1997），就像油和醋。但是就像油和醋可以用来给沙拉调味一样，CBT和IPT也可以在单个治疗中被结合使用。CBT和IPT不能被整合，因为程序不同，特别是在治疗师的风格方面，但只要仔细操作，两者可以共存。这就是CBT-E所做的，根据经验，这很有效（没有接受过IPT培训的治疗师原则上可以使用CBT策略和步骤来达到同样的目的，但这种方法尚未经过测试）。

人际心理治疗（IPT）

IPT通常包括每周1次，共12～16次的门诊治疗，每次治疗持续约50分钟。它有三个阶段。下面是一份非常简短的提纲。关于IPT实践的细节，应该参考IPT手册（Weissman，Markowitz，& Klerman，2000）。有关IPT为适应神经性贪食所做出的调整方面的详细信息，请参阅Fairburn的著作（1997）。

- 第一阶段通常需要每周1次，共3次的治疗。目标有三层：
  - （1）描述IPT的原理和本质。在CBT-E背景下，应用IPT的原理是人际关系问题似乎参与维持着进食问题，如果该问题得到解决，治疗结果可能会更好。
  - （2）识别一个或多个当前的人际关系问题。有几种不同的方式可以做到这一点，最重要的是检查引起进食改变的人际因素。
  - （3）共同商定哪些已识别的人际关系问题应成为接下来的治疗重点。
- 第二阶段是治疗的主要部分，持续10周，每周1次。目标是让患者先描述所发现的人际关系问题，然后加以解决。IPT将人际关系问题归入以下四个主要的"问题领域"之一：悲伤、人际角色冲突、角色转换和人际关系缺乏，并使用针对问题领域的和通用的IPT策略以及步骤来解决问题。
- 第三阶段通常指的是最后三次治疗。该阶段有两个目标；第一是确保在治疗中做出的改变得以维持，第二是将长期复发的风险降到最低。因此，该阶段IPT与聚焦版本CBT-E目标相同（参见第12章），尽管前者的重点是维持人际关系的变化。

IPT的治疗方式是主动的，而不是指令性的。它帮助患者探索、识别出问题，然后考虑解决问题的方法。随后，患者实际做出改变的尝试及其影响会成为治疗的主题。治疗师的作用是让患者专注于人际任务，鼓励其思考，并在需要时提供澄清，但并不进一步给出解决问题的建议或特定的行动步骤。治疗师指出主题和矛盾，帮助患者分析他是如何与他人沟通的，帮助他思考决策，并强调他可能遗漏的要点——但并不进一步做出"解释"。治疗师和患者的关系很少被涉及，在整个治疗过程中，重点主要放在现在和未来。

实施人际关系模块

实施人际关系模块带来了一系列挑战。

1. 治疗师需要能胜任IPT。这包括清楚了解它的策略和技术，以及它与CBT的不同之处。

2. 治疗师需要能适应进行非常简短的IPT治疗。实际上，时间上的缩减并没有看起来那么极端，因为人际关系模块可用的所有治疗时间都是"纯"IPT的。这是因为许多非特定的准备工作在之前的CBT部分已经完成。这样，可用的治疗次数（11或12次；即第二、第三和第四阶段的CBT-E）和时间框架与典型的IPT并无不同，因此能够以通常的速度完成三个阶段的治疗。

3. 患者需要明白，在一次治疗中他接受了两种不同的心理疗法，另外需要清楚两种疗法不同的理论和风格。这需要在一开始就加以解释（比如在第二阶段结束时）。

4. IPT和CBT部分的治疗需要明确区分，无论是口头还是行为上均是如此。当IPT部分的治疗开始时（通常在CBT部分之后），治疗师要宣布"现在进入治疗的'生活'部分了"，身子往后坐一坐并把监测记录放到一边，等等。然后IPT治疗通常由治疗师以标准的IPT开场白开始："自上次见面以来，情况如何？"当IPT部分的治疗结束时，治疗师会说"是时候结束了"，并针对涵盖的内容提供简洁的总结。然后治疗师向前调整坐姿，收集CBT的书面材料，以通常的方式结束疗程（参见第76页）。因此，CBT治疗有一个IPT的"浮动"部分，但两者并不混合——就像油和醋那样。

CBT和IPT共存可能看起来非常困难，但在实践中是完全可行的。患者通常对治疗中的"生活"部分非常积极，并充分利用它[①]。

小片段

这位患者40多岁。她在青少年时期曾有进食障碍史，之后好转了，直到18个月前婚姻破裂。从那以后，她严格限制饮食，并重新开始催吐和滥用泻药。她的体重明显减轻了，虽然还没有达到过低。

在第一阶段，很明显患者的人际环境对日常进食有很大的影响。在压力大的日子里，她会放弃"正常进食"，几乎什么都不吃，并且她还容易呕吐。因此在第二阶段，患者同意将人际关系问题当作治疗的另一个重点。

在第三阶段，每次治疗都有IPT部分。被识别的IPT问题领域是"角色转换"，因为患者必须适应离异、独自生活和在经济上独立。治疗师帮助她集中精力明确转变涉及的任务，患者开始主动做出必要的改变。这包括确定和建立适合的生活方式，结交新朋友（因为婚姻破裂导致她失去了大多数老朋友），开始一项新的事业。在每一次治疗中，患者都会思考过去一周发生的事情，以及从中可以学到什么。有时她会"卡住"，几周内什么变化也没有。其他时候，她做出了重大的改变。总的来说，她进步很快，同时也逐渐放松了对进食的严格控制。治疗结束时，患者开始为自己打造新的生活。虽然仍有一些进食障碍的症状残留，但这在随访期间基本得到了解决。

[①] 通常，为了补充IPT的工作，并以普遍改善人际功能为目标，我们建议患者阅读和实施Alberti和Emmons（1970）关于自信的自助图书中的相关章节。许多进食障碍患者在恰当的自信方面有困难，这本书提供了很多常识性的指导。

推荐阅读

扩大版本 CBT-E

[1] Fairburn, C.G., Cooper, Z., Doll, H. A., O'Connor, M. E., Bohn, K., Hawker, D. M., Wales, J. A., & Palmer, R. L. (2009). Transdiagnostic cognitive behavior therapy for patients with eating disorders: A two-site trial with 60-week follow-up. *American Journal of Psychiatry, 166*, 311–319.

[2] Fairburn, C.G., Cooper, Z., & Shafran, R.(2003).Cognitive behaviour therapy for eating disorders: A "transdiagnostic" theory and treatment. *Behaviour Research and Therapy*, 41, 509–528.

临床完美主义

[1] Antony, M. M., & Swinson, R. P. (1998). *When perfect isn't good enough*. Oakland, CA: New Harbinger.

[2] Bardone-Cone, A. M., Wonderlich, S. A., Frost, R.O., Bulik, C. M., Mitchell, J. E., Uppala, S., et al. (2007). Perfectionism and eating disorders: Current status and future directions. *Clinical Psychology Review, 27*, 384–405.

[3] Glover, D. S., Brown, G. P., Fairburn, C. G., & Shafran, R. (2007). A preliminary evaluation of cognitive-behaviour therapy for clinical perfectionism: A case series. *British Journal of Clinical Psychology, 46*, 85–94.

[4] Shafran, R., Cooper, Z., & Fairburn, C. G. (2002). Clinical perfectionism: A cognitive-behavioural analysis. *Behaviour Research and Therapy, 40*, 773–791.

核心低自尊

［1］ Fennell, M. J. V. (1997). Low self-esteem: A cognitive perspective. *Behavioural and Cognitive Psychotherapy, 25,* 1–25.

［2］ Fennell, M. J. V. (1998). Low self-esteem. In N. Tarrier, A.Wells, & G. Haddock (Eds.), *Treating complex cases: The cognitive behavioural therapy approach* (pp. 217–240). Chichester: Wiley.

［3］ Fennell, M. J. V. (2006). *Overcoming low self-esteem self-help course.* London: Robinson.

人际心理治疗

［1］ Agras, W. S., Walsh, B. T., Fairburn, C. G., Wilson, G. T., & Kraemer, H. C. (2000). A multicenter comparison of cognitive-behavioral therapy and interpersonal psychotherapy for bulimia nervosa. *Archives of General Psychiatry, 57,* 459–466.

［2］ Alberti, R., & Emmons, M. (1970). *Your perfect right.* Atascadero, CA: Impact.

［3］ Fairburn, C.G. (1997). Interpersonal psychotherapy for bulimia nervosa. In D. M. Garner & P. E. Garfinkel (Eds.), *Handbook of treatment for eating disorders* (2nd ed., pp. 278–294). New York: Guilford Press.

［4］ Fairburn, C.G., Jones, R., Peveler, R.C., Hope, R. A., & O'Connor, M. E. (1993). Psychotherapy and bulimia nervosa: Longer-term effects of interpersonal psychotherapy, behavior therapy, and cognitive-behavior therapy. *Archives of General Psychiatry, 50,* 419–428.

［5］ Klerman, G. L., Weissman, M. M., Rounsaville, B. J., & Chevron, E. S. (1984). *Interpersonal psychotherapy of depression.* New York: Basic Books.

［6］ Weissman, M. M., Markowitz, J. C., & Klerman, G. L. (2000). *Comprehensive guide to interpersonal psychotherapy.* New York: Basic Books.

［7］ Wilfley, D. E., Welch, R. R., Stein, R. I., Spurrell, E. B., Cohen, L. R., Saelens, B. E., et al. (2002). A randomized comparison of group cognitive-behavioral therapy and group interpersonal psychotherapy for the treatment of overweight individuals with binge eating disorder. *Archives of General Psychiatry, 59,* 713–721.

第 13 章的其他相关资料

Wilson, G. T. (2004). Acceptance and change in the treatment of eating disorders: The evolution of manual-based cognitive-behavioral therapy. In S. C. Hayes, V. M. Follette, & M. Linehan (Eds.), *Mindfulness and acceptance: Expanding the cognitive-behavioral tradition* (pp. 243–266). New York: Guilford Press.

第 14 章

CBT-E 和年轻的患者

Zafra Cooper & Anne Stewart

进食障碍通常发生在青少年时期，在该年龄段出现的精神问题中占很大比重。有证据表明年轻患者的治疗效果要比成人好，因

> 对于年轻患者，及时治疗是非常重要的。

此发现和及时治疗是非常重要的。伴随进食障碍的医学并发症大大增加了及时干预的必要性，这些并发症在年轻患者中尤其严重。

年轻患者的进食障碍与成人的进食障碍分类方法相同（参见第2章）。因此有两种特定的进食障碍（神经性厌食和神经性贪食）以及剩余的未特定进食障碍（NOS）。对于神经性厌食，年轻患者中的比例高于成人，但与成人一样，NOS型进食障碍仍是最常见的进食障碍诊断。这一年龄组的临床特征与成人大体相同。尽管如前所述，有一个患者亚群没有表现出过分关注体形和体重的迹象，相反，其饮食不足源于过度评价控制饮食本身（参见第9章，第164页）。

有许多理由可以认为CBT-E可能特别适合年轻患者。第一，其临床特征与成人非常相似，再加上临床经验支持了CBT-E的使用。第二，有证据表明，CBT用于其他疾病的年轻患者有良好的疗效。这表明，这种类型和风格的治疗适合该年龄组。第三，"控制"是年轻患者关注的主题，因此他对旨在增强控制感的治疗（诸如CBT-E）反应良好，因为治疗很契合他发展自主和独立的需要。第四，CBT-E有明确的增强患者动机的方法，这一特性与青少年治疗特别相关。第五，CBT-E跨诊断应用的特点也是主要优势。它可以用来治疗所有形

> CBT-E需要改编以适应年轻患者。

式的进食障碍，虽然到目前为止，对于青少年患者的治疗，有限的研究主要集中在神经性厌食患者身上。而且CBT-E确实需

要改编以适应年轻患者。特别是，它需要考虑到大多数患者仍然与家庭生活在一起并且依赖家庭，它需要调整以适应患者的情感、认知发展阶段和所处的社会环境。

　　本章首先讨论了针对年轻患者，CBT-E 改编的一般原则，然后提供针对年轻患者的 CBT-E 的描述，但只对与第 5 ～ 13 章描述的 CBT-E 在形式上的不同之处做出了详细的说明。差异是基于上述原因带来的改编的需要，以及在牛津和其他地方的临床经验。根据患者年龄和发育阶段的不同，调整也有所不同。到目前为止，CBT-E 的效果还没有在这个年龄组中进行过评估。

CBT-E 改编的原则

发展阶段

　　当与年轻人一起工作时，考虑青少年的正常发展是很重要的。关键问题包括发展身份认同，学会独立，发展新的、不断变化的人际关系以及适应青春期的变化。患有进食障碍的年轻人往往会在发展中出现退行，变得依赖父母。此外，他可能会回避社交，失去身份感和兴趣。即使在治疗的早期阶段，牢记促进青少年恢复正常发展的目标也是很重要的。因此，治疗方式应使年轻人能够发展自主性和个人责任感；应该尽可能帮助年轻人做出选择，并采取适当的控制，不仅在进食方面，还包括生活的其他方面。

　　考虑年轻人的认知发展也同样重要，要相应地调整治疗语言、内容和风格。使用隐喻、图像、卡通和图片可能会有帮助，但需要与年龄相适应。

动机

　　对治疗的矛盾心理在年轻患者中尤为常见，因此治疗的请求通常是由其父母提出的。年轻人可能不会专注于治疗，甚至可能会抵触治疗。拒绝接受治疗可能是维护同一性和独立性的一种方式。因此，对动机进行工作至关重要，就像对成人那样，不仅是在治疗的开始阶段，而是贯穿在整个治疗过程中，因为动机可能随着时间的推移而改变。CBT-E 整合了一系列的策略和步骤，旨在吸引患者并增强和保持改变的动机（参见第 5 章和第 11 章）。

人际功能

同伴关系在青少年时期是非常重要的，尤其是对于占年轻患者大多数的女孩来说。青春期的女孩倾向于寻求同龄人的认可来发展同一性，因此她的人际关系在这个过程中起着至关重要的作用。没有良好同伴关系的女孩，往往伴随着低自尊或不安全感，可能会转向控制进食、体形和体重，以此来提升自尊，增强同伴的认可。因此，对年轻患者的治疗需要解决同伴关系的许多方面，可能包括改善社交沟通、培养自信、增强解决冲突的能力。

学校是年轻人社交环境特别重要的组成部分，可能需要纳入治疗。例如，即使患者不需要从学校请假，与老师保持联系可能仍是有益的，他们（老师）可以促进治疗，也许是通过在进餐时间提供支持或在不建议体育锻炼的时候计划替代性的活动。

青少年的并发症

许多青少年患者体重过低，低体重是特别需要关注的问题。青少年还在成长，身体器官还没有成熟，即使是轻微的体重下降也会导致严重的并发症和发育障碍。由于男孩的生长周期相对较长，尤其可能出现发育障碍。虽然体重恢复后生长发育也会恢复，但他们可能存在无法长到其生长潜能本可以达到的身高。同样，青春期可能会推迟，女孩的闭经时间可能会延长。严重低体重伴发的骨质减少和骨质疏松症在该年龄段人群中尤其可能出现，因为青春期是骨骼成长的关键时期。虽然克服进食障碍的人其骨量可能会恢复（随着正常内分泌功能的恢复），但体重仍然不足的人更有可能出现永久性骨密度下降，从而增加骨折的风险。

为了尽量减少因进食不足和体重过低而引起的短期和长期的医学并发症，对年轻人进行干预的门槛要低于成人，而且必须立即开始治疗，不能出现不必要的延误。详细的身体检查也很重要，需要定期和全面进行。

需要重要的他人参与

家庭

对成人来说，CBT-E 主要是一对一治疗，虽然重要的其他人通常也参与其中，但只是以一种便利的方式（参见第 108 页）。对于年轻患者，父母和其他家庭成员总是要参与治疗，并且可能发挥核心作用。这有很多原因。首先，对于年轻患者，存在父母责任和知情同意的问题。其次，父母和其他家庭成员是主要的影响因素，理想的话会有助于克服进食问题，糟糕的话则可能没有帮助，反而成为改变的阻碍。因此，重要的是让家庭了解情况并以一种使家庭成为有用资源的方式参与进来。同样重要的是，这种参与不会被视为对患者自主权和独立性的威胁。再次，由于年轻患者通常在家里吃、住，依赖父母获取食物，父母可以直接帮助患者改变进食习惯。

多学科团队

在第 3 章中，有人认为同时有多位治疗人员（如心理学家、营养学家和内科医生）参与治疗会导致问题变得复杂，因为这种做法鼓励患者将问题分类，并与特定的人讨论特定的话题。其结果是，没有人看到并评估完整的临床情况。然而，这种做法并不罕见。在一定程度上，这在住院背景下是不可避免的，在一些门诊背景中也会发生，尤其是诊治年轻患者的门诊。

对于年轻患者，可能需要多位治疗师和多种疗法的参与，最有力的论点在于有必要将个别治疗（在本例中为 CBT-E）与某种形式的家庭干预相结合。如果使用多种形式的治疗，关键是它们在概念上和步骤上是要兼容的，并且希望是能互相协同的；如果涉及多位治疗师，则需要采取行动确保治疗师之间定期沟通（参见第 15 章，了解如何通过住院患者的 CBT-E 实现这一目标）。同样重要的是，青少年患者要知道自己的情况是在治疗团队内部共享和讨论的。

评估患者并使其为治疗做好准备

初始会谈的目的除了确定进食问题的性质外，还要开始让患者参与治疗并建立积极的治疗关系。此外，还有三个进一步的目标：开始让家长参与进来，评估患者的身体状况并决定采取何种形式的治疗。

和成年进食障碍患者一样，年轻患者也应该被单独接待。这是为了了解他对转诊的看法和问题的性质，并开始与他建立关系。由于年轻患者常常不情愿参加最初的治疗，因此需要投入大量的时间和精力来让他参与。患者常常觉得自己没有被倾听，所以花时间倾听和理解他的观点至关重要。

需要对家长或其他相关家庭成员进行联合会谈，以获得患者的发展历史并了解家庭对进食问题的看法。如果患者同意，可能需要进行单独的父母会谈，以便父母有机会提出可能会对进食障碍造成影响的个人或婚姻困难。然而，还是要权衡风险，以免疏离患者。

推荐常规使用某些评估问卷，因为它们提供了关于进食障碍特征和其他精神病理的标准化信息。成人版EDE-Q（参见附录B）适合年龄16岁或以上的患者，它还有个修订版本，适合更年轻的患者（Carter，Stewart，& Fairburn，2001）。

与成人患者一样，年轻患者需要称重并测量身高。此外，还应该进行详细的身体评估，以明确是否存在进食障碍所致的任何可能引发即刻医学风险的生理问题。对于非典型临床表现，临床医生应比对待成人患者更加谨慎注意是否存在综合性疾病。应该使用百分位图来确定体重减轻及其程度。有多种途径可以找到BMI百分位图（如www.cdc.gov/growthcharts）；低于2.4的百分位数表明体重过低。需要注意的是在青少年中，体重增长的失败可能预示着严重的相对体重下降。

在初步评估结束时，应该可以决定是否使用CBT-E。根据我们的观点和习惯，可能会有四个选项。

1. 观察。如果进食障碍轻微或正在缓解，则不建议使用CBT-E。给患者和家属鼓励和建议是适宜的做法。此时，应举行若干回顾性会谈以确保进展维持。可以推荐一些自助图书。

2. 立即开始CBT-E。这适用于体重在健康范围内的患者，或轻度低体重（体重不足不超过20%）并愿意接受一对一治疗的患者。

3. 在初步干预后启动CBT-E。对一些患者来说，直接开始CBT-E治疗是不合适或不可能的。这包括很多原因：

   · 体重丢失程度太严重（例如，体重不足超过20%）；

   · 躯体风险（例如，快速减肥、频繁呕吐或滥用泻药）；

   · 共病严重的精神障碍；

   · 自杀风险；

   · 拒绝接受个别治疗。

   对于这些患者，需要进行初步干预。我们认为可以选择以下两种主要形式的任一种。

   · 基于家庭的治疗，也叫"Maudsley疗法"（Lock，le Grange，Agras，& Dare，2001）。这是有循证依据的门诊治疗方法，用以帮助年轻患者恢复体重。它最适合年龄较小的青少年患者。

   · 日间病房或住院治疗或强化门诊治疗。注意，这种类型的强化治疗可以采取CBT-E的形式（参见第15章）。这些治疗很可能纳入患者的家庭。

   如果需要，任何上述的干预措施后都可以开始CBT-E，尽管有时干预措施本身就解决了进食问题。这尤其可能发生在病程不长的青少年患者中。

4. 提供其他形式的治疗。有些患者不适合使用CBT-E。由于认知发展水平的问题，CBT-E可能不适用于部分15岁以下的患者，并且基本不适用于14岁以下的患者。这些患者常常可以从基于家庭的治疗中获益。

还有其他一些立即开始CBT-E的禁忌证（参见第49页）。关于年轻人，有两点需要强调。第一点是同时共病抑郁症。由于第4章（参见第50页）所述的原因，这需要首先进行治疗，但考虑到需要对年轻患者使用抗抑郁药，临床医生应根据最新的国家指南用药，这是很重要的。第二点涉及定期参与治疗的阻碍。

如第5章和第6章所述，CBT-E的核心特征是建立和维持治疗动力。这要求经常（特别是在早期阶段）和定期进行会谈。如果这一点不可能做到（例如，计划的家庭假期），那么最好推迟治疗，而不是冒险"假性的开始"。

对 CBT-E 的改编

> 用于年轻患者的CBT-E与用于成人的大体相同。

用于年轻患者的CBT-E与用于成人的大体相同，但常规上需要进行某些改编，并根据会谈的结果给出其他调整。常规调整包括以下内容。

治疗的形式、阶段和内容与成人CBT-E相同。与成人一样，治疗时长取决于患者是否有严重的低体重。BMI等于或低于17.5（体重缺失等于或大于15%）的患者需要更长的时间来恢复体重，因而40周的形式是适宜的（参见第11章），虽然接受过初步干预的患者通常不需要40周。20周的形式适用于其余的大部分人，除外中度低体重以及要延长治疗时间以适应一定程度的体重恢复并从中获益的患者。

临床经验表明，就像对成人一样，在具体的时间框架内工作，治疗有明确的预先设定的终点，是有帮助的。缺乏明确的时间框架会使年轻患者推迟做出改变的决定，从而延长进食障碍。它也可能剥夺宝贵的最后治疗阶段（参见第12章）。重要的是，要牢记年轻患者需要完全的身体康复（即恢复月经和正常的生理功能），这有着长远的意义。但这并不排除在患者仍有一定症状的情况下终止治疗，只要主要维持机制已被破坏，且病情正在好转（参见第223页）。重要的是对患者进行随访，以确保其继续取得良好进展。

让父母参与治疗

年轻患者的CBT-E总是需要父母参与，他们起着重要的作用（尤其是对于青少年患者）。父母从一开始就要参与其中。
他们需要了解进食问题的本质和治疗方法、
建立治疗动力的重要性以及孩子将做自我

> 年轻患者的CBT-E总是需要
> 父母参与。

监测（并知晓监测记录是私人的）。如果患者愿意向父母展示疾病维持范式（模
式），这会很有用，因为这样父母就能更理解孩子的进食问题。患者、治疗师和
父母进行定期的会谈是很重要的，因为这样父母就能持续协同促进年轻患者为改
变而付出的努力。比如，父母可以帮助患者定时进食，尝试回避的食物，处理体
形检查方面的问题（例如拿走浴室里的体重秤和多余的镜子）。在后期的治疗中，
父母需要往后站，以使年轻患者越来越能为自己的行为承担更多的责任。要做到
这一点，有些父母需要获得帮助。在年轻患者的治疗过程中，心理教育团体可以
起到教育和支持父母的作用。

让患者参与治疗并做出改变

对于青少年患者，特别是不情愿接受治疗的和由其他人主要负责饮食的
情况下进行了初步治疗的，吸引其参与尤为重要。对于后者，有必要强调的
是，CBT-E 的形式不同于患者此前接受过的治疗，治疗师将完全站在患者的
立场上，而不是其父母。为了保持这种区别，任何正在进行的以家庭为中心的
工作都应该由一位单独的治疗师进行，尽管CBT-E治疗师可能会参与。可以
通过清楚地解释治疗所包含的内容（参见第48页和第68页）以及将如何不
同于到目前为止所发生的一切，强调CBT-E治疗师是完全站在年轻人的立场
上的。

共同创建疾病维持范式（疾病模式图）

维持范式的创建方法应与成人版CBT-E相同（参见第65页和第187页）。
重要的是所使用的术语和概念对于患者要是熟悉的，能理解的。它应该是一个重
新创建的范式，即使在预先的治疗中已经使用了一种不同的范式。共同创建疾病
维持范式提供了进一步吸引年轻患者参与治疗的机会。它再次强调一点，年轻患

者才是那个在治疗师的帮助下，掌控着需要做出的改变的人。与成年患者一样，维持范式应保持简单，只聚焦主要的维持机制，如有必要，可以在以后加入其他元素。

建立实时自我监控

这在初始阶段就要做，就像成人版 CBT-E 一样。年轻患者通常不愿意记录，因此需要仔细解释其目的（参见第 71 页）。任何困难都应得到仔细的探索，治疗师应该解释记录是治疗的必要部分。遵循规定进食计划（在预备治疗期间开始）的患者可能会发现记录特别令人讨厌。此时，可能需要设计出富有创意的记录方法，例如，复制一份进食计划，让患者在吃的东西上打钩，在右边留下空白栏以写下关于进食和其他事情（比如，体形、体重和锻炼）的评论。患者还需要记录任何计划外的进食情况。但一般来说，如果患者能使用常规的监控记录是最好的。无论使用何种方法，重要的是要确保记录实时进行，并且患者了解记录的目的。

在会谈中称重

会谈中称重的方案与成人版 CBT-E 相同（参见第 78 页）。对于年轻人来说，不愿意称重或者只同意在不告诉他体重的情况称重，都并不罕见。有时他会声称，如果不知道体重，那他恢复起来会容易些。重要的是，要仔细解释为什么最好让他知道自己的体重，这是治疗的组成部分。很有必要在治疗过程中尽早对此达成一致，并一直实施下去，而不是拖延直到要花几次治疗着重协商此事。

关于体重、体重检查和进食问题的教育

虽然教育需要以适合患者年龄的方式提供，但其内容不需要与成人版 CBT-E 有太大不同。有三点值得特别提及。首先，与成人患者一样，年轻患者

对体重变化感到焦虑，往往会错误解读体重秤上的单次读数。如果设定了目标体重范围，他可能会特别焦虑。最好明确，治疗的目的是让年轻患者从饮食问题及影响中获得解放。如果他体重过轻，这通常需要恢复体重，达到BMI大约20（或对于青少年来说是100%与身高相对应的体重）。其次，在讨论进食障碍的负面影响以及做出改变的利弊时，需要注意的是，年轻患者往往与成年患者有着不同的时间观念。因此，把重点放在未来5年的长期不良后果或问题上进行讨论对患者来说似乎与其无关或不重要。虽然进食障碍的长期不良影响不应在讨论中被忽略，但治疗师需要特别关注相对更近的未来（6个月到1年），并强调可能激发年轻患者动机的不良影响（例如，长时间缺课、不能参加重要考试、不能出国旅行、不能上大学）。再次，我们建议，对年龄较大的青少年进行教育时可使用《战胜暴食的CBT-E方法》，而对于年龄较小的患者，最好推荐专门针对该年龄段编写的图书。

引入规律进食模式

年轻患者可能需要比成年患者获得更多的指导，告诉他应该吃什么。这些信息可以由营养师提供，也可以由治疗师提供。父母可能也需要参与进来，因为父母很可能是购买、准备和提供食物的人，也可以在鼓励年轻患者坚持规律进食模式方面起到有益的作用。

恢复体重

用于帮助年轻患者恢复体重的策略与成人的相同（参见第11章）。至关重要的是，开始体重恢复的决定是由年轻患者做出的，而不是强加的。与成年患者相比，父母在青少年的治疗中起着更大的作用。提供营养教育和建议是很重要的，因为年轻患者在这方面更有可能获得错误信息。同成年患者一样，年轻患者需要定期进行回顾性会谈（参见第205页），以确保进展维持并识别改变的新阻碍。所有能帮到年轻患者的家庭成员都应该参与回顾性会谈。

治疗靠近尾声时，应分配时间给旨在保持稳定健康体重的练习（参见第218

页）。通常8周左右就足够了。

解决进食障碍精神病理其他方面问题

用于解决成人进食障碍精神病理其他方面的策略和步骤（参见第5～12章）也被用于解决年轻患者的相应问题。如前所述，也有年轻患者亚群体表现出"核心精神病理"的变异形式，其过度评价的对象是控制进食本身，而非通过控制进食达到影响体重和体形的目的。解决这一精神病理的方案在第9章中有描述。

解决临床完美主义、核心低自尊和人际关系问题

如果有明确适应证，扩大版本CBT-E（参见第13章）可以用于年轻患者，但与成人一样，聚焦版本是默认的版本。考虑到恢复正常发展的需要，相比成年患者，对于年轻患者，有理由适当放宽使用扩大版本CBT-E的标准，尤其是对核心低自尊或有主要的人际交往问题的患者。另一方面，成人的研究数据表明，只有在上述问题比较极端的患者中，扩大版本优于聚焦版本；在其余患者（大多数）中，情况正好相反。显然，我们需要研究两种形式的CBT-E对年轻患者的相对影响。

结束治疗

妥善结束治疗很重要。如何做到这一点在第12章中有描述。如前所述，在结束治疗时有一定程度的进食障碍残余精神病理是很常见的，只要主要的维持机制被瓦解且疾病本身在好转中，这是可以接受的。重要的是对患者进行随访，以确保其继续取得良好进展。也有例外情况，CBT-E可以延长几个月，特别是虽然年轻患者正在改善，但仍有明显的残留特征。此时，重要的是定期回顾进展情况，以确保继续治疗是合理的。如果患者接受CBT-E的疗效有限，需要接受进一步的全面治疗。我们认为如成年患者一样，应该为其提供强度更大的治疗，而

不是门诊治疗的替代形式。强化门诊 CBT-E、日间病房 CBT-E 和住院 CBT-E 是三个不错的选择，因为它们在概念上和步骤上都与基于门诊的 CBT-E 兼容。这些形式的 CBT-E 将在下一章进行描述。

推荐阅读

［1］ Carter, J. C., Stewart, D. A., & Fairburn, C. G. (2001). Eating Disorder Examination Questionnaire: Norms for adolescent girls. *Behaviour Research and Therapy, 39,* 625–632.

［2］ Commission on Adolescent Eating Disorders. (2005). Eating disorders. In D. L. Evans, E. B. Foa, R. E. Gur, H. Hendin, C. P. O'Brien, M. E. P. Seligman, et al. (Eds.), *Treating and preventing adolescent mental health disorders* (pp. 257–332). New York: Oxford University Press.

［3］ Fairburn, C. G. (1995). *Overcoming binge eating.* New York: Guilford Press.

［4］ Fairburn, C. G., & Gowers, S. G. (2008). Eating disorders. In M. Rutter, D. Bishop, D. Pine, S. Scott, J. Stevenson, E. Taylor, et al. (Eds.), *Rutter's child and adolescent psychiatry* (5th ed.). Oxford: Blackwell.

［5］ Katzman, D. K. (2005). Medical complications in adolescents with anorexia nervosa: A review of the literature. *International Journal of Eating Disorders, 37,* S52–S59.

［6］ le Grange, D., & Lock, J. (2007). *Treating bulimia in adolescents: A family-based approach.* New York: Guilford Press.

［7］ Lock, J., & le Grange, D. (2007). *Help your teenager beat an eating disorder.* New York: Guilford Press.

［8］ Lock, J., le Grange, D., Agras, W. S., & Dare, C. (2001). *Treatment manual for anorexia nervosa: A family-based approach.* New York: Guilford Press.

［9］ National Institute for Clinical Excellence. (2004). *Eating disorders: Core interventions in the treatment and management of anorexia nervosa, bulimia nervosa and related eating disorders.* London: National Institute for Clinical Excellence.

［10］ Nicholls, D., Chater, R., & Lask, B. (2000). Children into DSM don't go: A comparison of classification systems for eating disorders in childhood and early adolescence. *International Journal of Eating Disorders, 28*, 317–324.

[11] Schapman-Williams, A. M., Lock, J., & Couturier, J. (2006). Cognitive-behavioral therapy for adolescents with binge eating syndromes: A case series. *International Journal of Eating Disorders, 39*, 252–255.

[12] Wilson, G. T., & Sysko, R. (2006). Cognitive-behavioural therapy for adolescents with bulimia nervosa. *European Eating Disorders Review, 14*, 8–16.

第 15 章

住院 CBT-E、日间病房 CBT-E 和两种形式的门诊 CBT-E

Riccardo Dalle Grave, Kristin Bohn, Deborah M. Hawker & Christopher G. Fairburn

治疗进食障碍的主要方法是门诊治疗。与住院治疗或日间治疗相比，它对患者生活的干扰较小，而且所做出的改变更有可能维持下去，因为患者是在日常生活环境中做出的改变。尽管如此，仍有患者需要强度更大的治疗。本章描述了两种形式的强化CBT-E，一种是基于住院治疗的形式（包含了日间病房的部分），另一种是门诊治疗的形式。两者都是由本章第一作者和他在意大利的同事开发的。本章还会讲到一种团体形式的CBT-E。

> 治疗进食障碍的主要方法是门诊治疗。

住院 CBT-E

目标和适应证

以下概述的住院CBT-E源于本书描述的CBT-E，自2004年以来一直在使用（在维罗纳郊外Villa Garda医院的进食和体重障碍科），目前正通过一项随机对照试验评估其疗效。住院CBT-E主要适应证如下。

- 对于执行良好的、基于门诊的治疗反应差。
- 存在不适宜门诊治疗的特征，包括极低体重、快速的体重下降和明显的医疗并发症（例如，明显的水肿、严重的电解质紊乱、低血糖）。

显著的自杀风险和严重的人际关系问题也是住院的指征。禁忌证包括日常药物滥用（间歇性药物滥用不是禁忌证）和急性精神病状态。

住院 CBT-E 保留了 CBT-E 的三个核心特征：第一，治疗经设计，适合所有形式的进食障碍；第二，治疗的形式是由特定的精神病理特征和维持这些特征的机制决定的；第三，该治疗使用 CBT-E 的策略和步骤处理这些机制。但该治疗也有一些特性，将其与基于门诊的成人 CBT-E 区分开来。

- 它被设计成同时适合成人和青少年患者。
- 患者一开始住院治疗，然后转为日间病房治疗。
- 由来自不同专业背景的多位治疗师开展。
- 有针对饮食的辅助治疗。
- 治疗的一些元素以团体形式完成。
- 有针对年轻患者的家庭治疗模块。

治疗的目的是帮助患者达到能够受益于基于门诊的 CBT-E 的状态。

> 治疗的目的是帮助患者达到能够受益于基于门诊的 CBT-E 的状态。

入院前的准备

患者需要为入院做好准备。为此需要在两次会谈中完成六项主要任务。

1. 评估患者的进食障碍和一般精神状况。参见第 4 章（第 44 页）。
2. 评估患者的身体健康状况。这很重要，因为许多患者的身体健康受到了严重损害。
3. 让患者参与治疗。参见第 5 章和第 11 章（第 61 页和第 195 页）。
4. 就进食障碍对患者进行宣教，并创建暂时的个人疾病维持范式（模式）。参见第 5 和第 11 章（第 65 页和第 187 页）。与门诊患者一样，其目标是让患者开始对进食问题感兴趣并感到好奇。
5. 解释住院 CBT-E 的内容。这包括治疗师描述住院 CBT-E 的目的、持续时间、组织、步骤和效果。它强调住院是一个改变的机会，是"新的开始"。患者也会被带着参观病房。
6. 让重要的其他人参与进来。对于愿意让重要的其他人参与的成年患者，治疗师会向第三人提供有关进食障碍的基本信息、维持进食障碍的过程以及治疗的性质等信息。重要的其他人被问及是否愿意在治疗过程中参加最多3次30分钟的会谈（本章后面将对此进行描述）。对于青少年患者，治疗师会提供更详细的信息，包括关于进食障碍、重要他人（通常是父母）在治疗中的作用以及CBT-E家庭模块的组织（本章后面将介绍）。对于进食问题的起因，治疗师应保持中立的立场，并强调最终的入院决定必须由患者做出，但对在场的每个人来说，讨论住院治疗的利弊可能是有益的。

第一次预备会谈结束时，治疗师应要求患者完成以下三项家庭作业。

1. 考虑住院治疗的利弊。

2. 阅读关于住院CBT-E的小册子。

3. 写下用于与治疗师讨论的问题列表。

第二次会谈一般在第一次会谈后一周举行。治疗师与患者一起回顾入院的利弊，同时强化对改变的兴趣，然后解决患者提出的问题。如果同意入院，患者将被列入等候名单（最长6周）。

病房

住院CBT-E最好在进食障碍专科病房进行。病房应该是"开放的"，医学状况稳定的患者应该可以自由出入病房。同样的，重要的其他人应该

> 病房的氛围应该是偏心理的，而不是医疗的。

能在除了进餐时间和治疗时间外随时、自由地探访患者。病房的氛围应该是偏心理的，而不是医学的。因为在接下来的几个月里，这里将是患者的"家"，应该允许他用海报等装饰自己的房间，并应该有适当的娱乐和学习设施。

临床团队

住院CBT-E由多学科团队实施，成员包括内科医生、心理学家、营养师和护士。我们认为，最好采用CBT-E作为唯一的心理治疗手段，以保证患者对进食问题的理解和治疗保持一致。如果采用该治疗模式，那么所有的团队都需要

在CBT-E方面得到充分地培训，并且都应该使用相同的概念和术语。为确保治疗稳定以及不同治疗师在治疗实施过程中的一致性，需要每周召开一次回顾性会谈，其间每位治疗师（即医生、心理学家、营养学家和护士）会见患者，讨论治疗的各种要素及相互之间的关系。

分阶段的住院 CBT-E

住院CBT-E持续20周，其中13周是住院治疗，然后是7周在日间病房（即患者住在医院附近，周末在家度过）。住院CBT-E有四个阶段，与门诊CBT-E一样。

- 第一阶段（第1～4周）。第一阶段的重点是教育患者并让其参与治疗，根据需要加强和修改个体的疾病维持范式，获得最大的早期行为改变，包括低体重患者开始体重恢复。

- 第二阶段（第5周和第6周）。这一阶段包括详细回顾进展以及识别任何改变的阻碍。此外，还要对另外四个"外部"维持机制（即情绪不耐受、临床完美主义、核心低自尊和人际关系问题；参见第10章和第13章）可能发挥的作用进行正规的评估。

- 第三阶段（第7～17周）。这一阶段的确切内容取决于患者的精神病理。几乎所有患者都涉及解决以下问题：过度评价进食、体重和体形（参见第8章和第9章），食物回避以及其他饮食规则问题（参见第8章）。对于部分患者，也可以使用扩大版本CBT-E模块（参见第7章、第10章和第13章）解决一个或多个外部维持机制。在本阶段，大多数低体重患者达到目标BMI范围，并开始练习维持体重。

- 第四阶段（第18～20周）。治疗最后阶段的重点是准备修订范式，确定仍在运行的维持机制，并在此基础上为后续基于门诊的CBT-E做好准备。

独特的治疗程序

大多数住院CBT-E的治疗步骤与门诊患者的CBT-E相同，但有些内容需要修改以适应住院患者的情况，有些内容则是住院CBT-E特有的。

纳入一位以上的治疗师

患者被分配到四位治疗师：一位营养师、一位心理学家、一位内科医生和一位护士。他们每个人在治疗中都有特定的作用。营养师主要负责监督饮食习惯和体重改变。心理学家更偏向关注CBT-E认知方面的内容，特别是修正过度评价体形、体重和对它们的控制。此外，心理学家还负责实施扩大版本CBT-E模块。内科医生负责患者的生理健康和药物治疗。通常护士的任务是监督病房的运作，为患者提供一般性支持以及负责称重。

监测体重和饮食习惯

在治疗的前8周由护士测量体重，之后由患者自己测量。只提供精确到0.5千克的体重秤，以帮助患者克服体重微小变化带来的担忧。患者完成每周检查表，记录主要的进食障碍行为（如暴食、催吐、滥用泻药和利尿剂）的频率以及体形检查和回避，感觉胖，对进食、体形和体重的先占观念的强度。上述记录和关于体重的数据将在每周的回顾性会谈中讨论。

与心理学家进行CBT-E会谈

与心理学家的CBT-E会谈是一对一进行的，前4周每周2次，其后每周1次，主要聚焦于以下主题。

1. 帮助低体重患者适应和接受体形及体重的快速变化（参见第11章）。
2. 一旦开始日间病房的治疗，应帮助患者应对影响进食的事件和情绪（参见第10章）。
3. 如果有适应证（参见第7章），应解决临床完美主义、核心低自尊或人际关系问题，就像门诊CBT-E那样（参见第13章）。
4. 准备出院治疗计划，以实现从住院到门诊的平稳过渡。

辅助饮食

之所以有些患者需要强度比门诊治疗更大的治疗，主要原因是其无法对饮食做出必要的改变。这是由各种各样的原因造成的，包括过度关注体形、体重和对它们的控制的程度以及由此产生的对于改变的矛盾心理，存在影响饮食的明显的仪式和对食物和进食的先占观念。这些原因妨碍了门诊治疗时的体重恢复，有时也妨碍了暴食问题的解决。住院治疗的主要优点是能提供克服这些问题所需的支持，维持心理治疗投入的强度。

营养师负责监督"辅助饮食"。这通常发生在前6周。辅助饮食能解决的问题取决于患者问题的性质。通常解决的问题是吃得不够多（为了恢复体重）、吃的顿数不够和食谱不合理。治疗将为每位患者设计个体饮食计划，以解决特殊困难。这是通过合作完成的，并与适当的进食、营养和热量平衡教育相结合。

约三分之二的患者有恢复体重的目标。为了实现目标，患者每天在餐厅吃三餐和一次点心（早餐、午餐、下午三点左右的点心和晚餐），由接受过CBT-E培训的营养师使用认知行为步骤协助患者进食。鼓励患者将食物视为"药物"，同时机械地进食，一直持续到患者能够自主且恰当地进食。主要的治疗方法是教育和支持，分散注意力；对先占观念不太强的人，从有问题的想法和冲动中解脱出来。对于部分患者，进食仪式也是需要解决的问题。在辅助进食阶段，患者在进食后在专用的房间里待1小时，并且不能使用卫生间。

重要的是，患者能感觉到自己可以控制进食的变化。因此，他积极参与决定目标BMI范围（一般介于19.0和19.9；参见第11章）和探索节食的本质。在治疗的第1周，患者的热量摄入被设定为每天1500千卡，第2周增加到每天2000千卡，第3周增加到每天2500千卡。随后，根据患者的体重恢复率，与患者一同调整其热量摄入，目标是每周增重1.0～1.5千克（远高于门诊CBT-E每周0.5千克的目标；参见第206页）。如果患者每天需要摄入超过2500千卡的热量才能达到这一目标，他可以选择仅用食物或添加高热量补充饮料。一旦患者的体重达到BMI 18.5，热量摄入就会逐渐减少，使其体重达到并保持在目标BMI范围内。

大约有三分之一的患者是因为门诊治疗无法控制暴食和清除行为而入院的。这些患者的治疗也有辅助饮食参与。治疗旨在向其展示，他可以吃健康的饮食，包括三餐和一份点心，而不增加体重，并且可以这样进餐而不会暴食和清除。这两个任务都是患者在门诊无法完成的。还应强调的是，在住院环境下患者可以中断暴食，证明日常生活中存在一些促发暴食和清除行为的环境因素（例如，家庭关系紧张、唾手可得的食物）。这些因素都需要在住院后期加以处理，以避免复发。

处理饮食限制和饮食规则

一旦 8 周的辅助饮食结束，鼓励患者自主进食，并开始在病房外进食。患者事先计划好饮食，并像门诊患者一样记录下来。患者吃完后不再有人监督。每周与营养师单独会谈，讨论患者的饮食习惯，并解决任何遗留的问题。使用第 9 章中的策略和步骤处理饮食限制和饮食规则。从第 14 周开始，患者住在医院外，可以自己做饭。在治疗的最后几周，周末患者是在家里度过的，渐渐地，所有的食物都是在病房外面吃的。

团体治疗

团体治疗是对个体治疗的补充。团体治疗的好处是效率高，鼓励患者自我暴露，相互支持，向表现良好的患者学习，同时帮助患者解决隐秘和羞耻感问题。

有两种类型的团体：以心理教育为主的和以 CBT-E 为主的。心理教育为主的团体每周举行 2 次，讨论与进食障碍和 CBT-E 策略有关的问题。CBT-E 为主的团体每周进行 1 次，重点关注进食障碍行为（如暴食、非补偿性清除行为、强迫锻炼）和过度评价体形和体重。

重要的其他人的参与

对于成年患者，如果他愿意并且可能有助于治疗，可以让其他人参与治疗。重要的其他人是对患者的进食有重大影响的人。在治疗过程中，他们通常要参加 3 次治疗，目的和内容与个体 CBT-E 的非常相似（参见第 6 章）。

对于 18 岁以下的患者，重要的其他人的参与度要大很多。他们要参加"CBT 取向的家庭模块"。这包括 6 次与心理学家进行的家庭会谈，2 次在病房的家庭会餐，2 次营养师关于在家准备饮食的指导。该模块有 3 个部分。

1. 教育。这需要 2 次治疗会谈，涵盖以下主题：与维持进食障碍有关的认知行为理论，患者的个体化疾病维持范式，帮助患者进食的策略，家庭内部情感的表达以及青春期的发展挑战。

2. 全家一起吃饭。全家人在营养师的帮助下在病房吃两顿饭。这发生在治疗的前6周。第一餐由医院提供，第二餐由父母准备。在这两种情况下，重点都放在患者应用在辅助饮食中学到的知识以及父母努力帮助患者做到这一点上。每餐后都有一次与患者和父母的回顾会谈，讨论发生了什么以及从中可以学到什么。在日间病房阶段，营养师会见患者和父母，计划和回顾周末在家进行的家庭聚餐。

3. 创造最佳的家庭环境。在这四次治疗会谈中，父母将得到帮助，以创造积极的家庭环境。这可能会支持患者做出改变的努力。此外，他们还将学习如何使用问题解决法（参见第10章）来解决日常生活中的困难和更严重的家庭危机。

在出院后维持改变

住院治疗的主要局限性之一是复发率高。这可能部分归因于"患者的改变是在住院的保护性环境中发生的"这一事实，部分是因为出院时通常会发生的主要干扰。

为了最大限度地维持住院CBT-E带来的变化，我们采用了以下策略。

■ 病房是开放式的，患者不像在其他许多住院病房一样处在受保护的环境中。

■ 在住院接近尾声时，有日间病房治疗阶段。在此期间，患者将面临出院后会遇到的一些困难（如与他人交往、做饭），但仍有治疗的支持。

■ 在最后几周的治疗期间，患者在家里度周末，同时仍然得到医院的支持。

■ 重要的其他人参与治疗，并获得帮助以便为患者的回归创建积极的家庭环境。

此外在治疗接近尾声时，相当多的努力被用于安排合适的门诊诊疗，且最好是CBT-E，这样后续治疗就能和住院治疗一致。理想的安排是在出院前就开始基于门诊的CBT-E，这样就能有平稳的过渡。

> 理想的安排是在出院前就开始基于门诊的CBT-E，这样就能有平稳的过渡。

住院 CBT-E 实施中的问题

住院治疗很少是一帆风顺的。一部分原因是要治疗的问题的严重性，另一部分是住院环境有一定的负面影响。特别值得注意的问题有三个：医学并发症、过度锻炼和其他患者的负面影响。

医学并发症

进食障碍患者接受住院治疗的原因之一是急性医学并发症，而大部分没有急性并发症的患者则由于饮食不足和体重过低而在医学上受到损害。因此，住院时必须密切关注患者的医学状况，并配备有足够经验的内科医生。非医护人员亦须留意患者的身体状况以及特别需要关注的身体症状和体征（参见第4章；第52页）。

过度锻炼

一般来说，过度锻炼，尤其是强迫锻炼，在低体重患者中很常见，在患者"被关起来"的封闭病房中也是个特别的问题。

第6章讨论了过度锻炼的管理（参见第106页）。同样的原则也适用于住院 CBT-E。管理此类锻炼的重要方面是鼓励患者替代性地进行轻度的健康锻炼。这有助于释放患者的运动冲动，因此，他能够更好地接受体重增加和随之而来的体形变化。如果锻炼在某种程度上被用作调节情绪的手段，那么就需要使用第10章中描述的策略。如果所有的方法都失败了，CBT-E 团体需要与患者讨论，限制运动数周直至运动冲动消失是否有帮助。很少有必要这么做，且只有在征得患者同意的情况下才能进行。

其他患者的负面影响

在住院部，患者会互相影响，可能是好的，也可能是坏的。工作人员的职责是努力营造积极的氛围，让患者互相帮助，克服进食障碍。然而即使在最好的住院部，一些患者对其他患者也有负面影响。这是很难克服的一个问题。"破坏者"需要得到帮助以停止伤害他人。他的动机需要被探索和理解，如果可能的话，需要被治疗。如果证实这是不可能的，需要让他离开。这是一件很不寻常的事情。与此同时，"受害者"必须被保护，而"破坏者"的行为则被重新定义为其精神问题的症状。

强化门诊CBT-E

目标和适应证

这是一种基于门诊的CBT-E，目前还没有得到正式的评估。它主要被设计用于帮助在传统的基于门诊的CBT-E治疗中难以改变饮食习惯的患者。它的目标是帮助这些患者达到状态，以使其可以从传统的CBT-E中得到帮助。

绝大多数有强化门诊CBT-E治疗适应证的患者存在低体重，没能成功地增加进食多吃一点及恢复体重。重要的问题是如何识别患者，因为在CBT-E治疗中，低体重患者在6～8周后才开始恢复体重是很常见的，也是临床上恰当的做法（参见第11章）。识别问题没有确切的答案，但是直到12周也没有恢复体重，或不完全恢复体重，如BMI保持在17.5以下，都是合理的指征。对于饮食习惯严重紊乱（如频繁暴食和呕吐）但体重正常的患者，也可采用该疗法。如果他不能在第8周（20周的治疗中）改变饮食习惯，这种强化治疗是有价值的。

强化门诊CBT-E的准备工作

由于大多数接受强化门诊CBT-E的患者已经在接受治疗，准备阶段的目的不是帮助其决定开始治疗，而是让其同意强化CBT-E。所提供的理由是，常规CBT-E的强度被证明是不够的，强度更大的干预可能帮助其做出必要的改变，从而避免住院或日间治疗等更难以接受的选择。

治疗中心

最理想的提供强化门诊CBT-E的地点是专门为进食障碍患者提供治疗的门

诊中心。它需要标准的治疗办公室、厨房和餐厅，可以进行辅助饮食治疗。此外，那里还需要活动室供患者工作或学习。

临床团队

与住院CBT-E一样，强化门诊 CBT-E是由受过CBT-E培训的多学科团队实施的，且只提供这一种心理治疗。该团队由内科医生、心理学家和营养师组成。理想情况下，心理学家和提供常规门诊治疗的是同一人。同样，就像住院CBT-E一样，每周都有一次回顾性会谈，治疗师与患者会面，讨论治疗的各种要素。

强化门诊CBT-E的形式

对于低体重患者，强化门诊CBT-E的固定时长为12周。对于体重不低但饮食习惯严重紊乱的患者，治疗时间可能会短得多（2～4周）。

治疗从每个工作日午餐时间持续到晚餐时间（中午12:45到晚上7:45）（表15.1）。它包括以下步骤。

- 在营养师的监督下，每天进食两餐和一次点心（午餐、点心和晚餐）。
- 每周2次与心理学家进行CBT-E会谈。
- 每周2次与营养师进行CBT-E会谈。
- 定期医学检查。
- 治疗师与患者每周1次回顾性访谈。

表 15.1	强化门诊 CBT-E 时间表				
	星期一	星期二	星期三	星期四	星期五
12:45—1:00 p.m.	称重				称重

（续表）

	星期一	星期二	星期三	星期四	星期五
1:00— 2:00 p.m.	辅助午餐	辅助午餐	辅助午餐	辅助午餐	辅助午餐
2:00— 3:00 p.m.	回顾性会谈	自由时间 （学习或其 他活动）	自由时间 （学习或其 他活动）	自由时间 （学习或其 他活动）	自由时间 （学习或其 他活动）
3:00— 4:00 p.m.	与营养师的 个体会谈（回 顾周末及餐 饮计划）	与心理学家 的个体会谈	医学检查[a]	与心理学家 的个体会谈	与营养师的 个体会谈 （为周末做 准备）
4:30— 5:00 p.m.	辅助吃点心	辅助吃点心	辅助吃点心	辅助吃点心	辅助吃点心
5:00— 6:30 p.m.	自由时间（学 习或其他活 动）	自由时间 （学习或其 他活动）	自由时间 （学习或其 他活动）	自由时间 （学习或其 他活动）	自由时间 （学习或其 他活动）
6:30— 7:30 p.m.	辅助晚餐	辅助晚餐	辅助晚餐	辅助晚餐	辅助晚餐
7:30— 7:45 p.m.	拟定早餐的 食物	拟定早餐的 食物	拟定早餐的 食物	拟定早餐的 食物	拟定早餐的 食物

注：[a] 对于严重低体重患者（BMI<16.0）及有医学并发症的患者，每周一次。

在过去的4周内，如果低体重患者在门诊中心外的进餐逐渐增多，治疗逐渐转变为常规门诊CBT-E。

独特的治疗步骤

大多数治疗程序与门诊CBT-E相同，但也有一些是强化门诊CBT-E特有的。

监测体重和饮食习惯

低体重患者在治疗的前8周由营养师测量体重，之后由患者自己在家测量。患者完成与住院患者相同的每周检查表。记录和体重的数据会在每周回顾性会谈中讨论。

与心理学家和营养学家进行 CBT-E 会谈

与心理学家的会谈与常规门诊 CBT-E 相似，主要区别在于强化门诊 CBT-E 主要关注接受进食、体重和体形的快速变化。与营养师的会谈关注患者的饮食习惯和营养需求，并确保在周末保持饮食的变化。

辅助饮食

患者在治疗中心吃午餐、点心和晚餐。食物是冷冻或预先包装的，因此只需要很少的准备工作，它是为了满足患者个体的饮食需要而设计的。对于低体重患者，营养师在前 4 周预先确定每餐的热量，但从第 5 周开始，患者逐渐自行决定。早餐和周末的膳食也都是预先准备好的，由中心提供。在最后 4 周内，患者逐渐停止食用预先备好的食品，并开始在中心外进食。

辅助进食的大多数其他方面与住院 CBT-E 的相同，对于低体重患者也有相同的体重恢复目标。

重要的其他人的参与

这方面与住院 CBT-E 的方案相同。

出院后维持改变

为了在出院后使强化 CBT-E 获得的改变最大限度地维持，要帮助患者在治疗的过程中越来越对自己的饮食负责，并且 CBT-E 治疗要么不间断地继续下去，要么不要中断太久时间。

实施强化门诊 CBT-E 的问题

住院治疗所伴随的问题在强化门诊 CBT-E 中较少出现。医学并发症以同样的方式发生和得到处理。过度锻炼及患者之间的消极互动不再是难题。这可能是因为患者不是全天候都在一起，所以不太容易过度卷入彼此。

团体 CBT-E

虽然CBT-E被设计成一对一的个体化治疗，但团体形式的治疗正在尝试中。在牛津，我们创造了一个版本，在21周的时间里有17次团体会谈和3次个体会谈。在治疗开始时，进行一次单独的个体会谈，以帮助患者参与并创建个体的疾病维持范式；第二次个体会谈发生在4周后（即在第二阶段的开始；参见第7章），以回顾进展并评估治疗优先级；第三次个体会谈是在治疗结束时为未来做计划（参见第12章）。会谈每周举行1次，最后两次每2周举行1次。为了在开始时保持治疗势头，患者在两次会谈之间还会接到提前计划好的电话。每次通话持续约15分钟，其目的是回顾患者的进展情况及家庭作业，并解决其在执行上次团体会谈商定的内容时遇到的任何困难。

治疗遵循本书描述的CBT-E方案，并按照20周治疗的版本进行设计。治疗包含两位治疗师，他们都非常熟悉CBT-E；还纳入六位患者，每位患者被分配给两位治疗师中的一位（最初有八位患者，两位因为无法从治疗中获益而被从团体中剔除，取而代之的是给予个体治疗。两位患者中一位的BMI低于18.0，另一位则出现了明显的抑郁症）。

团体治疗采用与个体治疗类似的形式，涉及相同的内容。治疗持续90分钟。在每次会谈之前，患者与指定的治疗师会谈10分钟，进行称重、绘制体重图（参见第78页）并对监测记录进行简短的联合回顾。患者不需要向其他团体成员透露自己的体重或监测记录。

团体治疗以制订议程开始，然后进行工作。它的内容与一对一治疗基本相同，但并非个体化的。家庭作业和个体治疗中的一样。此外，治疗师使用团体形式鼓励患者分享共同的经验，互相提供支持，共同解决遇到的困难。这种支持只发生在团体治疗中，患者被要求不要在团体之外互相联系（因为这可能导致团体分裂和无益的谈话）。患者也被要求保密。

很难说这一版本的CBT-E是否像常规CBT-E那样有效。很显然，实施团

体治疗远比组织个体治疗要困难得多（在患者的
可获得性和避免治疗中断方面），但也许更重要
的是，团体治疗不可能像一对一CBT-E那样个
体化。比如治疗不可能如希望的那样聚焦于个体

> 团体CBT-E不可能像
> 一对一的CBT-E那样
> 个体化。

的挫折和困难。部分问题在于患者的进食障碍特征的异质性（例如，有的患者只
限制饮食，不暴食，而另一些患者经常暴食）。从积极的角度看，治疗中的心理
教育以及对体形和体重的干预似乎挺适合以团体的方式来进行，并能被较好地
接受。

小结

　　本章所述的住院CBT-E的形式是首次尝试将CBT-E策略和程序应用于"真
实世界"的住院患者。迄今为止的经验表明，这种治疗方式已被患者和工作人员
很好地接受。最新的关于治疗结果的数据很理想，而且产生的改变看上去也能得
到很好的维持。

　　强化门诊CBT-E是一种尚未被正式评估的新方法。它被设计成针对没能从
传统CBT-E中获益的患者用以替代住院治疗或日间治疗的疗法。似乎它起到了
这个作用。它是否有其他适应证，需要进一步的检验。

　　团体CBT-E的问题更大，因为它难以组织，而且治疗的关键元素，即个体
化在治疗中丢失或被淡化。在我们看来，上述缺点可能超过其潜在的优点。

推荐阅读

［1］Andersen, A. E., Bowers, W., & Evans, K. (1997). Inpatient treatment of anorexia nervosa. In
　　　D. M. Garner & P. E. Garfinkel (Eds.), *Handbook of treatment for eating disorders* (2nd ed., pp.

327–353). New York: Guilford Press.

[2] Dalle Grave, R. (2005). A multi-step cognitive behaviour therapy for eating disorders. *European Eating Disorders Review, 13*, 373–382.

[3] Dalle Grave, R. (2005).*Terapia cognitivo comportamentale dei disturbi dell'alimentazione durate il ricovero* [Cognitive behavior therapy for inpatients with an eating disorder] (Seconda edizione ed.). Verona: Positive Press.

[4] Dalle Grave, R., Bartocci, C., Todisco, P., Pantano, M., & Bosello, O. (1993). Inpatient treatment for anorexia nervosa: A lenient approach. *European Eating Disorders Review, 1*, 166–176.

[5] Dalle Grave, R. (2011). Intensive cognitive behavioural therapy for eating disorders. *European Psychiatric Review, 4*, 59–64.

[6] Dalle Grave, R., Ricca, V., & Todesco, T. (2001). The stepped-care approach in anorexia nervosa and bulimia nervosa: Progress and problems. *Eating and Weight Disorder, 6*, 81–89.

[7] Garner, D., Vitousek, K., & Pike, K. (1997).Cognitive-behavioral therapy for anorexia nervosa. In D. M. Garner & P. E. Garfinkel (Eds.), *Handbook of treatment for eating disorders* (2nd ed., pp. 94–144). New York: Guilford Press.

[8] Lock, J., le Grange, D., Agras, W. S., & Dare, C. (2001). *Treatment manual for anorexia nervosa: A family-based approach. New* York: Guilford Press.

[9] Pike, K. M. (1998). Long-term course of anorexia nervosa: Response, relapse, remission, and recovery. *Clinical Psychology Review, 18*, 447–475.

[10] Vandereycken, W. (2003). The place of inpatient care in the treatment of anorexia nervosa: Questions to be answered. *International Journal of Eating Disorders, 34*, 409–422.

"复杂病例"和共病

Christopher G. Fairburn, Zafra Cooper & Deborah Waller

"复杂病例"的概念并不真正适用于进食障碍患者，或者至少不适用于进食障碍成人患者。几乎所有的病例都很复杂，因为绝大多数患者都存在其他比较重大的问题。大多数患者符合一个或多个轴 I 障碍的诊断标准，还有很多被诊断为人格障碍。躯体并发症并不罕见，一个重要的亚组有共存且相互作用的一般医学疾病。人际交往困难也很常见。最后，这些疾病的慢性特质往往会对患者的社会心理发展产生重大影响。对于进食障碍患者来说，复杂性是常态，而非例外。

> 对于进食障碍患者来说，复杂性是常态，而非例外。

本章讨论了在提供CBT-E的同时，如何评估和管理上述共存的问题。主要包括三个部分：第一部分涉及共病的精神疾病，第二部分是一般的医学疾病，第三部分讨论在治疗之前或治疗中当患者经历生活事件或危机时该怎么处理。人际关系和发展方面的困难在第13章已有讨论。

共病的精神障碍

如上所述，大多数进食障碍患者符合至少一种其他精神疾病的诊断标准。最常见的共病轴 I 障碍是心境障碍，特别是临床抑郁症、焦虑症和物质滥用。在评估提示这些疾病的特征时，应该记住以下问题。

1.共病障碍的特征是否直接归因于进食障碍或其导致的后果？

如果是，表面的共病可能是假象，因为共病可能只是进食障碍的特征之一。

2. 共病障碍的特征是否可能会干扰进食障碍的成功治疗呢？

如果是，就需要在治疗之前或者治疗的同时解决这个问题。

3. 如果进食障碍得到成功的治疗，共病障碍的特征是否可能消失？

如果是，而且它不太可能干扰治疗，就不需要解决。

临床抑郁症

> 很大比例的进食障碍患者都有共病的临床抑郁症，需要得到单独治疗。

很大比例的进食障碍患者都有共病的临床抑郁症，需要得到单独治疗。通常，患者的抑郁特征被临床医生视为进食障碍的典型特征，并因此而被忽视。我们认为这是个错误——过去我们常犯的错误。

我们得出的结论是，在进食障碍患者中，包括三个主要的诊断类别里，存在一个相当大的亚组，他们患有半独立的临床抑郁症，并且它显著地干扰进食障碍的治疗。这里有几个原因：首先，抑郁思维导致患者对改变的可能性感到绝望，这削弱了他参与治疗的能力；其次，抑郁症患者的动力减弱也会带来这样的影响；最后，注意力受损会导致信息不能被保留。需要特别强调检测和治疗临床抑郁症的重要性，只要有可能，这应该在 CBT-E 开始之前完成。

识别患者并非易事。由于以下原因，进食障碍患者可能会出现抑郁症的一些特征。第一，低自尊在进食障碍人群中很常见（参见第 13 章），因此普遍存在自我批判的思维。第二，情绪低落和某些提示临床抑郁症的特征也是极低体重者的特征（比如注意力不集中，精力和动力下降，睡眠质量差，性兴趣减退，强迫加剧等；参见第 11 章），这种情况常见于 BMI 较低的患者。第三，暴食通常会引起羞愧、内疚、情绪低落和自我批评，所有这些特征都暗示着临床抑郁症。第四，持续饮食节制和限制可能导致易怒和注意力不集中，这都是抑郁症的特征。第五，进食障碍的常见后果之一是人际功能受损，这可能会导致患者自认为没有价值，不受欢迎，也可能是抑郁症的征兆。

现在，我们的做法是非常仔细地寻找患者的抑郁症状，因为它们是完全可以被治疗的，而且这会使进食障碍更容易被克服。检测抑郁需要特别注意那些非典型进食障碍患者的差别性抑郁特征。表 16.1 列出了这些特征和其他我们认为可能是抑郁症的特征。患者存在的特征越多，我们就越有信心可以诊断出临床抑郁症。值得注意的是，不愿服用抗抑郁药的患者可能会最小化或否认症状。如果是这种情况，最好与患者讨论此事，并强调需要坦诚面对。在很多情况下，对这类患者进行评估是很有必要的，因为随着时间的推移，他的最小化策略会失效。重要的是，在评估患者时，必须评估其自杀风险。这意味着所有进食障碍治疗师都应该具备评估自杀风险的能力。该风险主要（但不完全）限于共病临床抑郁症的患者。

如果出现临床抑郁症，我们会向患者解释，先治疗临床抑郁症是重要的，因为它的治愈不仅会使患者感觉更好，也意味着他更加有能力克服进食障碍。

表 16.1	提示共病抑郁症的差别性临床特征

近期抑郁特征加重（进食障碍和其他情况无变化）

极端和普遍的负性思维加重（如关注饮食、体形和体重以外的更加广泛的内容）
- 全面的负性思维
- 普遍的无望感（如觉得未来一片黯淡、看不到未来、放弃希望）
- 自杀想法和计划（如认为死了会更好、有结束生命的具体计划）
- 对与进食障碍精神病理无关的事件和情况感到不应有的内疚

兴趣减弱，与他人的联系减少（进食障碍的任何伴随损害除外）
- 社交减少（如不再与朋友见面）
- 不再参与曾经特别痴迷的活动（如停止阅读报纸或新闻、不再听音乐）

动力减弱，决策能力受损
- 自我激励能力下降（比如表现在去工作和去运动上）
- 拖延（由于决策能力受损）

其他提示性特征
- 泪流满面（对于过去不会哭泣的情况）

（续表）

- ■ 忽略外在形象和卫生（跟过去相比）
- ■ 忽略日常活动（比如不看邮件、不付账单）
- ■ 迟发的进食障碍（在30岁之后）
- ■ 对CBT-E的第一阶段反应差
- ■ 由于缺乏动力和消极的想法，不能从事既定的家庭作业任务

临床提示：对于那些对饮食习惯感到痛苦的患者，在"美好的一天"（在他看来）中询问他的情绪，因为这有助于将情绪从饮食问题中区分出来。

注：我们的一位患者家属曾经报告了一件令人印象深刻的事，他女儿的精力和热情已不在。

我们首选的治疗方式是抗抑郁药物。这让一些同事感到惊讶（甚至震惊），因为众所周知我们对心理治疗特别感兴趣。需要注意的重点是，我们赞成在这种情况下使用抗抑郁药物。因为药物的效果好、见效快，因此可以很快地进入对进食障碍的心理治疗中。

简单地说，除了例外情况，我们对抗抑郁药物的使用情况如下。

1. 积极建议患者服用抗抑郁药物。我们认为，对这个问题犹豫不决是不恰当的。我们详细讨论服药的利弊（参见第303页），目的是帮助患者做出明智的决定。

2. 一般用氟西汀治疗抑郁症。这并不是说其他的抗抑郁药不那么有效。只是根据我们的经验，氟西汀在大多数情况下效果良好，并且几乎没有并发症。通常从40毫克开始（每天1次，早上的第一件事），因为我们还没有遇到过对20毫克就有反应的进食障碍患者（有些患者早上会催吐，但这并不常见。在这种情况下，药物可能无法留在患者体内，这需要与患者讨论，并确定延迟呕吐的方法）。然后在两周后对患者重新进行评估。如果40毫克用量足够，10～12天后就会有明显的反应迹象。值得注意的是，最初反应的程度有时比它看起来要小，这是因为患者对于自身状态的改变非常满意，以至于表现出似乎比实际要

大的反应。

3. 如果没有反应迹象，我们会把剂量增加到60毫克，再等2～3周，看看是否有效果。如果剂量不足，我们会进一步增加剂量，因为根据经验，有相当多的患者在更高的剂量下对氟西汀有特别好的反应（这是有趣的观察，可能是患者长期抑制饮食的生理效应）。

4. 一旦患者完全缓解（一般在服用有效剂量4～6周后），在接下来的9个月继续将剂量维持在这一水平，以便最小化抑郁复发的风险。在这段时间里，用CBT-E治疗进食障碍，在继续用药9个月后，若患者没有面临特别的压力，就停止用药。

5. 氟西汀对这些患者的副作用一般很小。副作用主要分为两类。第一类是在开始用药或增加剂量时出现的，症状持续约5天，通常包括不同程度的恶心（从轻微到明显）。第二类不常见，但只要患者继续服药，症状就会持续。症状之一是手部轻微震颤（当患者伸出胳膊和手指就能看到），特别是在高剂量和体重不足的情况下。如果震颤轻微，有些患者宁愿继续用药，也不愿改用另一种抗抑郁药，这可能会危及他的反应。然而，如果有明显的震颤，就需要选择另一种抗抑郁药。偶尔会遇到的另一种症状是有轻微吞咽困难，不过这很少造成麻烦。第三种症状是性欲和性反应能力的降低（或丧失）。这通常是可以克服的。很少有患者因为这个原因选择停止用药。

还有一点需要强调。根据我们的经验，无论患者体重如何，抗抑郁药物（比如抗抑郁剂）都同样有效。经常听到有人说抗抑郁药对神经性厌食患者无效。在我们看来，这是完全错误的。抗抑郁药不能作为神经性厌食的治疗剂，但它确实可以治疗临床抑郁症，即使对显著低体重的患者也一样。

患者对服用抗抑郁药物持保留态度的情况并不少见。有些保留意见源于抑郁本身，反映了患者的自我批评、优柔寡断和拖延。重要的是要仔细探讨这些保留意见，以纠正任何误解，同时强调药物的潜在好处。（根据需要）要强调的要点如下。

- 服用抗抑郁药物并不是"虚弱"的表现。抗抑郁药不会干扰一个人处理生活困境的能力；事实上，一旦临床抑郁症得到解决，人们会处于更好的位置来处理问题。

■ 通过服用抗抑郁药来克服临床抑郁症，意味着一个人更有能力充分利用心理治疗来解决进食问题。

■ 抗抑郁药没有成瘾性。很容易停药，就氟西汀而言，也没有明显的戒断综合征。

■ 抗抑郁药不是情绪增强剂。它是治疗临床抑郁症的药物。

■ 副作用很少；事实上，大多数患者说，一旦最初的副作用消失，自己甚至会忘记正在服用氟西汀。

■ 氟西汀不会增加食欲或体重。事实上，高剂量（60毫克）可以减少暴食的倾向。

■ 另外需要强调的一点是，患者对酒精的醉酒作用会更加敏感，所以要谨慎饮酒。

用药物治疗临床抑郁症有时会对进食障碍产生影响。这可能是抗抑郁药的直接药理作用，也可能是患者心理状态改善的结果。例如，如前所述，有暴食问题的人可能会减少暴食的频率，从而减少某些次要特征（例如，对饮食失控的恐惧，继发性抑郁情绪水平）。这可能是一种直接的药理作用，因为研究表明，它甚至发生在起初没有抑郁的患者身上。根据经验，这种改善很少延伸到进食障碍的核心病理或其直接表现上，而且可能正因如此，改善往往无法持续。从抑郁中恢复可能会在其他方面影响进食障碍。低体重患者可能由于动力和决心的增加而开始吃得更少，或者也可能由于食欲和社交意愿的恢复而吃得更多。

因此，就前面列出的三个问题进行总结。

问题 1. 共病障碍的特征是否可直接归因于进食障碍或其后果？

许多关于临床抑郁症的提示性特征可能是继发于进食障碍的，从而产生存在两种精神疾病的假象。然而，在共病临床抑郁症的患者中，存在着与进食障碍患者不同的差别性抑郁特征（表16.1）。

问题 2. 共病障碍的特征是否可能影响进食障碍的成功治疗？

如果有明显的抑郁特征，确实会影响患者从CBT-E获益的能力。因此，共病临床抑郁症的患者应该首先接受抗抑郁治疗。抗抑郁药在患者身上很有效，不管其体重如何和进食障碍的诊断是什么。

问题3. 如果进食障碍得到成功治疗，共病障碍的特征是否可能消失？

如果进食障碍得到成功治疗，继发性抑郁特征通常会消失。但这并不适用于共病临床抑郁症的情况。

其他情绪障碍

偶尔我们会被转诊Ⅰ型或Ⅱ型双相情感障碍合并进食障碍的患者。只要情绪正常，CBT-E就可以在这些患者身上照常进行，而且通常效果良好。挫折（如果发生的话）往往是由初期情绪变化引起的。更常见和难以管理的是进食障碍合并某些未明确的双相情感障碍［例如，阈下但仍然显著的躁狂和抑郁状态（在几天内）发生快速和频繁的交替］。这些患者与可能被混淆的边缘型人格障碍患者有很大的不同。当情绪不稳定的时候，CBT-E很难帮助这类患者，所以情绪稳定是首要的。不幸的是，一些稳定情绪的药物会破坏对饮食的控制，导致体重增加，这是进食障碍患者无法接受的副作用。

焦虑障碍

焦虑障碍通常与进食障碍并存，但不会像临床抑郁症那样造成很大的管理问题，因为它通常不会干扰治疗（请注意，如果焦虑特征或物质滥用与临床抑郁症并存，它们可能是次要的。此时，我们建议遵从前文所述的方式首先治疗临床抑郁症）。

从前面列出的三个关键问题开始。

问题1. 共病障碍的特征是否可以直接归因于进食障碍或其后果？

进食障碍患者常表现出焦虑障碍的特征。例如，由于难以在别人面前吃饭而回避社交是很常见的，特别是在低体重患者中。然而，这并不意味着患有社交恐惧症，因为这种恐惧是由进食障碍引起的。同样的，仪式化进食和囤积是显著低体重的非特异性特征（参见第11章），但可能被视为强迫症的证据。

问题2. 共病障碍的特征是否可能影响进食障碍的成功治疗？

就焦虑障碍而言，这并不常见。有时，我们会被转诊患有极端广场恐怖症的患者，他们情况严重以至于无法参加治疗。在这种情况下，广场恐怖症显然必须首先得到治疗。更有问题（但不同寻常）的是，强迫症病例中，强迫行为影响患者的饮食，使得进食障碍得以维持。例如，我们曾有一位患者，她担心食物污染，导致吃得很少。这样的患者要么需要先治疗焦虑障碍，要么需要同时治疗这两种障碍（由同一位治疗师）。后一种选择是困难的，需要一位特别熟练和经验丰富的治疗师，能够调整CBT-E以适应强迫症及其治疗。

问题3. 如果进食障碍得到成功治疗，共病障碍的特征是否可能消失？

如果进食障碍得到成功的治疗，继发性焦虑特征就会消失，有时，同时存在的焦虑障碍（如广泛性焦虑障碍）也会消失。

一些患者有焦虑障碍，它与进食障碍完全分开，因为它既不与进食障碍相互作用，也不会影响治疗。根据我们的经验，创伤后应激障（PTSD）患者通常属于这一类。此时，我们与患者讨论他想先解决哪个问题。因为通常来说，同时进行两种心理治疗是不明智的。通常，但不绝对，他会选择先解决进食问题。在这种情况下，我们同意在治疗结束时重新评估共病的问题，并在适当的时候安排对其进行治疗（我们对有性虐待或身体虐待史的患者采取同样的策略，并希望能够给予帮助）。

物质滥用

物质滥用在进食障碍患者中并不罕见，尽管根据经验，它主要局限于有暴食问题的人。它主要涉及过度饮酒，虽然有些患者会在一定程度上使用娱乐性毒品（如大麻、摇头丸），小部分患者会服用可卡因或苯丙胺。在后一种情况下，该药物可部分用于控制体重。

同样，应用开头列出的三个问题。

问题1. 共病障碍的特征是否可直接归因于进食障碍或其后果？

除了用于控制体重的情况外，其他情况通常不是的。在有的情况下可能存在情绪不耐受，并维持进食障碍和物质滥用（参见第10章）。这些患者通常会间歇性地滥用药物（例如，非社交性酗酒），而不是稳定地大量摄入。患者也可能有其他形式的情绪调节功能失调病史，特别是自残。

问题2. 共病障碍的特征是否可能影响进食障碍的成功治疗？

白天频繁喝醉几乎一定会影响治疗。我们的做法是向患者解释，并请他仔细考虑。令我们有些吃惊的是，相当多的患者不仅决定必须放弃或显著减少物质（通常是酒精）的摄入量，而且很容易地做到了。患者表示，克服进食障碍非常重要，所以他必须控制物质的使用。还有一些患者不能或不愿这样做。我们建议这些患者在开始CBT-E之前，应就物质滥用问题寻求专业帮助。如果物质滥用是间歇性的，我们一般会在治疗进食障碍时设法解决。这通常很有效。

问题3. 如果进食障碍得到成功治疗，共病障碍的特征是否可能消失？

如果物质滥用是轻微的或间歇性的，往往可以。

至于吸烟，通常不会在治疗中得到解决，因为它很少成为改变的阻碍。然而，应该劝阻用吸烟来抑制饮食的行为，并找到更健康的替代品（参见"规律饮食"干预，第98页）。在解决进食障碍的同时尝试戒烟是不可取的，因为这是过于宏大的目标。最好是事后再做。

其他轴Ⅰ精神障碍

除了上述已经讨论过的，进食障碍患者也有可能同时共病其他精神障碍。例如，我们遇到过精神分裂症、转换障碍、疑病症和躯体变形障碍的患者。同样，在决定如何最好地理解和处理这些共病时，需要寻求三个关键问题的答案。

人格障碍

正如第2章（第20页）所强调的那样，很难评估进食障碍患者的人格，因为很多重要特征直接受到进食障碍的影响。在我们看来，做出人格障碍的诊断是很成问题的，因为大多数患者都没有不受进食障碍影响的成年期。出于这样或那样的原因，我们的做法是不去下这个诊断。

当然，我们确实看到了被诊断为人格障碍的患者类型。自我伤害或物质滥用的患者常被诊断为边缘型人格障碍，而我们认为其中的许多人其实是情绪不耐受和人际交往困难。我们按照第10章和第13章中描述的方式进行管理。临床完美主义者有时被认为是强迫症患者。第13章讨论了对他们的处理方式。核心低自尊患者可能被诊断为逃避型人格障碍或依赖型人格障碍。第13章也讨论了相关的应对方法。

共病的普通内科疾病

肥胖症

肥胖症是进食障碍患者中最常见的一种医学疾病，尽管两者的结合并不像人们想象的那么常见，因为它主要局限于暴食障碍患者。偶尔会有神经性贪食患者BMI超过30.0，但并不常见。

面对同时患有进食障碍和肥胖症的患者，治疗师和患者都要清楚治疗的目标是至关重要的。有两个基本的选择。治疗可以集中在减肥上，这可能会（也可能不会）同时导致暴食停止。例如，已经发现，行为减肥治疗对暴食障碍患者的暴食行为有很好的效果，我们发展了一种认知行为治疗的变体，在聚焦减重的同时明确地解决暴食问题（Cooper, Fairburn, & Hawker, 2003）。然而，对于神经性贪食患者，减肥治疗是不可取的，因为这会加强饮食控制，而这正是暴食的主要原因之一（参见第23页）。

另一种选择是先治疗进食障碍，目标是让患者控制饮食，然后再考虑控制体重。无论是神经性贪食还是暴食障碍，这都是我们的首选策略。如果这是正在使用的策略，患者必须明白治疗不太可能对体重有很大的影响。就暴食障碍而言，这是因为患者摄入的过多热量主要来自暴食之外的进食方式，而不是暴食本身。神经性贪食患者可能会有少许体重减轻，但这不是治疗的目标。

如果采用第二种策略，那么CBT-E是很好的选择，尽管如第4章（第54页）所述，对于很多暴食障碍患者，有指导的认知行为自助治疗是成本效应良好的替代方案。全面CBT-E可能最适合有明显精神病理性进食障碍的肥胖症患者，如情绪性进食或对外表极端关注的患者。

　　总的来说，这些患者的治疗过程与没有肥胖症的患者大致相同。但是，有几点值得注意（Cooper等人在2003年做了详细的描述）。

- 这些患者中，一些人容易漏报食物摄入量和暴食情况。根据体重和暴食倾向，有患者的记录似乎是不可信的。这种明显的漏报很难解决。对质是不合适的。相反，最好采取困惑的、不带评判的态度，或许还可以补充说"如果有更多的日常问题需要讨论和解决，这将有助于治疗"。

- 解决暴食的核心是"规律进食"干预，以及针对由事件和情绪引发的进食的策略和规程。这可能是治疗的主要重点，分别在第6章和第10章中进行了描述。"暴食分析"对处理暴食残留问题尤为重要（参见第170页）。

- 解决饮食限制，尤其是食物回避，这与健康饮食并不矛盾。一般来说是这样的，但是需要对患者进行强调。有的患者不会有任何饮食规则，但有饮食规则的患者需要解决这些问题，因为这可能会导致暴食。然而，鼓励患者打破饮食规则是有风险的，可能会被认为是对暴食和高脂肪饮食的认可。这是对这一过程的基本原则的误解（参见第156页），与健康饮食是完全兼容的。

- 对体形的关注必须得到解决。治疗师有时认为，超重的患者不喜欢自己的外表是可以理解的，因此他的担忧不需要解决。这是完全错误的。并不是每个超重的患者都为外表感到苦恼。如果患者高度关注外表，那么无论实际体形如何，这都应该是治疗的重点。对待超重患者，应该像对待其他患者一样严格遵从第8章中描述的策略和规程。体形检查、体形回避和感觉胖可能都需要解决，关注被边缘化的生活领域也很重要。患者中有许多人会"搁置"生活，认为一旦减肥了，他就会解决个人或人际交往中的困难。这是错误的，因为这对自尊是有害的，而且会延续对自己外表的担忧（关于解决肥胖人群对体形担忧问题的更多信息，参见Cooper等人2003年的研究）。

- 接纳自己的身体应该是治疗的目标之一。正如Wilson（2004）所指出的，必须在接受和改变之间取得平衡。虽然我们应该努力去改变那些可以改变的、对自己或他人造成伤害的事情，但我们也应该接受那些只有付出不合理代价才能改变的事情。体重尤其如此，因为它受到强烈的生理控制。虽然媒体和减肥机构灌输"一个人可以控制自己的体重"的印象，但这样做很困难。这种说法在短期内是正确的，但从长期来看肯定是不正确的（Cooper et al.，2010）。需要帮助肥胖症患者理解这一点。

■ 患者应该接受有关健康减肥方法的教育。在解决了进食障碍问题后，患者往往渴望直接开始减肥。这是不明智的。我们建议在治疗后的前20周（即，直到治疗后的复查），患者专注于保持进步。然后在复诊时，他可以和治疗师一起决定是否尝试减肥。治疗师的目标应该是确保患者有合适的体重目标和不太可能导致进食障碍恶化的减肥计划。在这方面，应该提到"不会诱发暴食的饮食"的概念。它指的是一种适度的饮食限制，没有固有的规则，而是以灵活的饮食指南为特征。

糖尿病和其他普通内科疾病

进食障碍可能与其他普通医学疾病并存，两者可能以有害的方式相互作用。1型糖尿病（胰岛素依赖型糖尿病）是最好的例证，当它与进食障碍同时存在时，会使治疗变得非常复杂。因此，以下将以糖尿病为例，说明在使用CBT-E治疗普通内科疾病患者时应采用的原则。

在评估进食障碍合并普通内科疾病患者时，治疗师应该牢记以下六个问题。

1. 我是否具备足够的医学知识来进行适当的评估和治疗？

   • 非医学治疗师可能需要使用标准的医学教科书或可靠的网站对疾病进行自我教育，也可能需要咨询医学同事，学习关于两种疾病组合的文献也是非常可取的。

2. 两种疾病是否以某种方式相互作用？如果是，是否存在双向作用？

   • 在糖尿病患者中，通常存在双向作用。第一，许多进食障碍患者把控制胰岛素摄入量作为控制体重的一种手段。更具体地说，他故意服用过少的胰岛素，从而使糖分从尿液中流失。第二，注射胰岛素后产生的饥饿感会让患者很难抗拒进食。

3. 两种疾病的结合是否特别有害或特别危险？

   • 这一点在糖尿病患者身上是非常明确的，因为其血糖控制常常受到进食障碍的影响。此外，由于胰岛素使用不足，患者将自己置于糖尿病昏迷的直接风险中，从长远来看，还将面临糖尿病所有严重并发症的风险。

4. 治疗普通内科疾病的医生是否意识到进食障碍及其对患者病情的可能影响？

   - 如果没有，应该向患者解释他需要告知医生。答应患者的要求对进食障碍保密是不恰当的。对于糖尿病患者来说，这一点毫无疑问。

5. 普通内科疾病或其治疗是否可能使进食障碍的治疗复杂化？或者，后者是否使前者复杂化？

   - 再次强调，对于糖尿病患者来说，情况确实如此。注射胰岛素后可能出现的饥饿感也许会使患者难以遵循"规律饮食"干预措施（参见第93页），糖尿病患者的饮食制度可能与克服进食障碍所需要做的相冲突（例如，对食物回避的处理方法；参见第157页）。相反，进食障碍的治疗可能导致血糖控制暂时下降。这种相互作用是有可能的，因此治疗师与管理普通内科疾病的团队保持密切的联系是至关重要的。

6. 需要对CBT-E进行调整以适应普通内科疾病吗？

   - 对于糖尿病来说，确实需要调整。例如，监测记录应该包括胰岛素使用和血糖水平的细节。此外，最好不要在通常固定的时间框架内工作，因为患者病情的发展往往是不稳定和不可预测的。

在实践中，糖尿病是进食障碍和普通内科疾病共存引起并发症的极端病例。若是其他疾病，这种相互作用要么不那么明显和有害（例如，共病腹腔疾病、肠易激综合征、食物不耐受、食物过敏），要么根本没有相互作用。此时，CBT-E可能根本不需要改进，但是与相关医生的联系总是很重要的。

生活事件和危机

治疗前的生活事件和危机

开始CBT-E的障碍之一是持续存在的生活事件或危机。有些事情总会过去（例如一个重要的工作承诺），只是一个推迟治疗直到事件结束的问题，而有的事件可能需要得到解决。某些生活困难比进食问题更为紧迫，必须优先于治疗，例如我们最近遇到的一位无家可归的患者。我们曾遇到过的其他困难还包括长期关系的意外破裂、近亲的离世以及突然失业。在每一个案例中，我们都会在开始CBT-E之前帮助患者处理危机。我们发现这通常不会花很长时间，而且它确实有助于让患者参与治疗。

治疗中的生活事件和危机

不管患者的生活中发生了什么，CBT-E仍然或多或少地聚焦于进食障碍。然而，治疗过程中的重大危机不容忽视。例如，一位年幼患者的父母意外失踪，被留下的患者不知道该怎么办。此时，除了正在进行的CBT-E治疗之外，我们安排了一次或几次"危机探讨"，专门讨论危机及其解决办法。极少数情况下，危机会严重到使CBT-E暂停几周，因为继续下去似乎是不合适或不可能的。如果患者出现影响治疗的精神问题，通常是临床抑郁症，我们也会这么做。一旦问题得到解决，我们就会通过进行初始的"补习"环节来恢复治疗，以重新调整患者的治疗方向。

治疗期间通常会发生的特殊类型生活事件是度假、"节日"或庆祝（例如，感恩节、圣诞节、生日、婚礼）。它们会带来特别的问题，因为可能涉及患者与关系不好的人密切接触；人们期望每个人都能玩得开心，大餐可能是其中的组成部分。同时，治疗也可能会中断。这些事件需要事先仔细考虑。有时，患者的目标应该仅仅是不破坏生活进程的同时保持"生存"。虽然患者可以利用环境的变化来尝试新的饮食方式和服装样式，但在这种情况下，引入新规程不太合适。在这段时间里，如果有必要，我们会通过电话或电子邮件的方式和患者保持治疗方面的联系。

推荐阅读

共病的精神障碍

[1] Fluoxetine Bulimia Nervosa Collaborative Study Group. (1992). Fluoxetine in the treatment

of bulimia nervosa: A multicenter, placebo-controlled, double blind trial.*Archives of General Psychiatry, 49,* 139–147.

[2] Franko, D. L., & Keel, P. K. (2006). Suicidality in eating disorders: Occurrence, correlates, and clinical implications. *Clinical Psychology Review, 26,* 769–782.

[3] Godart, N. T., Perdereau, F., Rein, Z., Berthoz, S., Wallier, J., Jeammet, P., et al. (2007). Comorbidity studies of eating disorders and mood disorders: Critical review of the literature. *Journal of Affective Disorders, 97,* 37–49.

[4] Lilenfeld, L. R. R., Wonderlich, S., Riso, L. P., Crosby, R., & Mitchell, J. (2006). Eating disorders and personality: A methodological and empirical review.*Clinical Psychology Review, 26,* 299–320.

[5] Touyz, S., Swinbourne, J., Hunt, C., Abbott, M., Clare, T., & Russell, J. (2007). The prevalence of co-morbid eating disorders and anxiety disorders: Do individuals with co-morbid diagnoses display more severe symptoms? *Australian and New Zealand Journal of Psychiatry, 41,* A92.

共病的一般性疾病

[1] Allison, K. C., & Stunkard, A. J. (2005). Obesity and eating disorders.*Psychiatric Clinics of North America, 28,* 55–67.

[2] Cooper, Z., Doll, H. A., Hawker, D. M., Byrne, S., Bonner, G., Eeley, E., O'Connor, M. E., & Fairburn, C. G. (2010). Testing a new cognitive behavioural treatment for obesity: A randomized controlled trial with three-year follow-up.*Behaviour Research and Therapy, 48,* 706–713.

[3] Cooper, Z., Fairburn, C.G., & Hawker, D. M. (2004).*Cognitive-behavioral treatment of obesity: A clinician's guide.* New York: Guilford Press.

[4] Hill, A. J. (2007). Obesity and eating disorders.*Obesity Reviews, 8,* 151–155.

[5] Powers, P. S. (1997). Management of patients with comorbid medical conditions. In D. M. Garner & P. E. Garfinkel (Eds.),*Handbook of treatment for eating disorders* (2nd ed., pp. 424–436). New York: Guilford Press.

第 16 章的其他相关资料

Wilson, G. T. (2004). Acceptance and change in the treatment of eating disorders: The evolution of manual-based cognitive-behavioral therapy. In S. C. Hayes, V. M. Follette, & M. Linehan (Eds.), *Mindfulness and acceptance: Expanding the cognitive-behavioral tradition*(pp. 243–266). New York: Guilford Press.

结　　语

展望未来

Christopher G. Fairburn

自最初开发这一疗法（作为神经性贪食的疗法）的30年以来，已经发生了许多变化。我们已经对其进行了广泛的评估，经过改进，使它更加有效，因此CBT-E现在适合于各种形式的进食障碍。这确实是进步，但是仍有很多工作要做。在我看来，有三件突出的优先事项。首先是需要使治疗更加有效。并非所有接受治疗的人都会变得更好。我们需要了解为什么会这样，并相应地修改治疗方法。一个人的"治疗失败"（在这里，我指的是**治疗的失败**，而不是患者）总是比成功更能提供信息。我不是个认为答案一定在CBT范围内的人。保持开放的心态很重要。其次是否有可能简化整体的或针对某些亚组患者的治疗。为此，需要了解其工作原理以及有效成分是什么。并基于此，增强关键要素，减少多余的要素。迄今为止，很少有研究者提出过这类基本问题。最后是有必要推广这种治疗方法。有许多想接受CBT-E培训的治疗师，并且人数可能会不断增加，但是尚未有经检验的方法来提供必要的培训或督导。会议和工作坊激发了大家的兴趣，但能做的很少。详细的书面指导（例如本书提供的）可能会更有帮助，但仅凭这些显然还不够。这是另一个重大的挑战。

推荐阅读

Kraemer, H. C., Wilson, G. T., Fairburn, C. G., & Agras, W. S.(2002). Mediators and moderators of treatment effects in randomized clinical trials. *Archives of General Psychiatry*, 59, 877–883.

附　　录

附 录 A

进食障碍检查量表（16.0D）及其介绍[①]

Christopher G. Fairburn, Zafra Cooper & Marianne E. O'Connor

EDE 16.0D 概述

进食障碍检查量表（Eating Disorder Examination，EDE）是一种被广泛使用的检查工具，16.0D是最新版本。它与通常使用的版本（EDE 12.0D；Fairburn & Cooper，1993）的主要区别如下。

1. 新版增加了对饮食限制这一分量表进行评定的方法，除了对为影响体形或体重而进行的饮食限制之外，还对为获得总体控制感而进行的饮食限制进行评分。这是为了检查主要见于年轻患者和进食障碍早期阶段的饮食控制类型（参见第15页）。非西方国家也有这种情况。因此，既可以分别计算两张饮食控制子量表的得分，也可以计算两张子量表的综合得分。

2. 根据DSM-Ⅳ（美国精神病学协会，1994）的研究标准，新版有"暴食障碍"模块。

3. 新版区分了补偿性清除和非补偿性清除（参见第14页）。

4. 新版新增了"重要性"项目，旨在检查受访者对于饮食控制本身的过度评价（参见第15页）。

新版与EDE 12.0D在其他所有重要的方面均相同，并且生成与EDE 12.0D兼容的数据。

有关EDE的更多信息，请参考Fairburn和Cooper 1993的资料。有关EDE 12.0D和EDE 16.0D之间差异的详细信息，请参阅EDE方案末尾的列表（第363页）。请注意，有一个版本的EDE是专门为儿童和青少年设计的（Bryant-Waugh，Cooper，Taylor，& Lask，1996）。任何版本的EDE用于研究目的时，对研究人员的培训必不可少。

推荐阅读

［1］American Psychiatric Association. (1994). Diagnostic and statistical manual of mental disorders (4th ed.).Washington, DC: Author.

［2］Bryant-Waugh, R. J., Cooper, P. J., Taylor, C. L., & Lask, B.D. (1996). The use of the Eating Disorder Examination with Children: A pilot study. International Journal of Eating Disorders, 19, 391–397.

［3］Cooper, Z., & Fairburn, C. G. (1987). The Eating Disorder Examination: A semi-structured interview for the assessment of the specific psychopathology of eating disorders. International Journal of Eating Disorders, 6, 1–8.

［4］Fairburn, C. G., & Beglin, S. J. (1994). Assessment of eating disorder psychopathology: Interview or selfrequest questionnaire? International Journal of Eating Disorders, 16, 363–370.

［5］Fairburn, C.G., & Cooper, Z. (1993). The Eating Disorder Examination (12th ed.). In C.G. Fairburn & G.

［6］T.Wilson (Eds.), Binge eating: Nature, assessment and treatment (pp. 317–360).New York: Guilford Press.

［7］Grilo, C.M. (2005). Structured instruments. In J. E. Mitchell & C. B. Peterson (Eds.), Assessment of eating disorders (pp. 120–128). New York: Guilford Press.

访谈者一般指南

　　EDE 是**基于调查者的访谈**，这可能与基于应答的访谈形成对比。在基于应答的访谈中，受访者对特定问题的回答得到相应的评分，访谈者不再进行额外的提问。基于应答的访谈本质上是口头管理的自我报告问卷。当所评估的概念是简单的，并且其含义有普遍的共识时，基于应答的访谈有较好的效果。但当评估的概念是复杂的或关键术语没有普遍接受的特定含义时，基于应答的访谈就不能令人满意。在基于调查者的访谈中，访谈者需要接受培训，以确保其完全理解所评估的概念。这类访谈的结构在于为访谈者提供了所评估概念和评分方案的详细说明，而不是个别问题的精确措辞。综上所述，基于调查者的访谈，如 EDE，要求访谈者接受访谈技巧、评分概念和规则的培训。

　　在使用 EDE 时，让受访者理解访谈的目的是至关重要的。访谈者应该解释为什么要进行访谈，在正式提问之前，应该建立良好的关系。访谈者和受访者应该一起努力，以便准确了解受访者当前的饮食行为和态度。重要的是要向受访者解释，访谈中提出的是一套标准的问题，但其中有些问题也可能不适用于受访者的具体情况。受访者还需要提前知道访谈需要多长时间。访谈至少需要 45 分钟，但也可能持续 1 小时 15 分钟（EDE 访谈不允许超过该时长，否则访谈者和受访者的疲劳会影响评分质量）。

　　访谈者应该解释访谈主要着重于过去的 4 星期（28 天），如果访谈同时用于诊断目的，某些问题会延伸到过去 3 个月[①]。为了帮助参与者准确地回忆最开始的兴趣期，在访谈开始时应该花时间来确定在这 28 天内发生的事件。例如，访谈者应该了解受访者是在家还是在外，以及这四周的每个周末都发生了什么。事先准备好日历作为参考可以帮助受访者回忆这四周的情况（见下文）。如果访谈同时用于诊断目的（参见访谈时间表中横线以下的部分），则还应注意（按 28 天

---

① 在 DSM-IV 研究中，暴食障碍的诊断标准为 6 个月。想要得出诊断的采访者，应该参考"暴食障碍模块"（参见第 342 页），该模块的开头对时间进行了介绍。

计）第2个月和第3个月（从现在的28天起往前推算）中值得注意的事件及其边界。对于时间框架的定位一般在10分钟内完成。

在EDE的每个项目中都有一个或多个（用星号标注的）加粗呈现的必答题。访谈者应特别强调加下划线的词。由访谈者选择附加问题以便对必答题进行补充。在大多数必答题之前的"过去4星期"一词可以适当地变化（例如，"过去一个月"或"过去28天"），并随意插入问题中，但除此之外，必答题应按照方案的规定提问。访谈中的项目可以按任何顺序进行，但在大多数情况下，方案中所列的顺序是令人满意的。如果在访谈中出现了与之前评分相关的进一步的信息，那么完全可以回到之前的项目进行补充。访谈不应该在没有完整方案的情况下进行，因为即使是最有经验的访谈者，也需要参考问题、定义和评分方案。

访谈者应该仔细注意受访者说的每一句话，绝不能操之过急。应该以稳定、轻松的节奏进行访谈，直到访谈者确信所有必要的信息都已获得，才开始下一个项目。访谈者不应该满足于受访者匆忙的或不耐烦的回答。对于明显没有经过深思熟虑的回答，访谈者应该谨慎地探讨。相反，对于那些健谈的、回答过于详细的受访者，访谈者则需要抓住要点。一定要注意确保受访者了解访谈者想要引出的信息。在每一次评分前与受访者进行核对是比较好的做法。

访谈的具体环境也很重要。访谈者和受访者都需要舒服地坐着。访谈者需要准备访谈方案和评分表并放在面前。应该尽量减少环境中会让人分心的因素，而且除了特殊的情况，访谈不应该有其他人在场，否则受访者往往会不坦率。

大多数项目都提供了评分指南。评分应在访谈过程中进行（尽管部分计算可能会推迟到访谈结束后）。在方括号中首先给出了评分的说明，然后给出了评分方案。有关频率的评分应以28天为一个月进行：如果特征不存在，评分为0；如果特征出现不超过5天，评分为1；如果特征出现时间达到半个月，评分为3；如果特征几乎每天都存在（最多包括5个例外），评分为5；如果每天都存在，评分为6。有些项目按严重程度分为7级，从0到6。其中，0表示不存在所述的特征，6表示所述特征极度严重；只有当特征几乎不存在时，才应该给出1的评分；只有当特征严重，但程度未达到6时，才应该给出5的评分；3表示严重程度在0到6中间；**如果在两个等级之间难以做出决定，应该选择较低的等级（即，症状较轻的）**；[唯一例外是第一项"进食模式"，得分越高（夜间进食除外），症状越轻]。附表A.1概述一般评分方案。

附表 A.1	EDE 评分方案

严重性评分	频率评分
0—不存在特征	0—不存在特征
1—几乎没有	1—特征出现 1 ～ 5 天
2—	2—特征出现 6 ～ 12 天
3—特征严重程度介于 0 ～ 6 中间	3—特征出现 13 ～ 15 天
4—	4—特征出现 16 ～ 22 天
5—特征严重程度仅次于 6	5—特征出现 23 ～ 27 天
6—特征极度严重	6—特征每天都出现

注：（1）如果提问了足够多的问题，仍然无法决定评分时，则评分为 8。有经验的访谈者很少使用这个等级。如果在两个等级中难以选择，则评为较低的等级（即症状较轻的）。（2）9 代表缺失值（或"不适用"）。

计分方式

EDE 与其自我报告版本 EDE-Q 生成两种类型的数据。首先，两者提供了进食障碍关键行为特征的频率数据，包括失调行为的发作次数和某些情况下失调行为发生的天数。其次，两者提供了反映进食障碍精神病理方面严重程度的分量表评分。分量表分别是饮食限制、对进食的关注、对体形的担忧和对体重的担忧。将相关项目（如下所列）的评分相加，并除以构成分量表的项目总数，可以得到特定的分量表得分。如果只提供某些项目的评分，则只要有一半以上的项目被评分，就可以通过将结果总分除以被评分项目的数量来获得得分。为了获得整体的或"全局的"分数，可以将四张分量表的得分相加后除以分量表的数量（即 4）。分量表的分数以均数和标准差表示。

分量表项目

以下序号为EDE-Q 6.0中对应的项目编号。

- 饮食限制：

1. 饮食控制；

2. 避免进食；

3. 回避食物；

4. 饮食规则；

5. 胃部排空。

- 对进食的关注：

7. 过度关注食物、进食或热量；

9. 害怕失去对进食的控制；

19. 秘密地进食；

21. 社会性进食；

20. 进食内疚感。

- 对体形的关注：

6. 平坦的腹部；

8. 过分担心体形或体重；

23. 身材的重要性；

10. 害怕体重增加；

26. 不满意自己的体形；

27. 看见自己的身体后感觉不舒服；

28. 避免暴露自己；

11. 感觉胖。

- 对体重的关注：

22. 体重的重要性；

24. 对按规定称重的反应；

8. 过分担心体形或体重；

25. 不满意体重；

12. 减肥的愿望。

社区常规模型

附表A.2中的数据来自一个243名年轻女性的社区样本，采用EDE和EDE-Q进行评估（Fairburn & Beglin，1994）。

附表 A.2	EDE 和 EDE-Q 社区常规模型			
测量		**均值**	**标准差**	**数量**
EDE访谈				
EDE总分（四个分量表）		0.932	0.805	243
饮食限制分量表		0.942	1.093	243
对进食的关注分量表		0.266	0.593	243
对体形的关注分量表		1.339	1.093	243
对体重的关注分量表		1.181	0.929	243
EDE-Q				
EDE-Q总分（四个分量表）		1.554	1.213	241
饮食限制分量表		1.251	1.323	241
对进食的关注分量表		0.624	0.859	241
对体形的关注分量表		2.149	1.602	241
对体重的关注分量表		1.587	1.369	241

进食障碍检查量表（16.0D）

访谈安排

时间定位

我们要进行的是部分结构化的访谈，我会询问你的饮食习惯及对自己体形和体重的感觉。因为要问的是一套标准的问题，请注意有些问题可能不适合你。

大多数问题集中在过去的 4 星期（也就是过去的 28 天），但也有一些问题延伸到过去的 3 个月。这会考验你的记忆力，因为记忆经常会混淆。

我所做的是帮助你完成过去 28 天的日历（展示空白日历，见下文）；日历的结尾是昨天，因为今天还没有结束。从昨天（星期和日期）到……（星期和日期）。我知道把周末放在中间看起来很奇怪，但这本日历就是这样的形式。

还有上述 28 天之前两个月的日期，从……（日期）到……（日期）。为了帮助你回忆，我标注了假期（如劳动节、感恩节等）。

现在我想要你告诉我，在过去 28 天里发生的任何事情，因为这将帮助我们探讨这 4 星期的情况。有什么不寻常的事情吗？比如任何形式的庆祝活动、旅行或休假……然后我们可以把这些记在日历上。

［这些事件都应该记在日历上（附表 A.3），这样访谈者和受访者就可以将其当作**备忘录**。］

介绍性问题

［在确定了受访者被评估的具体时间段后，最好通过询问介绍性问题来开启访谈，以获得受访者饮食习惯的大致情况。以下是适当的问题。］

首先，我想大致了解一下你在过去四星期的饮食习惯。你平时的饮食习惯是

附表 A.3	EDE 日历

日历

第2个月，从_____到_____

事件：_____

第3个月，从_____到_____

事件：_____

第4～6个月[*]，从_____到_____

事件：_____

注：*只有当DSM-Ⅳ得出受访者符合暴食障碍的诊断标准时，这段时间才有意义。最好是在暴食障碍模块开始之后，再关注第4～6个月的评估（参见第342页）。

什么样的？

　　每天变化大吗？

　　工作日和周末的饮食习惯有什么不同吗？

　　[此时需要确定最适合受访者生活方式的工作日和周末的定义（和天数）（例如，检查受访者的休息日是否在工作日）。]

　　在过去的四星期里，你有没有哪几天是一整天没有吃任何东西的？

［询问第2个和第3个月的情况。］

　　在这之前的两个月（指出具体的月份）你的饮食习惯怎么样……与过去一个月相比是相同的还是不同的？

饮食模式

　　*我想了解一下你的饮食模式是什么样的。在过去的4星期里，你会定时、定期地吃哪几餐或点心？

一早餐　　　　　　　　　　　　　　　　　　　　　　　　　［　］

一上午的点心　　　　　　　　　　　　　　　　　　　　　　［　］

一午餐　　　　　　　　　　　　　　　　　　　　　　　　　［　］

一下午的点心　　　　　　　　　　　　　　　　　　　　　　［　］

一晚餐　　　　　　　　　　　　　　　　　　　　　　　　　［　］

一晚上的点心　　　　　　　　　　　　　　　　　　　　　　［　］

一夜间进食（即，受访者在入睡后，又醒来并进食）　　　　　［　］

［对正餐和点心分别评分，通常接受受访者的分类（在上述指南范围内）。分别询问工作日和周末的情况。即使正餐或点心导致"暴食"，也应该进行评分。"早午餐"一般应归入午餐。除了夜间进食外，对其余时间的进食进行评分时，如果在两个分数之间难以选择，选择给出更高的分。如果某餐或点心难以分类（例如，由于轮班工作），则给出8。］

　　0：没有定时吃正餐或点心

　　1：1～5天定时吃了正餐或点心

　　2：定时吃正餐或点心的时间少于半个月（6～12天）

　　3：定时吃正餐或点心的天数为半个月（13～15天）

　　4：定时吃正餐或点心的天数超过半个月（16～22天）

　　5：几乎每天都定时吃了正餐或点心（23～27天）

　　6：每天都定时吃了正餐或点心

［如果受访者报告有夜间进食的情况，询问他们当时的意识水平（清醒程度）以及之后对夜间进食的回忆。］

当你吃……，你有多清醒？第二天你能多清楚地回忆起夜间进食的情况？

0：不存在夜间进食

1：对于夜间进食的意识（清醒程度）或记忆没有障碍

2：对于夜间进食的意识（清醒程度）或记忆有障碍

［　　］

吃零食（零嘴）

*在过去的4星期里，你有没有在正餐或点心之间吃零食？我所说的吃零食是指以没有计划的、重复的方式进食。

在做饭的时候有没有吃呢？

在这些时候你通常吃什么？

你为什么不把这些叫作点心呢？

你事先知道你要吃多少吗？

［评估吃零食发生的天数。吃零食的时候应该是没有计划的，吃的量在开始的时候应该是不确定的，吃零食具有重复性。通常吃的东西是不完整的，也就是说吃的是某物的一部分或比正常的量少一些，但总摄入量不应太少（例如，不只是一片烤面包片的边角）。一般来说，受访者自己应该把这些情况看作是吃零食。

吃"零食"与吃"点心"不同。后者是指吃得不多（比一顿正餐少），吃的量在一开始就比较确定，而且没有与吃零食类似的重复性。当零食合并成点心、正餐或"暴食"时，不应该对其进行评分。在对吃零食进行评分时，可能需要重新对点心进行评定。］

0：没有吃零食

1：吃零食的天数为1～5天

2：吃零食的天数少于半个月（6～12天）

3：吃零食的天数为半个月（13～15天）

4：吃零食的天数超过半个月（16～22天）

5：几乎每天都会吃零食（23～27天）

6：每天都会吃零食

[　　]

饮食限制

（饮食限制分量表）

*在过去的4星期里，无论是否成功，你是否有意识地试图限制（减少）进食量？

你一直在努力做什么？

这么做是为了影响体形或体重，还是为了避免暴食？

[评估受访者有意识地试图限制其**总体进食量**（即总体的热量）的天数，不管其是否成功。限制行为应该影响到对**各种食物**的摄取，而不仅是某些特定的食物。限制行为应该是为了影响体形、体重或身体结构，或者避免引发暴食，尽管这可能不是唯一的或主要的原因。限制行为应该是有计划地进行的尝试，而不是一时的冲动，比如决定拒绝再来一份。]

0：没有尝试饮食限制

1：试图限制饮食的天数为1～5天

2：试图限制饮食的天数少于半个月（6～12天）

3：试图限制饮食的天数为半个月（13～15天）

4：试图限制饮食的天数超过半个月（16～22天）

5：几乎每天都试图限制饮食（23～27天）

6：每天都试图限制饮食

[　　]

有些人有意识地尝试限制饮食是出于另一个原因：这让他有一种自我控制的感觉或者是获得总体上的控制感。

在过去的4星期里，你是否也有过这样的经历？

[**只有**情况相符时才考虑对此再次进行评分]　　　　　　　　[　　]

[还要对存在其中任一原因或者两者同时存在的天数进行评分]　[　　]

禁食

（饮食限制分量表）

*在过去4星期内，你是否有在8小时或更长的<u>清醒时间</u>内不进食的情况？

这是为了影响体形或体重，还是为了避免引发暴食？

［评估在醒着的时间里禁食至少8小时（汤和奶昔算食物，而饮料一般不算）的天数。举例说明时间长短可能会有帮助（如上午9点至下午5点）。这种限制至少有部分是**自愿**的，而不是由于环境的因素。旨在通过禁食影响体形、体重或身体结构，或避免引发暴食，尽管这可能不是唯一的或主要的原因（例如，出于宗教或政治原因而禁食则不算）。请注意，评分应该与之前对"饮食模式"的评分一致。］

0：没有禁食

1：禁食的天数为1～5天

2：禁食的天数少于半个月（6～12天）

3：禁食的天数为半个月（13～15天）

4：禁食的天数多于半个月（16～22天）

5：几乎每天都在禁食（23～27天）

6：每天都禁食

［　］

有些人在8个小时以上的清醒时间，不吃食物的另一个原因是：这带给他控制的感觉或者为了获得总体上的控制感。

在过去的4星期里，你是否也有过这样的经历？

［**只有**情况相符时才考虑对此再次进行评分］　　　　　　［　］

［还要对存在其中任一原因或者两者同时存在的天数进行评分］　［　］

胃部排空

（饮食限制分量表）

*在过去的4星期里，你是否希望自己的胃是空的？

这是为了影响体形或体重，还是为了避免引发暴食？

［评估受访者出于节食、影响体形或体重的原因而**明确渴望**完全空腹的天数。

这种渴望不仅仅是对之前的暴饮的反应；相反，它应该存在于任何此类事件中。"空腹"的评分不应与"**胃感到空虚**"或"**对腹部平坦的渴望**"混淆（参见"平坦的腹部"）。]

0：没有明确的渴望空腹

1：明确渴望空腹的天数为 1～5 天

2：明确渴望空腹的天数少于半个月（6～12 天）

3：明确渴望空腹的天数为半个月（13～15 天）

4：明确渴望空腹的天数多于半个月（16～22 天）

5：几乎每天都明确渴望空腹（23～27 天）

6：每天都明确渴望空腹

[　]

有些人想要空腹是为了另一个原因：这带给他控制的感觉或者为了获得总体上的控制感。

在过去的 4 星期里，你是否也有过这样的经历？

[**只有**情况相符时才考虑对此再次进行评分]　　　[　]

[还要对存在其中任一原因或者两者同时存在的天数进行评分]　[　]

食物回避

（饮食限制分量表）

*在过去的 4 星期里，你有没有试着不吃任何喜欢的食物，不管这是否成功？

你尝试不吃什么食物？你一直试图把那些食物完全排除在外吗？

这是为了影响体形或体重，还是为了避免引发暴食？

[评估受访者**积极尝试避免**食用特定食物（喜欢的，或过去喜欢的）的天数，无论尝试是否成功。目标应该是**完全排除**这些食物，而不仅仅是限制。饮料不算食物。回避应该是有计划和有意图的，目的是影响体形、体重或身体结构，或者是避免引发暴食，尽管这可能不是唯一的或主要的原因。]

0：没有试图回避食物

1：试图回避食物的天数为 1～5 天

2：试图回避食品的天数不到半个月（6～12天）

3：试图回避食品的天数为半个月（13～15天）

4：试图回避食品的天数超过半个月（16～22天）

5：几乎每天都试图回避食物（23～27天）

6：每天都试图回避食物

[　]

有些人不吃某些食物还有另一个原因：这带给他控制的感觉或者为了获得总体上的控制感。

在过去的4星期里，你是否也有过这样的经历？

[**只有**情况相符时才考虑对此再次进行评分]　　　　　　[　]

[还要对存在其中任一原因或者两者同时存在的天数进行评分]　　[　]

饮食规则

（饮食限制分量表）

*在过去的4星期里，你是否尝试过遵循一些明确的饮食规则？例如，限制热量，预先设定食物的数量，或者关于应该吃什么、不应该吃什么，什么时候吃的规则？你一直在尝试遵循什么规则？

如果回答是否定的：

你是否曾意识到自己可能违反了设定的饮食规则？

设定规则是为了影响体形或体重，还是为了避免引发暴食？

你试图遵循的是明确的规则还是一般的方案？明确规则的例子是"我不能吃鸡蛋"或"我不能吃蛋糕"，而一般的方案则是"我应该尽量吃健康的食物"。

[如果受访者一直试图遵循特定的饮食规则，那么应该对规则进行评定。受访者应该是自愿的，尽管最初可能是被规定的（即，被规定的规则如果已经被受访者采用，则可进行评分）。规则规定受访者应该吃什么或者什么时候吃。饮食规则可能包括热量限制（例如，低于1 200千卡），在一天的某个时间之前不吃东西，不吃特定的食物（如"食物回避"），或者根本不吃东西。规则是具体的，而不是一般的方案。如果受访者意识到自己有时候违反了个人饮食规则，这表明存

在一个或多个具体的规则。此时，访谈者应该详细询问违规行为，以找出潜在的规则。这些规则应旨在影响体形、体重或身体结构，尽管这可能不是唯一或主要原因。

如果没有明确的饮食规则，则评分为0。如果在4周内不同时间段的饮食规则不止一条，则应将时间段合并起来进行评分。]

0：未试图遵守饮食规则

1：试图遵守饮食规则的天数为1～5天

2：试图遵守饮食规则的天数不到半个月（6～12天）

3：试图遵守饮食规则的天数为半个月（13～15天）

4：试图遵守饮食规则的天数超过半个月（16～22天）

5：几乎每天都试图遵守饮食规则（23～27天）

6：每天都试图遵守饮食规则

[　　]

有些人试图遵循饮食规则有另一个原因：这带给他控制的感觉或者是为了获得总体上的控制感。

在过去的4星期里，你是否也有过这样的经历？

[**只有**情况相符时才考虑对此再次进行评分]   [　　]

[还要对存在其中任一原因或者两者同时存在的天数进行评分]   [　　]

过度关注食物、进食或热量

（对进食的关注分量表）

*在过去的4星期里，你是否在两餐之间花很多时间考虑食物、进食或热量？……

*……花时间考虑食物、饮食或热量是否<u>影响了</u>你专注于正在积极从事的事情，例如，工作、谈话或阅读？产生了什么影响？

[过度关注的定义要求存在注意力损害。注意力损害是指有关食物、进食或热量的**干扰性想法影响了他正在积极参与的活动**，而不是注意力简单地从手头的事情上转移。不管是否有暴食发作，都要对注意力损害发生的天数进行评估。]

0：无注意力损害

1：注意力损害出现的天数为 1～5 天

2：注意力损害出现的天数少于半个月（6～12 天）

3：注意力损害出现的天数为半个月（13～15 天）

4：注意力损害出现的天数超过半个月（16～22 天）

5：几乎每天都出现注意力损害（23～27 天）

6：每天都出现注意力损害

[　　]

害怕失去对进食的控制

（对进食的关注分量表）

*在过去的 4 星期里，你是否害怕失去对进食的控制？

[无论受访者是否觉得已经控制了进食，都要评估他**害怕**失去对进食的控制（通常的用法）的天数。**"失控"指的是无法抗拒进食或无法停止进食的感觉。**如果受访者感到无法回答这个问题，因为他已经完全失去了控制，则评分为 9。]

0：不害怕失去对进食的控制

1：害怕失去对进食的控制的天数为 1～5 天

2：害怕失去对进食的控制的天数少于半个月（6～12 天）

3：害怕失去对进食的控制的天数为半个月（13～15 天）

4：害怕失去对进食的控制的天数多于半个月（16～22 天）

5：几乎每天都害怕失去对进食的控制（23～27 天）

6：每天都害怕失去控制饮食

[　　]

暴食发作和其他过度进食的情况

（诊断项目）

分类方案

情景性"过度进食"有四种不同的形式。基于两个特征的存在与否进行区分：

1. **失控**（两种类型的"暴食发作"都需要）。
2. **进食量被普遍认为是"大量"**（判定"客观性暴食发作"和"客观性过度进食"所需要的条件）。

分类方案概述如下。

	进食量大	进食量不大但被受访者认为过量
存在失控感	客观性暴食发作	主观性暴食发作
不存在失控感	客观性过度进食	主观性过度进食

继续评定过度进食的指南

访谈者应该针对每种类型的过度进食询问受访者。值得注意的是，**四种类型的过度进食并不是相互排斥的**：在所评估的时间段内，受访者有可能同时存在几种不同类型的过度进食。对一些受访者来说，解释分类方案能帮助他理解。

这一系列的评分有五个步骤：

1. 一般来说，最好先问带星号的问题，以确定在过去28天内发生的自我感觉或客观性过度进食的类型。
2. 每种类型都应在编码页的空白部分注明。
3. 然后，应详细了解每种类型的过度进食的**典型例子**，以确定是否涉及"大量"进食以及是否存在"失控"（定义见下文）。
4. 下一个任务是确定每种类型的过度进食发生的天数和总次数。不同类型有重叠的可能（即，两种类型可能发生在同一天），这种情况应该进行澄清，因为这将影响对于天数的评定。
5. 最后，和受访者确认没有产生误解（例如，没有遗漏任何类型的发作情况）。建议做全面的记录。

关键术语的定义

失控：访谈者应该询问受访者，在一次发作期间是否有进食失控的感觉。如果受访者清楚地报告了这一点，应该评定为存在"失控"。同样地，如果受访者描述自己感到"被驱使"或"被迫"吃东西，那么也应该评定为存在"失控"。

如果受访者报告没有失去控制的感觉，但描述了在开始进食后无法停止进食或无法阻止过度进食的发作，也应评为存在"失控"。如果参与者报告说，他不再试图控制饮食，因为暴食是不可避免的，那么也应该评为存在"失控"。因此，即使过度进食的发作是在计划内的，也可以评定为存在"失控"（即受访者知道自己会吃得过多，并对此做好了准备）。

应由访谈者评定是否存在"失控"，不需要受访者的同意。如果访谈者仍然存在疑问，应该评定为不存在"失控"。

大量进食：受访者是否吃得过多也应该由访谈者来决定，不需要受访者的同意。"大量"的概念可能是指任何特定类型的食物摄入量或总的进食量。数量应该明确是大的，但不必是非常大的。在决定进食量是否"大量"的时候，**访谈者必须考虑在不同情境下通常的进食量是多少**。这就需要了解受访者日常的饮食习惯，但不一定是直接的社交群体的习惯（如女学生、50多岁的女性），以及通常会影响饮食的情境（如感恩节、圣诞节）。在进行一系列评分时，一天中还吃了其他什么食物，进食的速度以及受访者随后是否吐出或呕吐了食物等，都未纳入考虑。

如果访谈者仍然存在疑问，则不应该将进食量评定为"大量"。

访谈者不应与受访者分享对进食量的看法，也应避免使用"暴饮暴食"和"大吃特吃"等可能带有感情色彩的词汇。

过度进食发作的次数：在计算过度进食发作次数时，受访者对单次发作的定义应该被接受，除非在进食发作期间，参与者有一小时或更长时间没有进食。在这种情况下，最初的进食发作应该被视为已经结束。例外是，如果一次发作被外部事件暂时打断，然后又重新开始，并且被视为一次单独的发作（有点像按下录音机上的"暂停"按钮）。在估计间隙时长时，不要计算呕吐的时间。**请注意，"清除"（自我诱导呕吐或滥用泻药）并不用来定义个体单次进食发作的结束。**

识别暴食发作和其他过度进食发作的问题

[参见前一部分"继续评定过度进食的指南"。在任何情况下都应该问带星号的问题。]

主要的调查问题（以获得总体情况）

*我想问一下，在过去4星期内你是否出现过度进食或饮食失控的情况。

*不同的人对过度进食有不同的理解。我想让你来描述感觉自己已经，或者可能已经一次性吃太多的情况。

*你有没有觉得自己失去了对吃东西的控制？

额外的调查问题

*有没有这样的时候：你觉得自己吃得太多了，但别人可能不这么觉得。

*你是否曾有过这样的经历：你吃了普通量的食物，但别人却认为你吃得太多了？

[注意：受访者必须认为自己吃了过量的食物（即，他"过度进食"了），才能被认为是主观性暴食发作。]

辅助调查问题（对过度进食发作进行分类）

[评估食物摄入量。]

通常这些时候你都吃些什么？

[对于主观性暴食发作（即，访谈者认为进食量不大）。]

你认为这次的进食量过多吗？

[评估社会情境。]

当时是什么情况？

那时其他人在吃什么？

评估"失控"：

你当时有没有失去控制的感觉？

你是否觉得一旦开始吃，就停不下来了？

你觉得本可以阻止这次进食发作吗？

［对于客观性暴食发作、主观性暴食发作和客观性过度进食发作，应从以下两方面进行评分：

1. 天数（如无，则评为00）。

2. 发作次数（如无，则评为000）。

一般来说，最好先计算天数，然后再计算发作次数。如果发作次数过多，以致无法计算频率，则评为777。主观性过度进食是不评分的。］

客观性暴食发作

天数 [　][　]

发作次数 [　][　][　]

主观性暴食发作

天数 [　][　]

发作次数 [　][　][　]

客观性过度进食发作

天数 [　][　]

发作次数 [　][　][　]

［询问在这之前的两个月中值得注意的日子和重要事件。对于客观性和主观性暴食发作，评估过去两个月的发生的天数和发作次数。如果没有，则评为0 s；如果没有问，则评为9 s。］

客观性暴食发作

天数：第2个月 [　][　]

第3个月 [　][　]

发作次数：第2个月 [　][　][　]

第3个月 [　][　][　]

主观性暴食发作

天数：第2个月 [　][　]

第3个月 [　][　]

发作次数：第2个月 [　][　][　]

第3个月 [　][　][　]

[也要评估过去3个月里，受访者最长连续几星期没有出现客观性暴食发作（不是由于环境的因素）。如不适用，则评为99。]

[　][　]

DSM-Ⅳ"暴食障碍"模块

[只有当过去12星期内出现了客观性暴食发作的情况，才进入DSM-Ⅳ的访谈模块。使用基于应答的访谈风格，而不是基于调查者的EDE访谈风格。

根据DSM-Ⅳ关于"暴食障碍"的研究标准，需要对过去6个月客观性暴食发作出现的**天数**（注意：不是发作次数）进行评估。因此，在开始关注前两个28天（第2个月和第3个月）之后，访谈者需要回到再之前的三个28天（第4～6个月）。为了帮助患者回忆起较远的时间，他需要被告知具体的日期，并且帮助回忆特定的时间段（按照先前指定的时间线）。]

*对于我们讨论的这3个月再之前的3个月（指定开始和结束日期），情况怎么样呢？

……你有出现……的情况吗（描述典型的客观性暴食发作）？

你还出现过其他类似的发作情况吗……（如果有，请参考受访者报告的其他类型的客观性暴食发作）？

与过去28天相比，发作的频率是上升了还是下降了？

让我们来估计一下，在过去的6个月里（指出具体月份），你每周有多少天像……的发作（参考典型的客观性暴食发作）？

[估计过去6个月内，每周出现客观性暴食发作的平均天数（即，评分范围在0～7。如果没有问，评分为9）。]

[　]

与暴食相关的特征

［如果在过去6个月里，平均每星期至少有两天出现了暴食发作，则对以下这些项目进行评分。否则评分为9。］

在暴食发作期间（指的是在过去6个月里有**代表性的**客观性暴食发作），你通常……

……吃得比平时快很多？　　　　　　　　　　　　　　　　　　　　［　　］

……一直吃，直到感觉饱到不舒服？　　　　　　　　　　　　　　　［　　］

……当没有生理上感到饥饿时，你吃了大量的食物？　　　　　　　　［　　］

……你因为进食量感到尴尬，所以一个人吃？　　　　　　　　　　　［　　］

……对自己感到厌恶、沮丧或非常内疚？　　　　　　　　　　　　　［　　］

［使用下面的两个标准对每个特征分别进行评分。］

0：特征不存在

1：特征存在

暴食的痛苦

总体来说，在过去的6个月里，你对上述暴食发作（指的是在过去6个月里**有代表性的**客观性暴食发作）有多大程度的苦恼或不安？

［对暴食的显著痛苦程度进行评估。痛苦可能源于暴食发作本身或其对体形和体重的潜在影响。］

0：无显著痛苦

1：显著痛苦

　　　　　　　　　　　　　　　　　　　　　　　　　　　　　　　［　　］

暴食发作以外的饮食限制

（诊断项目）

［**回到最近3个月的时间框架和EDE的访谈风格**。只有在过去3个月的整个过程中，至少有24次客观性暴食发作时，才对该项目进行评分。］

除了无法控制饮食的时候……（指客观性和主观性暴食发作），……实际上你限制自己的进食量是多少？在典型的饮食限制的一天中，你都吃些什么？

这样做会影响体形或体重吗？

[询问客观性和主观性暴食发作期之外的实际进食量。**评估典型的一天（不管是否包含过度进食发作）**。饮食限制应该是意图影响体形、体重或身体结构，虽然这可能不是唯一的或主要的原因。对过去3个月的每一个月分别进行评估。如果没有问，评分为9。]

0：除了客观性和主观性暴食发作外，没有极端的饮食限制

1：除了客观性和主观性暴食发作外，有极端的饮食限制［即有目的地低热量摄入（例如<1 200 千卡）］

2：除客观性和主观性暴食发作外，不吃其他东西（即，有目的地"禁食"）

第1个月［　　］

第2个月［　　］

第3个月［　　］

社会性进食

（对进食的关注分量表）

*除了无法控制饮食的时候……（指客观性暴食发作和客观性过度进食发作），在过去的4星期里，你是否担心别人看到你吃东西？

你有多担心？这种担心是否让你回避这些场合？这种情况会更严重吗？

[注意：这是第一个严重程度项目。对受访者在他人面前进食等于或少于正常量饮食时的担忧程度进行评分。**不要考虑客观性暴食发作或客观性过度进食发作**。此外，不要将关注局限于那些意识到受访者有饮食问题的家庭成员。另一方面，这种担忧可能源于特殊的饮食习惯（例如，吃得很慢，吃的比别人少，吃不同种类的食物）或在餐馆点餐时优柔寡断等类似的行为。担忧的严重程度的指标之一是，担忧是否导致了回避。与所有严重程度项目一样，评分通常应代表**整个月的模式**。如果没有和别人一起吃饭的可能，评分为9。]

0：不担心被人看见吃东西，也不回避这种场合。

1：

2：对被人看见吃东西感到轻微的不安

3：

4：对被人看见吃东西感到很担心

5：

6：对被人看见吃东西感到极度担忧

[　]

秘密进食

（对进食的关注分量表）

*除了……时候（指任何客观性暴食发作和客观性过度进食发作），在过去的 4 星期内你有没有偷偷吃东西？

[对于至少有一次秘密进食的天数进行评估。**不要考虑客观性暴食发作或客观性过度进食发作**。"秘密进食"指的是偷偷摸摸地吃东西，而且受访者不想被人看见，所以想要隐藏起来（这不仅指一个人吃饭）。不要对不想被打扰或不想分享食物而进行的单独进食进行评估。别人面前吃东西的敏感性会被归为"社交性饮食"，但这会导致秘密进食。如果没有和别人一起吃饭的可能，评分为 9。]

0：没有偷偷吃过

1：偷偷吃东西的天数为 1～5 天

2：偷偷吃东西的天数少于半个月（6～12 天）

3：偷偷吃东西的天数为半个月（13～15 天）

4：偷偷吃东西的天数多于半个月（16～22 天）

5：几乎每天都偷偷吃东西（23～27 天）

6：每天都偷偷吃东西

[　]

进食内疚感

（对进食的关注分量表）

＊除了……时候（指任何客观性和主观性暴食发作），在过去的4星期内，你是否在进食后感到内疚？

你是否觉得自己做错了什么？为什么？

你吃完东西之后感到内疚的比例有多少？

［注意：这个评分是基于场合的。评估进食后产生内疚感所占的**时间比例**。**不要考虑客观性或主观性暴食发作**，但要考虑其他过度进食发作。内疚感应该与饮食对体形、体重或身体结构的影响有关。**要区分内疚和后悔**：内疚是指觉得自己做错了。］

0：吃东西后没有内疚感

1：

2：吃东西后感到内疚的比例少于50%

3：

4：吃东西后感到内疚的比例多于50%

5：

6：每次吃完东西都有内疚感

［　　］

催吐

（诊断项目）

＊在过去的4星期里，你有没有为了控制体形或体重而让自己恶心并呕吐？

［对不连续的催吐发作次数进行评分。如果受访者否认呕吐是受自己控制的，要判断呕吐是否具有自我诱导的特征（例如，不可预测性，发生在公共场合）。如果现有证据表明呕吐在受访者的控制之下（即，呕吐是自我诱导的），那么就按照催吐进行评估。接受受访者对发作的定义。如果发作的次数多到无法计算，

评分为777。如不存在呕吐，则评分为000。]

[　][　][　]

除了……时候（指客观性和主观性暴食发作），在过去的4星期内，你有多少次为了控制体形或体重而让自己恶心、呕吐？

[对"非补偿性"催吐发作的次数进行评分。接受受访者对发作的定义。如不存在呕吐，则评分为000。]

[　][　][　]

[询问这个月之前的2个月的情况。评估前2个月里每一个月不连续的催吐发作次数。]

第2个月[　][　][　]
第3个月[　][　][　]

[询问这3个月再之前3个月的情况（以便诊断是否有暴食障碍）。评估在这3个月里的不连续催吐发作的总次数。]

第4～6个月[　][　][　]

滥用泻药

（诊断项目）

*在过去4星期内，你是否通过服用泻药来控制体形或体重？

[评估受访者服用泻药以控制体形、体重或身体结构的次数。控制体形、体重或身体结构应该是服用泻药的**主要**原因，尽管可能不是唯一的原因。只对真正有通便作用的物质进行评估。如果没有使用过泻药，或对于服用泻药的主要目的是影响体形、体重或身体结构存在疑问，评分为000。]

[　][　][　]

[评估每次服用泻药的平均数量。如果不适用，评分为999；如果无法量化，例如使用麸皮，评分为777。]

[　][　][　]

[记录泻药的种类。]

除了……时候（指的是客观性和主观性暴食发作期间），在过去的4星期内，你服用了多少次泻药来控制体形或体重？

　　［评估非补偿性泻药滥用的次数。接受受访者对发作的定义。如果没有滥用泻药，则评分为000。］

　　　　　　　　　　　　　　　　　　　　　　［　］［　］［　］

　　［询问这个月之前2个月的情况。评估前2个月中每一个月泻药滥用的发作次数。］

　　　　　　　　　　　　　　第2个月［　］［　］［　］

　　　　　　　　　　　　　　第3个月［　］［　］［　］

　　［询问这3个月再之前3个月的情况。评估这3个月里滥用泻药的总次数。］

　　　　　　　　　　　　　第4～6个月［　］［　］［　］

滥用利尿剂

（诊断项目）

　　*过去4星期，你有否服用利尿剂以控制体形或体重？

　　［评估服用利尿剂以控制体形、体重或身体结构的次数。控制体形、体重或身体结构应该是服用利尿剂的**主要**原因，虽然可能不是唯一的原因。只对真正有利尿作用的物质进行评估。如没有使用过利尿剂或对于使用利尿剂的主要目的是影响体形、体重或身体结构存在疑问，则评分为000。］

　　　　　　　　　　　　　　　　　　　　　　［　］［　］［　］

　　［评估每次服用利尿剂的平均数量。如果不适用，评分为999。］

　　　　　　　　　　　　　　　　　　　　　　［　］［　］［　］

　　［记录利尿剂的种类。］

　　除了……时候（指的是客观性和主观性暴食发作），在过去的4星期内，你有多少次服用利尿剂来控制体形或体重？

　　［评估"非补偿性"利尿剂滥用的发作次数。接受受访者对发作的定义。如不存在利尿剂滥用，则评分为000。］

　　　　　　　　　　　　　　　　　　　　　　［　］［　］［　］

　　［询问这个月之前2个月的情况。评估前2个月中每一个月利尿剂滥用的发作次数。］

第 2 个月 [   ] [   ] [   ]

第 3 个月 [   ] [   ] [   ]

［询问上述 3 个月再之前 3 个月的情况。评估这 3 个月里利尿剂滥用的发作总次数。］

第 4～6 个月 [   ] [   ] [   ]

驱动性运动

（诊断项目）

*在过去的 4 星期内，你有没有通过锻炼来控制体重，改变体形或脂肪量，或燃烧热量？

*你曾觉得受驱动或被迫去锻炼吗？

一般来说，你都做什么运动？有多努力？曾经强迫过自己吗？

即使锻炼可能会干扰到其他任务或对你造成伤害，你是否仍然坚持锻炼？

你曾有过因为任何原因而无法锻炼的时候吗？对这种情况，你有什么感觉？

［评估"驱动性运动"的天数。这种运动应该是剧烈的，并存在"强迫"的性质。受访者可能会描述自己感到必须锻炼。这种强迫性质的其他指标是，锻炼的程度会严重干扰日常功能（例如，锻炼会妨碍受访者参加社交活动，或者可能干扰工作，或者在可能造成伤害的情况下受访者仍然锻炼，即可能会受伤）。另一个可能的特征是对不能锻炼有强烈的负面反应。只评估以消耗热量，改变体形、体重或身体结构为**目的**的驱动性运动。不评估增进健康或健身为目的的运动。如没有驱动性运动，则评分为 00。］

[   ] [   ]

［评估每天进行驱动性运动的**平均时间**（以分钟为单位）。只考虑受访者锻炼了的日子。如不存在驱动性运动，则评分为 999。］

[   ] [   ] [   ]

［询问这个月之前 2 个月的情况。评估受访者在过去 2 个月内驱动性运动的天数。如果没有问，评分为 99。］

第 2 个月 [   ] [   ]

第 3 个月 [   ] [   ]

其他极端的体重控制行为

　*在过去的4星期里，你有没有做其他的任何事情，以控制体形或体重？

　[评定其他值得注意的（潜在有效的）功能失调的体重控制行为（即呕吐、胰岛素使用不足、甲状腺药物滥用）。填写具体的体重控制行为及其发生的天数，如不存在则评分为00。]

第1个月 [　][　]

第2个月 [　][　]

第3个月 [　][　]

缺乏极端体重控制行为的时期

　[以下问题仅针对在过去3个月里，五种主要的体重控制行为中至少有一种被评定为程度严重。五种主要的行为如下：

- 禁食："暴食发作以外的饮食限制"评分为1或2。
- 催吐：平均每周至少2次。
- 滥用泻药：平均每周至少2次。
- 滥用利尿剂：平均每周至少2次。
- 驱动性运动：不考虑频率。]

　在过去的3个月中，是否有2周或2周以上的时间你没有……

　[询问个别题目。确定过去3个月内连续"空闲"的周数（"空闲"指未达到或超过阈值水平）。由于环境因素造成的禁食不进行评定。如不适用，则评分为99。]

[　][　]

　我现在要询问一些关于体形和体重的问题……

对体重不满意

（对体重的关注分量表）

　*过去4星期里，你是否对自己的体重（秤上的数字）感到不满？这种感受是怎样的？

你为什么对自己的体重不满意？是否因为对体重的不满而不快乐？你会感觉更糟吗？这样的感觉持续了多久？

［只有当受访者认为体重过高而感到不满意时才进行评定。评估受访者对其体重的态度及对应的评分。与其他所有严重程度评估项目一样，评级通常代表**整个月的模式**。只有感到困扰时才评为4、5或6。不要使用"轻微""中度"或"明确"等术语。可以在不知道确切体重的群体中进行评分。只有当受访者完全不知道体重的时候才能评为9。］

0：对体重没有不满

1：

2：对体重轻微不满（无相关困扰）

3：

4：对体重中度不满（有一些相关的困扰）

5：

6：对体重明确的不满（极度关注和困扰：完全不能接受的体重）

[　　]

希望减轻体重

（对体重的关注分量表）

*在过去的4星期里，你是否想要减轻体重（同样，这里指秤上的数字）？

你有强烈的减肥愿望吗？

［评定有**强烈减肥愿望**的天数。评定可以用于不知道确切体重的群体。只有当受访者完全不知道体重时才能评为9。］

0：没有强烈的减肥愿望

1：有强烈的减肥愿望的天数为1～5天

2：有强烈的减肥愿望的天数少于半个月（6～12天）

3：有强烈的减肥愿望的天数为半个月（13～15天）

4：有强烈减肥愿望的天数多于半个月（16～22天）

5：几乎每天都有强烈的减肥愿望（23～27天）

6：每天都有强烈的减肥愿望

[　　]

理想体重

*平均来看，过去1个月内你想要的体重是多少？

[以千克（kg）计算体重。如果受访者对体重不感兴趣，那么评为888。如果没有足够低于现有的体重，那么评为777。如果受访者主要对体形感兴趣，对体重只有少许担忧（非特定的体重），那么评为666。如果无法评估，那么评为555。]

[　　][　　][　　]

称重

*在过去4星期内，你多久称一次体重？

[计算受访者称重的大致频率。如果受访者没有称重，需要根据是否是因回避而造成的结果决定评分。如果是由于回避，那么评为777。]

[　　][　　][　　]

对定期称重的反应

（对体重的关注分量表）

*在过去的4星期里，当被要求在接下来的4星期里每周称一次体重，你有什么感觉？……一周只称一次；频率不少于一周一次，也不多于一周一次？

[评估对于接下来的4星期内必须每周称重一次的负面反应强度。假设受访者通过此方式能够知道体重。积极的反应评为9。与其他所有严重程度评估项目一样，评级通常代表**整个月的模式**。要求受访者详细描述可能会有的反应并相应评分。检查受访者生活的其他方面是否会受到影响。不要使用"轻微""中度"或"明确"等术语。如果受访者因为称重可能会非常地令人不安而不遵守这样的称重方式，那么评为6。]

0：无反应

1：

2：轻微反应

3：

4：中度反应（确定的反应，但是可管理）

5：

6：明确反应（显著的反应，会影响受访者生活的其他方面）

[　　]

对增加体重的敏感性

*在过去的4星期内，在超过1周的时间里体重增加多少，绝对让你感到心烦？

[确定受访者体重增加多少（根据其过去4星期里的平均体重）会导致**明确的负面反应**。检查一系列数字。要特别注意数字的准确性。应该代表整个月的平均敏感度。]

0：7磅或3.5千克（或更多）会产生明确的负面反应，或者体重增加再多也不会产生这种类型的反应

1：6磅或3千克会产生明确的负面反应

2：5磅或2.5千克会产生明确的负面反应

3：4磅或2千克会产生明确的负面反应

4：3磅或1.5千克会产生明确的负面反应

5：2磅或1千克会产生明确的负面反应

6：1磅或0.5千克（即，不论体重增加多少）都会产生明确的负面反应

[　　]

对体形不满意

（对体形的关注分量表）

*在过去的4星期里，你是否对自己的整体体形（身材）感到不满？这种感受是

怎样的？

你为什么对自己的体形不满意？是否因为对体形的不满而感到不快乐？会感觉更糟吗？这样的感觉持续了多久？

［只有因认为整体身材或体形过大而感到不满意时，才进行评定。不满可能包括对身体相对比例的关注，而不限于身体的特定部位。不要评定对身体骨架的关注。评估受访者对其体形的态度并相应地评分。与其他所有严重程度评估项目一样，评级通常代表**整个月的模式**。只有感到困扰时才评定为4、5或6。不要使用"轻微""中度"或"明确"等术语进行提示。当受访者报告感到厌恶或排斥时评为6。］

0：对体形没有不满

1：

2：对体形轻微不满（无相关困扰）

3：

4：对体形中度不满（有一些相关的困扰）

5：

6：对体形明确不满（极度关注和困扰：完全不能接受体形）

［　　］

体形和体重的先占观念

（对体重的关注分量表和对体形的关注分量表）

＊在过去的4星期里，你是否花了许多时间来思考体形或体重？……

＊……思考体形或体重是否干扰了你集中精力积极参与事情的能力，例如：工作、交流或阅读？有什么样的影响？

［先占观念的定义包括注意力损害。注意力损害的定义是**关于体形或体重的闯入性思维干扰了正在积极从事的活动**，而不是个人的思想简单地游离于手头的事情。不管是否有暴食发作，都要对先占观念发生的天数进行评估。］

0：无注意力损害

1：存在注意力损害的天数为1～5天

2：存在注意力损害的天数少于半个月（6～12天）

3：存在注意力损害的天数为半个月（13～15天）

4：存在注意力损害的天数多于半个月（16～22天）

5：几乎每天存在注意力损害（23～27天）

6：每天都存在注意力损害

[　　]

体重、体形和严格控制饮食的重要性

（诊断项目、对体重的关注分量表和对体形的关注分量表）

体重

*我现在要询问一个相当复杂的问题，你以前可能没有想过这个问题。在过去的4星期里，体重（体重秤上的数字）对于你作为一个人的感受（判断、思考、评价）有重要影响吗？

*……如果让你想象影响你对自己感受（判断、思考、评估）的事情，例如……（工作中的表现、为人父母、婚姻、与他人相处的方式），并将事情按重要性排序，体重处于哪个位置？

（如果在过去4星期里，你的体重以任何方式发生了变化，这会影响你对自己的感受吗？）

（在过去的4星期里，你的体重没有变化，这对你来说很重要吗？你是否确信体重不会改变？）

体形

*你的体形怎么样？与体重相比，它在影响你自我感觉方面的重要性如何？

[注意：此时评定所有未调整的"体形"和"体重"。]

严格控制饮食

*你是怎样严格控制饮食的？与体重和体形相比，在影响你对于自己的感受方面，严格控制饮食的重要性如何？

[首先评估受访者对体重的重视程度，以及体重在自我评价饼图中的地位。

不知道确切体重的受访者同样可以进行此项评定——可以评定他的假定体重的重要性。在评定过程中，需要和受访者自我评价饼图中占重要地位的生活其他方面（例如：关系的质量，作为家长，工作中的表现或休闲活动）进行比较，包括体形和维持对饮食的严格控制。与其他所有严重程度评估项目一样，评级通常代表**整个月的模式**。

　　这三个"重要性"项目很难评定。最好的方式是先讨论体重，然后讨论体形，之后再评定体重和体形的重要性。最后，将维持对饮食的严格控制添加进来，评定其重要性以及体重和体形的重要性（即，体重和体形的重要性要评估两次）。

　　首先从体重开始评定，建议加入两个强制性调查问题一起询问。然后访谈者应该协助受访者构思答案。在此之后，重复询问两个调查问题，以确保受访者完全理解与评估相关的概念。只有在受访者否认体重很重要，而其行为却表明体重很重要的情况下，才应该询问括号中的问题。不要使用"轻微""中度"或"明确"等术语进行提示。]

　　0：不重要

　　1：

　　2：有一些重要（确实属于自我评价的一个方面）

　　3：

　　4：中度重要（确实是自我评价的主要方面之一）

　　5：

　　6：极其重要（在自我评价饼图中，没有比这个更重要的了）

体重（未调整的评分）[　　]

体形（未调整的评分）[　　]

［询问前2个月的情况。如果没有问，则评为9。］

体重（未经调整）第2个月[　　]

体重（未经调整）第3个月[　　]

体形（未经调整）第2个月[　　]

体形（未经调整）第3个月[　　]

严格控制饮食[　　]

体重（调整为严格控制饮食）[　　]

体形（调整为严格控制饮食）[　　]

害怕体重增加

（诊断项目、对体形的关注分量表）

*在过去4星期里，你有没有因为体重可能增加而感到<u>害怕</u>？

［对于最近体重增加的参与者，问题可以改为"……你有没有害怕体重增加<u>得更多</u>？"］

你有多害怕？

［评定**明确的恐惧**（通常的叫法）出现的天数。排除实际体重增加之后的反应。］

0：对体重增加没有明确的害怕

1：明确害怕体重增加的天数为1～5天

2：明确害怕体重增加的天数少于半个月（6～12天）

3：明确害怕体重增加的天数为半个月（13～15天）

4：明确害怕体重增加的天数多于半个月（16～22天）

5：几乎每天都明确害怕体重增加（23～27天）

6：每天都明确害怕体重增加

[　　]

［对于根据体重可能被诊断为神经性厌食的受访者，询问之前2个月的情况。如果没有问，则评为9。］

第2个月[　　]

第3个月[　　]

对看到自己的身体感到不舒服

（对体形的关注分量表）

*在过去4星期里，当你看到自己的身体时，例如，在镜子里、在商店橱窗里、在脱衣服时、在洗澡或者淋浴时，会感觉不舒服吗？

那时你的感受是怎样的？会感觉更糟吗？你有没有避免看到自己的身体？

［只有认为整体体形或身材太大并感到不舒服时才进行评定。这种不舒服不应该源于对外表某些方面（比如痤疮）的敏感或害羞。不舒服的严重程度的指标之一是是否导致了回避（要求举例，例如在沐浴的时候）。与其他所有严重程度评估项目一样，评级通常代表**整个月的模式**。］

0：看到身体时没有不舒服

1：

2：看到身体时有些不舒服

3：

4：看到身体时明确不舒服

5：

6：看到身体时极度不舒服（例如，认为身体令人讨厌）

［　　］

对暴露感到不舒服

（对体形的关注分量表）

*在过去的4星期里，你有没有因为别人看到你的身体而感到不舒服，比如在公共更衣室、游泳时或者穿着会暴露身体的衣服？伴侣或朋友看到你的身体时，你的感受如何？

那时你的感受是怎样的？你会感觉更糟吗？

你有没有避免他人看到你的身体？有没有选择穿——可以掩盖体形的衣服？

［只有认为整体体形或身材太大并感到不舒服时才进行评定。不要认为这种不舒服局限于知道参与者有进食问题的家庭成员。这种不舒服不应该来源于对外表某些方面（比如痤疮）的敏感或害羞。不舒服的严重程度的指标之一是是否导致了回避（要求举例，例如在穿衣的时候）。如果尚未出现暴露的可能性，则评为9。与其他所有严重程度评估项目一样，评级通常代表**整个月的模式**。］

0：他人看到自己的身体时没有不舒服

1：

2：他人看到自己的身体时有些不舒服

3：

4：他人看到自己的身体时明确不舒服

5：

6：他人看到自己的身体时极度不舒服

[　　]

感觉胖

（诊断项目、对体形的关注分量表）

*在过去的4星期里，你是否"觉得自己胖了"？

[对于已经承认存在这种感受的受访者，该问题可能需要以道歉作为开场白。]

[评估受访者在整体上（不是身体某个部位）"觉得自己胖了"的天数。需要把月经到来之前的"肿"和"觉得胖"区分开来，除非受访者将其体验为"觉得胖"。]

0：没有感觉胖

1：感觉胖的天数为1～5天

2：感觉胖的天数少于半个月（6～12天）

3：感觉胖的天数为半个月（13～15天）

4：感觉胖的天数多于半个月（16～22天）

5：几乎每天都感觉胖（23～27天）

6：每天都感觉胖

[　　]

[对于根据体重可能被诊断为神经性厌食的受访者，询问之前2个月的情况。如果没有问，则评为9。]

第2个月[　　]

第3个月[　　]

局部肥胖

*在过去的一个月里，你是否觉得特定的身体部位太胖了？

[评定受访者明确地感觉身体的一个或者多个部分太 "胖" 的天数。这并不排除其认为整个身体太 "胖"。]

0：没有感到局部肥胖

1：感到局部肥胖的天数为 1～5 天

2：感到局部肥胖的天数少于半个月（6～12 天）

3：感到局部肥胖的天数为半个月（13～15 天）

4：感到局部肥胖的天数多于半个月（16～22 天）

5：几乎每天都感到局部肥胖（23～27 天）

6：每天都感到局部肥胖

[　]

体形警惕性

*在过去的 4 星期里，你是否一直在积极地监控体形……比如，对着镜子审视自己、测量或捏自己或反复检查某件衣服是否合身？

[评估参与者**积极地监控**体形以发现任何变化的天数。受访者相信其使用的方法能够检测到体形的变化。]

0：不存在警惕性

1：存在警惕性的时间为 1～5 天

2：存在警惕性的时间少于半个月（6～12 天）

3：存在警惕性的时间为半个月（13～15 天）

4：存在警惕性的时间多于半个月（16～22 天）

5：几乎每天都存在警惕性（23～27 天）

6：每天都存在警惕性

[　]

平坦的腹部

（对体形的关注分量表）

*在过去的4星期里，你是否有过明确想要完全平坦的腹部的愿望？

[评估受访者**明确希望拥有平坦的或凹陷的腹部**的天数。竖着拿笔做演示。已经有平坦腹部的受访者可以进行评定，而想要有一个"相对平坦"（即：不太突出）的腹部则不进行评定。]

0：没有明确想拥有平坦的腹部的愿望

1：有明确欲望想到拥有平坦的腹部的天数为1～5天

2：有明确欲望想要拥有平坦的腹部的天数少于半个月（6～12天）

3：有明确欲望想要拥有平坦的腹部的天数为半个月（13～15天）

4：有明确欲望想要拥有平坦的腹部的天数多于半个月（16～22天）

5：几乎每天都有明确欲望想要拥有平坦的腹部（23～27天）

6：每天都有明确欲望想要拥有平坦的腹部

[　　]

身体组成

*在过去的4星期里，你有没有想过身体的实际组成……脂肪与肌肉的比例……皮肤下面的样子？

你对组成自己身体的成分有多关注？

[评估参与者对其体内脂肪比例的关注程度。**不评定关注"肥胖"或身体某些特定部位**。不要使用"轻微""中度"或"明确"等术语进行提示。与其他所有严重程度评估项目一样，评级通常代表**整个月的模式**。]

0：不关心身体组成

1：

2：对身体组成轻微关注（意识到这个概念，但对参与者来说不是很重要）

3：

4：对身体组成中度关注（明显对身体结构感兴趣并经常思考）

5：

6：对身体组成明显关注（极度关注身体的实际构成，并经常思考）

[　　]

体重和身高

（诊断项目）

[受访者的体重和身高需要被测量。]

体重（kg）[　][　][　]

身高（cm）[　][　][　]

维持低体重

（诊断项目）

[评估根据体重可能被诊断为神经性厌食的受访者。如果有疑问，进行这个评定。]

在过去的3个月里，你是否尝试过减肥？

（如果没有）你有没有试着确保体重不会增加？

[评定是否存在减肥尝试或避免体重增加。如果没有问，则评为9。]

0：在过去的3个月里，没有试图减肥或避免体重增加

1：在过去的3个月里，由于体形或体重的原因，试图减肥或避免体重增加

2：在过去3个月里因其他原因试图减肥或避免体重增加

[　　]

经期

（诊断项目）

*在过去的几个月里，你有没有错过任何月经周期？

你来过几次月经？

*你正在使用口服"避孕药"吗？

[对于月经来潮后的女性，评定过去3个月和6个月的月经次数。如果受访者从未来过月经，则评定为33；如果受访者在前几个月内一直口服避孕药，则评定为44；如果参与者曾怀孕或哺乳，则评定为55；如果参与者因为妇科手术（如子宫切除）而没有来月经，则评定为66；如果参与者明确已绝经则评定为77；如果参与者是男性，则评定为88。]

0～3个月 [　] [　]

0～6个月 [　] [　]

所有访谈结束。

EDE 16.0D 和 EDE 12.0D 的不同

EDE16.0D 中的新项目

EDE 16.0D中的新项目主要包括以下几项。

- 吃零食。
- 暴食障碍模块。
  - 过去6个月的平均频率（每周的天数）。
  - 相关特征：
    - 进食速度更快；
    - 进食，直到撑；
    - 不饿时进食；
    - 独自进食；
    - 感觉到厌恶。
  - 对暴食感到苦恼。
- 其他控制体形或体重的极端方法。
- 称重。

- 对体重增加的敏感性。
- 严格控制饮食。
- 局部肥胖。
- 体形警惕性。
- 身体组成。

修订自 EDE 12.0D 的项目

以下项目修订自 EDE 12.0D。

- 夜间进食。
  - 警觉等级。
- 限制进食。
  - 给人控制感；
  - 体形和体重 / 控制感。
- 回避进食。
  - 给人控制感；
  - 体形和体重 / 控制感。
- 清空腹部。
  - 给人控制感；
  - 体形和体重 / 控制感。
- 食物回避。
  - 给人控制感；
  - 体形和体重 / 控制感。
- 饮食规则。
  - 给人控制感；
  - 体形和体重 / 控制感。
- 体重的重要性。
  - 为了控制而调整。
- 体形的重要性。

- 为了控制而调整。
- 主观性暴食。
  - 第 2 个月内的天数；
  - 第 3 个月内的天数；
  - 第 2 个月内发作次数；
  - 第 3 个月内发作次数。
- 自我诱导呕吐。
  - 独立于客观性和主观性暴食发作；
  - 第 4 ～ 6 个月的发作次数。
- 滥用泻药。
  - 独立于客观性和主观性暴食发作；
  - 第 4 ～ 6 个月的发作次数。
- 滥用利尿剂。
  - 独立于客观性和主观性暴食发作；
  - 第 4 ～ 6 个月的发作次数。

从 EDE 12.0D 剔除的项目

- 自我诱导呕吐、滥用泻药和利尿剂。
  - 4 周（天数）。

EDE 16.0D 中重新命名项目

- "为控制体形和体重而进行剧烈运动"变成"驱动性运动"。
- "避免暴露"变成"对暴露感到不舒服"。
- "对肥胖的感受"变成"感觉胖"。

计分改变

对于严重程度评估项目，现在的评分基于前 28 天里的模式，而不是平均值。

进食障碍检查自评问卷（6.0）及其介绍 [①]

Christopher G. Fairburn, Sarah Beglin

介绍

进食障碍检查自评问卷（Eating Disorder Examination Questionnaire，EDE-Q 6.0）（Fairburn & Beglin，1994）是进食障碍检查（EDE）的自评版本，是一种完善的基于调查者的访谈（Fairburn & Cooper，1993）。它的评分方法与EDE相同（参见第325页）。大量研究表明，其性能能够与EDE和其他工具相比（参见Peterson & Mitchell，2005）。在某些方面EDE-Q 6.0表现很好，但在其他方面则不然。社区常规模型适用于成人（参见第327页和Mond et al.，2006）和青少年（Carter，Stewart，& Fairburn，2001）。

推荐阅读

[1] Carter, J. C., Stewart, D. A., & Fairburn, C. G. (2001). Eating Disorder Examination Questionnaire: Norms for adolescent girls. Behaviour Research and Therapy, 39, 625–632.

---

① 引自Christopher G. Fairburn主编，陈珏主译的《进食障碍的认知行为治疗》。英文版版权所有 © 2008 Christopher G. Fairburn和Kristin Bohn。简体中文翻译版版权所有 © 上海科学技术出版社有限公司。英文版可从www.credo-oxford.com/7.2.html获取。

［ 2 ］ Fairburn, C. G., & Beglin, S. J. (1994). Assessment of eating disorder psychopathology：Interview or selfreport questionnaire? International Journal of Eating Disorders, 16, 363–370.

［ 3 ］ Fairburn, C. G., & Cooper, Z. (1993). The Eating Disorder Examination (12th ed.). In C. G. Fairburn & G. T.Wilson (Eds.), Binge eating：Nature, assessment, and treatment. (pp. 317–360). New York：Guilford Press.

［ 4 ］ Mond, J. M., Hay, P. J., Rodgers, B., & Owen, C. (2006). Eating Disorder Examination Questionnaire (EDEQ)：Norms for young adult women. Behaviour Research and Therapy, 44, 53–62.

［ 5 ］ Peterson, C. B., & Mitchell, J. E. (2005). Self—report measures. In J. E.Mitchell & C. B. Peterson (Eds.), Assessment of eating disorders (pp. 120–128). New York：Guilford Press.

EDE-Q 相关研究

［ 1 ］ Binford, R. B., Le Grande, D., & Jellar, C. (2005). Eating Disorder Examination versus Eating Disorder Examination Questionnaire in adolescents with full and partial-syndrome bulimia nervosa and anorexia nervosa. International Journal of Eating Disorders, 37, 44–49.

［ 2 ］ Carter, J. C., Aime, A. A., & Mills, J. S. (2001). Assessment of bulimia nervosa: A comparison of interview and self-report questionnaire methods. International Journal of Eating Disorders, 30, 187–192.

［ 3 ］ Carter, J. C., Stewart, D. A., & Fairburn, C. G. (2001). Eating Disorder Examination Questionnaire: Norms for young adolescent girls. Behaviour Research and Therapy, 39, 625–632.

［ 4 ］ Decaluwe, V., & Braet, C. (2004). Assessment of eating disorder psychopathology in obese children and adolescents: Interview versus self-report questionnaire. Behaviour Research and Therapy, 42, 799–811.

［ 5 ］ Engelsen, B. K., & Laberg, J. C. (2001). A comparison of three questionnaires (EAT-12, EDI, and EDE-Q) for assessment of eating problems in healthy female adolescents. Nordic Journal of Psychiatry, 55, 129–135.

[6] Goldfein, J. A., Devlin, M. J., & Kamenetz, C. (2005). Eating Disorder Examination Questionnaire with and without instruction to access binge eating in patients with binge eating disorder. International Journal of Eating Disorders, 37, 107–111.

[7] Grilo, C. M., Masheb, R. M., & Wilson, G. T. (2001). A comparison of different methods for assessing the features of eating disorders in patients with binge eating disorder. Journal of Consulting and Clinical Psychology, 69, 317–322.

[8] Kalarchian, M. A., Wilson, G. T., Brolin, R. E., & Bradley, L. (2000). Assessment of eating disorders in bariatric surgery candidates: Self-report questionnaire versus interview. International Journal of Eating Disorders, 28, 465–469.

[9] Luce, K. H., & Crowther, J. H. (1999). The reliability of the Eating Disorder Examination Self-report questionnaire version (EDE-Q). International Journal of Eating Disorders, 25, 349–351.

[10] Mond, J. M., Hay, P. J., Rodgers, B., & Owen, C. (2006). Eating Disorder Examination Questionnaire (EDEQ): Norms for young adult women. Behaviour Research and Therapy, 44, 53–62.

[11] Mond, J. M., Hay, P. J., Rodgers, B., Owen, C., & Beumont, R. J. V. (2004). Validity of the Eating Disorder Examination Questionnaire (EDE-Q) in screening for eating disorders in community samples. Behaviour Research and Therapy, 42, 551–567.

[12] Passi, V. A., Bryson, S. W., & Lock, J. (2003). Assessment of eating disorders in adolescents with anorexia nervosa: Self-report questionnaire versus interview. International Journal of Eating Disorders, 33, 45–54.

[13] Peterson, C. B., Crosby, R. D., Wonderlich, S. A., Joiner, T., Crow, S. J., Mitchell, J. E., Bardone-Cone, A. M., Klein, M., & Le Grande, D. (2007). Psychometric properties of the Eating Disorder Examination Questionnaire: Factor structure and internal consistency. International Journal of Eating Disorders, 40, 386–389.

[14] Reas, D. L., Grilo, C. M., & Masheb, M. (2006). Reliability of the Eating Disorder Examination Questionnaire in patients with binge eating disorder. Behaviour Research and Therapy, 44, 43–51.

[15] Sysko, R., Walsh, B. T., Fairburn, C. G. (2005). Eating Disorder Examination Questionnaire

as a measure of change in patients with bulimia nervosa. International Journal of Eating Disorders, 37, 100–106.

[16] Wilfley, D. E., Schwartz, M. B., Spurrell, E. B., & Fairburn, C. G. (1997). Assessing the specific psychopathology of binge eating disorder patients: Interview or self-report? Behaviour Research and Therapy, 35, 1151–1159.

[17] Wolk, S. L., Loeb, K. L., & Walsh, B. T. (2005). Assessment of patients with anorexia nervosa: Interview versus self-report. International Journal of Eating Disorders, 29, 401–408.

进食障碍检查自评问卷

指导语：下述问题只涉及过去4周（28天）的情况。请仔细阅读每一个问题并回答所有的问题。谢谢！

问题1～问题12：请在右侧适当的数字上画圈。请记住，问题仅针对过去的4周（28天）。

在过去28天里，有多少天……	一天都没有	1～5天	6～12天	13～15天	16～22天	23～27天	每天
1. 您曾为了改变体形或体重而试着刻意限制自己的进食量吗？（无论您是否已经成功）	0	1	2	3	4	5	6
2. 您曾为了改变体形或体重，在很长一段时间内（清醒状态下8小时或更久）不进食吗？	0	1	2	3	4	5	6
3. 您曾为了改变体形或体重而试着从饮食中剔除自己喜欢的食物吗？（无论您是否已经成功）	0	1	2	3	4	5	6
4. 您曾为了改变体形或体重而试着遵行一定的饮食原则（例如，限定摄入的热量）吗？（无论您是否已经成功）	0	1	2	3	4	5	6
5. 您曾为了改变体形或体重而明确渴望自己的胃变空吗？	0	1	2	3	4	5	6

（续表）

在过去28天里，有多少天……	一天都没有	1～5天	6～12天	13～15天	16～22天	23～27天	每天
6. 您曾为了改变体形或体重而明确渴望自己的腹部完全平坦吗？	0	1	2	3	4	5	6
7. 您曾因思考**食物、进食**或**卡路里**而很难将注意力集中于自己感兴趣的事情上（例如工作、交谈或读书）吗？	0	1	2	3	4	5	6
8. 您曾因思考**体形**或**体重**而很难将注意力集中于自己感兴趣的事情上（例如工作、交谈或读书）吗？	0	1	2	3	4	5	6
9. 您曾明确惧怕过对进食失去控制吗？	0	1	2	3	4	5	6
10. 您曾明确惧怕过可能会增加体重吗？	0	1	2	3	4	5	6
11. 您曾觉得自己胖吗？	0	1	2	3	4	5	6
12. 您曾强烈渴望减轻体重吗？	0	1	2	3	4	5	6

　　问题13～问题18：请在右侧空格里填入适当的数字。请记住，问题只涉及过去4周（28天）的情况。

　　在过去的4周（28天）里……

13. 在过去的28天里（依照当时的情景）您有多少次进食了他人认为超常的大量食物？	
14. 在上述情况下（当您在进食的时候）有多少次产生失去对进食的控制的感觉？	

（续表）

15. 在过去的28天里，您有多少天发生过上述暴食的情形（即进食超常的大量食物并在进食时产生失控感）？	
16. 在过去的28天里，您有多少次以让自己呕吐的方式来控制体形或体重？	
17. 在过去的28天里，您有多少次以服用泻药的方式来控制体形或体重？	
18. 在过去的28天里，您有多少次以"驱使"或"强迫"自己锻炼的方式来控制体重、体形、体脂含量或消耗卡路里？	

问题19～问题21：请在适当的数字上画圈。请注意，问题中"暴食"一词的含义是，依照当时的情景进食了他人认为超常的大量食物，并伴有对进食失去控制的感觉。

19. 在过去的28天里，您有多少天曾秘密进食（即偷偷进食）？（暴食的情况不计算在内）	一天都没有	1～5天	6～12天	13～15天	16～22天	23～27天	每天
	0	1	2	3	4	5	6
20. 每次进食后，您有多少次曾因进食对体形或体重的影响而感到愧疚（感到自己做错了）？（暴食的情况不计算在内）	一次都没有	几次	少于一半	一半	多于一半	大多数	每次
	0	1	2	3	4	5	6
21. 在过去的28天里，您有多在意别人看着您进食？（暴食的情况不计算在内）	一点也不		轻度		中度		显著
	0	1	2	3	4	5	6

问题22～问题28：请在右侧适当的数字上画圈。请记住这些问题只涉及过去4周（28天）的情况。

在过去的28天里……	一点也不		轻　度		中　度		显著
22. 你的**体重**（体重秤上的数字）有没有影响到对自己的评价？	0	1	2	3	4	5	6
23. 您的**体形**有没有影响到对自己的评价？	0	1	2	3	4	5	6
24. 如果在未来的4星期里您被要求每周称一次体重（不多也不少），这会让您有多不愉快？	0	1	2	3	4	5	6
25. 您对自己的**体重**（体重秤上的数字）有多不满？	0	1	2	3	4	5	6
26. 您对自己的**体形**有多不满？	0	1	2	3	4	5	6
27. 您对看见自己的身体（例如从镜子里、商店橱窗反射的身影或脱衣服、泡澡、淋浴时）感到有多不自在？	0	1	2	3	4	5	6
28. 您对**别人**看见您的身体（例如在公共更衣室里、游泳时或穿着紧身衣时）感到有多不自在？	0	1	2	3	4	5	6

你目前的体重是多少？（请提供您最准确的估计）＿＿＿＿＿＿＿＿＿＿＿＿

你目前的身高是多少？（请提供您最准确的估计）＿＿＿＿＿＿＿＿＿＿＿＿

女性：在过去的3～4个月里你是否脱落月经周期（月经不来）？＿＿＿＿＿＿

如果有，多少次？＿＿＿＿＿＿＿＿＿＿＿＿＿＿＿＿＿＿＿＿＿＿＿＿＿＿

你是否服用过"避孕药"？＿＿＿＿＿＿＿＿＿＿＿＿＿＿＿＿＿＿＿＿＿＿＿＿

问卷结束，谢谢。

附录 C

临床损害评估问卷（3.0）及其介绍[①]

Kristin Bohn，Christopher G. Fairburn

CIA的性质和用途

临床损害评估问卷（Clinical Impairment Assessment Questionnaire，CIA）是一份由16个项目组成的自我报告式问卷，用以评估由进食障碍特征导致的社会心理损害的严重程度。CIA关注过去28天里的情况。这16个项目涵盖了受进食障碍精神病理影响的特定生活领域的损害，包括：情绪和自我感知、认知功能、人际功能和工作表现。临床损害评估问卷的目的是提供简单的单一指标，评估继发于进食障碍症状的社会心理损害的严重程度。

临床损害评估问卷需要在完成相同时间框架的进食障碍病理特征评估（例如，EDE，EDE-Q；参见第366页）之后立刻填写。这确保了患者在填写临床损害问卷时，意识到进食障碍特征"在脑海中"。

临床损害评估问卷的目的是协助治疗前后的临床评估。它同样适用于流行病学研究。

---

① 引自Christopher G. Fairburn主编，陈珏主译的《进食障碍的认知行为治疗》。英文版版权所有 © 2008 Christopher G. Fairburn和Kristin Bohn。简体中文翻译版版权所有 © 上海科学技术出版社有限公司。英文版可从www.credo-oxford.com/7.2.html获取。

临床损害问卷的地位

信度检验、效度检验、变化敏感性和预测病例状态的能力已经得到研究支持，指标良好，可供使用（Bohn et al., 2008；参见下文）。

临床损害评估问卷的计分

每道题目都使用Likert 4点评分，选项为："一点也不""有一点""相当多"和"非常多"。这些选项的计分分别为0、1、2和3，得分越高表示损害程度越高。由于临床损害评估问卷的目的是测量继发性社会心理损害的**总体严重程度**，因此计算总分进行评估。所有题目得分之和即总分，只要16道题目中至少有12道被评定，所有项目的评分都要加上。总分范围从0～48，分数越高，表明继发性社会心理损害的程度越严重。

参考文献

［1］ Bohn, K., Doll, H. A., Cooper, Z., O'Connor, M. E., Palmer, R. L., & Fairburn, C. G. (2008). The measurement of impairment due to eating disorder psychopathology. Behaviour Research and Therapy, 46, 1105–1110.

［2］ Fairburn, C. G., & Beglin, S. J. (2008). Eating Disorder Examination Questionnaire (EDE-Q 6.0). In C. G. Fairburn, Cognitive behavior therapy and eating disorders (pp. 309–313). New York: Guilford Press.

临床损害评估问卷

指导语：				
以下题目是用来评估在过去的4星期（28天）里，你的饮食习惯，进行的锻炼以及对自己的进食行为、体重、体形的感觉对生活产生的影响。请在以下题目选项中选择最符合你情况的一个并画"×"。谢谢				
	在过去的4星期里， • 你的进食习惯 • 进行的锻炼 • 或者对自己的进食行为、体重、体形的感觉 ……在多大程度上……	一点也不	有一点	相当多	非常多
1	……让你难以集中精力？				
2	……让你对自己很挑剔？				
3	……让你不再与他人一起出门？				
4	……影响工作表现（如果工作的话）？				
5	……让你健忘？				
6	……影响每天做决定的能力？				
7	……妨碍你和家人一起进餐？				
8	……让你感到苦恼？				
9	……让你对自己感觉羞耻？				
10	……你很难和他人出去吃饭？				
11	……让你感觉内疚？				
12	……妨碍你做以前喜欢的事？				
13	……让你心不在焉？				
14	……让你感觉自己失败？				
15	……影响你和他人的关系？				
16	……让你担忧？				

体重指数（BMI）速查表

身高（英寸，米）

体重（磅，千克，英石和磅）磅	千克	英石和磅	76.0 (1.93)	75.0 (1.91)	74.0 (1.88)	73.0 (1.85)	72.0 (1.83)	71.0 (1.80)	70.0 (1.78)	69.0 (1.75)	68.0 (1.73)	67.0 (1.70)	66.0 (1.68)	65.0 (1.65)	64.0 (1.63)	63.0 (1.60)	62.0 (1.57)	61.0 (1.55)	60.0 (1.52)	59.0 (1.50)	58.0 (1.47)
80.0	36.3	5st 10lb	9.7	10.0	10.3	10.6	10.8	11.2	11.5	11.9	12.1	12.6	12.9	13.3	13.7	14.2	14.7	15.1	15.7	16.1	16.8
85.0	38.6	6st 1lb	10.4	10.6	10.9	11.3	11.5	11.9	12.2	12.6	12.9	13.4	13.7	14.2	14.5	15.1	15.7	16.1	16.7	17.2	17.9
90.0	40.9	6st 6lb	11.0	11.2	11.6	12.0	12.2	12.6	12.9	13.4	13.7	14.2	14.5	15.0	15.4	16.0	16.6	17.0	17.7	18.2	18.9
95.0	43.1	6st 11lb	11.6	11.8	12.2	12.6	12.9	13.3	13.6	14.1	14.4	14.9	15.3	15.8	16.2	16.8	17.5	17.9	18.7	19.2	19.9
100.0	45.5	7st 2lb	12.2	12.5	12.9	13.3	13.6	14.0	14.4	14.9	15.2	15.7	16.1	16.7	17.1	17.8	18.5	18.9	19.7	20.2	21.1
105.0	47.7	7st 7lb	12.8	13.1	13.5	13.9	14.2	14.7	15.1	15.6	15.9	16.5	16.9	17.5	18.0	18.6	19.4	19.9	20.6	21.2	22.1
110.0	50.0	7st 12lb	13.4	13.7	14.1	14.6	14.9	15.4	15.8	16.3	16.7	17.3	17.7	18.4	18.8	19.5	20.3	20.8	21.6	22.2	23.1
115.0	52.3	8st 3lb	14.0	14.3	14.8	15.3	15.6	16.1	16.5	17.1	17.5	18.1	18.5	19.2	19.7	20.4	21.2	21.8	22.6	23.2	24.2
120.0	54.5	8st 8lb	14.6	14.9	15.4	15.9	16.3	16.8	17.2	17.8	18.2	18.9	19.3	20.0	20.5	21.3	22.1	22.7	23.6	24.2	25.2
125.0	56.8	8st 13lb	15.2	15.6	16.1	16.6	17.0	17.5	17.9	18.5	19.0	19.7	20.1	20.9	21.4	22.2	23.0	23.6	24.6	25.2	26.3
130.0	59.1	9st 4lb	15.9	16.2	16.7	17.3	17.6	18.2	18.7	19.3	19.7	20.4	20.9	21.7	22.2	23.1	24.0	24.6	25.6	26.3	27.3
135.0	61.4	9st 9lb	16.5	16.8	17.4	17.9	18.3	19.0	19.4	20.0	20.5	21.2	21.8	22.6	23.1	24.0	24.9	25.6	26.6	27.3	28.4
140.0	63.6	10st	17.1	17.4	18.0	18.6	19.0	19.6	20.1	20.8	21.3	22.0	22.5	23.4	23.9	24.8	25.8	26.5	27.5	28.3	29.4
145.0	65.9	10st 5lb	17.7	18.1	18.6	19.3	19.7	20.3	20.8	21.5	22.0	22.7	23.3	24.2	24.8	25.7	26.7	27.4	28.5	29.3	30.5
150.0	68.2	10st 10lb	18.3	18.7	19.3	19.9	20.4	21.0	21.5	22.3	22.8	23.6	24.2	25.1	25.7	26.6	27.7	28.4	29.5	30.3	31.6
155.0	70.5	11st 1lb	18.9	19.3	19.9	20.6	21.1	21.8	22.3	23.0	23.6	24.4	25.0	25.9	26.5	27.5	28.6	29.3	30.5	31.3	32.6
160.0	72.7	11st 6lb	19.5	19.9	20.6	21.2	21.7	22.4	22.9	23.7	24.3	25.2	25.8	26.7	27.4	28.4	29.5	30.3	31.5	32.3	33.6
165.0	75.0	11st 11lb	20.1	20.6	21.2	21.9	22.4	23.1	23.7	24.5	25.1	26.0	26.6	27.5	28.2	29.3	30.4	31.2	32.5	33.3	34.7
170.0	77.3	12st 2lb	20.8	21.2	21.9	22.6	23.1	23.9	24.4	25.2	25.8	26.7	27.4	28.4	29.1	30.2	31.4	32.2	33.5	34.4	35.8
175.0	79.5	12st 7lb	21.3	21.8	22.5	23.2	23.7	24.5	25.1	26.0	26.6	27.5	28.2	29.2	29.9	31.1	32.3	33.1	34.4	35.3	36.8
180.0	81.8	12st 12lb	22.0	22.4	23.1	23.9	24.4	25.2	25.8	26.7	27.3	28.3	29.0	30.0	30.8	32.0	33.2	34.0	35.4	36.4	37.9
185.0	84.1	13st 3lb	22.6	23.1	23.8	24.6	25.1	26.0	26.5	27.5	28.1	29.1	29.8	30.9	31.7	32.9	34.1	35.0	36.4	37.4	38.9
190.0	86.4	13st 8lb	23.2	23.7	24.4	25.2	25.8	26.7	27.3	28.2	28.9	29.9	30.6	31.7	32.5	33.8	35.1	36.0	37.4	38.4	40.0
195.0	88.6	13st 13lb	23.8	24.3	25.1	25.9	26.5	27.3	28.0	28.9	29.6	30.7	31.4	32.5	33.3	34.6	35.9	36.9	38.3	39.4	41.0
200.0	90.9	14st 4lb	24.4	24.9	25.7	26.6	27.1	28.1	28.7	29.7	30.4	31.5	32.2	33.4	34.2	35.5	36.9	37.8	39.3	40.4	42.1
205.0	93.2	14st 9lb	25.0	25.5	26.4	27.2	27.8	28.8	29.4	30.4	31.1	32.2	33.0	34.2	35.1	36.4	37.8	38.8	40.3	41.4	43.1
210.0	95.5	15st	25.6	26.2	27.0	27.9	28.5	29.5	30.1	31.2	31.9	33.0	33.8	35.1	35.9	37.3	38.7	39.8	41.3	42.4	44.2
215.0	97.7	15st 5lb	26.2	26.8	27.6	28.5	29.2	30.2	30.8	31.9	32.6	33.8	34.6	35.9	36.8	38.2	39.6	40.7	42.3	43.4	45.2
220.0	100.0	15st 10lb	26.8	27.4	28.3	29.2	29.9	30.9	31.6	32.7	33.4	34.6	35.4	36.7	37.6	39.1	40.6	41.6	43.3	44.4	46.3
225.0	102.3	16st 1lb	27.5	28.0	28.9	29.9	30.5	31.6	32.3	33.4	34.2	35.4	36.2	37.6	38.5	40.0	41.5	42.6	44.3	45.5	47.3
230.0	104.5	16st 6lb	28.1	28.6	29.6	30.5	31.2	32.3	33.0	34.1	34.9	36.2	37.0	38.4	39.3	40.8	42.4	43.5	45.2	46.4	48.4
235.0	106.8	16st 11lb	28.7	29.3	30.2	31.2	31.9	33.0	33.7	34.9	35.7	37.0	37.8	39.2	40.2	41.7	43.3	44.5	46.2	47.5	49.4
240.0	109.1	17st 2lb	29.3	29.9	30.9	31.9	32.6	33.7	34.4	35.6	36.5	37.8	38.7	40.1	41.1	42.6	44.3	45.4	47.2	48.5	50.5
245.0	111.4	17st 7lb	29.9	30.5	31.5	32.5	33.3	34.4	35.2	36.4	37.2	38.5	39.5	40.9	41.9	43.5	45.2	46.4	48.2	49.5	51.6
250.0	113.6	17st 12lb	30.5	31.1	32.1	33.2	33.9	35.1	35.9	37.1	38.0	39.3	40.2	41.7	42.8	44.4	46.1	47.3	49.2	50.5	52.6
255.0	115.9	18st 3lb	31.1	31.8	32.8	33.9	34.6	35.8	36.6	37.8	38.7	40.1	41.1	42.6	43.6	45.3	47.0	48.2	50.2	51.5	53.6
260.0	118.2	18st 8lb	31.7	32.4	33.4	34.5	35.3	36.5	37.3	38.6	39.5	40.9	41.9	43.4	44.5	46.2	48.0	49.2	51.2	52.5	54.7
265.0	120.5	18st 13lb	32.3	33.0	34.1	35.2	36.0	37.2	38.0	39.3	40.3	41.7	42.7	44.3	45.4	47.1	48.9	50.2	52.2	53.6	55.8
270.0	122.7	19st 4lb	32.9	33.6	34.7	35.9	36.6	37.9	38.7	40.1	41.0	42.5	43.5	45.1	46.2	47.9	49.8	51.1	53.1	54.5	56.8
275.0	125.0	19st 9lb	33.6	34.3	35.4	36.5	37.3	38.6	39.5	40.8	41.8	43.3	44.3	45.9	47.0	48.8	50.7	52.0	54.1	55.6	57.8
280.0	127.3	20st	34.2	34.9	36.0	37.2	38.0	39.3	40.2	41.6	42.5	44.0	45.1	46.8	47.9	49.7	51.6	52.9	55.1	56.6	58.9
285.0	129.5	20st 5lb	34.8	35.5	36.6	37.8	38.7	40.0	40.9	42.3	43.3	44.8	45.9	47.6	48.7	50.6	52.5	53.9	56.1	57.6	59.9
290.0	131.8	20st 10lb	35.4	36.1	37.3	38.5	39.4	40.7	41.6	43.0	44.0	45.6	46.7	48.4	49.6	51.5	53.5	54.9	57.0	58.6	61.0
295.0	134.1	21st 1lb	36.0	36.8	37.9	39.2	40.0	41.4	42.3	43.8	44.8	46.4	47.5	49.3	50.5	52.4	54.4	55.8	58.0	59.6	62.1
300.0	136.4	21st 6lb	36.6	37.4	38.6	39.9	40.7	42.1	43.1	44.5	45.6	47.2	48.3	50.1	51.3	53.3	55.3	56.8	59.0	60.6	63.1